U0273788

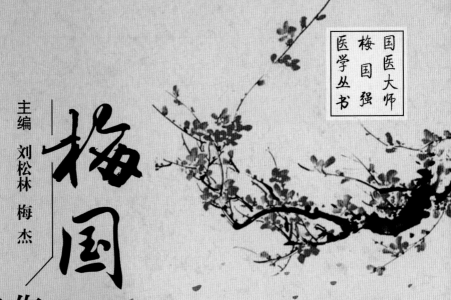

国医大师梅国强医学丛书

主编 刘松林 梅杰

梅国强

伤寒理论与实验研究

全国百佳图书出版单位
中国中医药出版社
·北京·

图书在版编目（CIP）数据

梅国强伤寒理论与实验研究／刘松林，梅杰主编 . —北京：
中国中医药出版社，2022. 7
（国医大师梅国强医学丛书）
ISBN 978-7-5132-7604-7

Ⅰ.①梅…　Ⅱ.①刘…　②梅…　Ⅲ.①伤寒（中医）-中医临床-
经验-中国-现代　Ⅳ.①R254. 1

中国版本图书馆 CIP 数据核字（2022）第 076928 号

中国中医药出版社出版

北京经济技术开发区科创十三街 31 号院二区 8 号楼
邮政编码　100176
传真　010-64405721
山东新华印务有限公司印刷
各地新华书店经销

开本 880×1230　1/32　印张 10　彩插 0.5　字数 250 千字
2022 年 7 月第 1 版　2022 年 7 月第 1 次印刷
书号　ISBN 978-7-5132-7604-7

定价　65. 00 元
网址　www. cptcm. com

服 务 热 线　010-64405510
购 书 热 线　010-89535836
维 权 打 假　010-64405753

微信服务号　zgzyycbs
微商城网址　https：//kdt. im/LIdUGr
官 方 微 博　http：//e. weibo. com/cptcm
天猫旗舰店网址　https：//zgzyycbs. tmall. com

国医大师梅国强教授简介

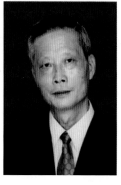

梅国强，男，1939年生，湖北武汉人。二级教授，主任医师，国医大师，"全国中医药杰出贡献奖"获得者，第三、第四批全国老中医药专家学术经验继承工作指导老师，中国中医科学院学部委员，享受国务院政府特殊津贴专家。幼承家学，以优异成绩考入湖北中医学院（现湖北中医药大学），师从伤寒名家洪子云先生，毕业后留校执教与行医至今，致力于传承、发扬中医药事业。

梅国强教授长期从事《伤寒论》的临床、教学、科研工作，精研仲景学说，旁参唐宋、金元、明清诸家，主张继承并发扬六经及六经辨证，融汇寒温学说于一体，构建整体恒动观、唯物辩证法基础上的中医辨证思维。梅国强教授对伤寒理论、证候实质与转化、经方拓展运用及作用机制有深入研究，形成了"法《黄帝内经》《难经》，遵《伤寒论》，参诸家，本临证"的伤寒学术特点。梅国强教授勤于临证实践，早年追随洪子云先生参与治疗"流脑""肠伤寒"等，积累了丰富的临证经验，其医术精湛，医德高尚；忠于中医药教育事业，殚精竭虑，著书立说，内容深入浅出，在《伤寒论》教育方面有突出贡献。梅教授总结研习仲景著作之法，在精读的基础上，体悟《伤寒论》原文之要旨，于无字处探幽索微。梅教授积极承师带教，传授学术思想及临床经验，所培育桃李，包括长江学者等，均在各自领域有突出建树。梅教授注重学科建设、教材建设，主编、参编、主审多部全国中医药高等院校《伤寒论》教材、教学参考丛书及学术著作。其主编的《伤寒论讲义》，先后获全国医药教材一等奖、全国中医药教材优秀奖。梅教授被中华中医药学会授予首届中医药传承"特别贡献奖"。梅教授临床擅长活用经方、兼用时方治疗内、妇、儿科常见病及疑难病，其临床疗效好，获得了国内外患者的广泛赞誉。

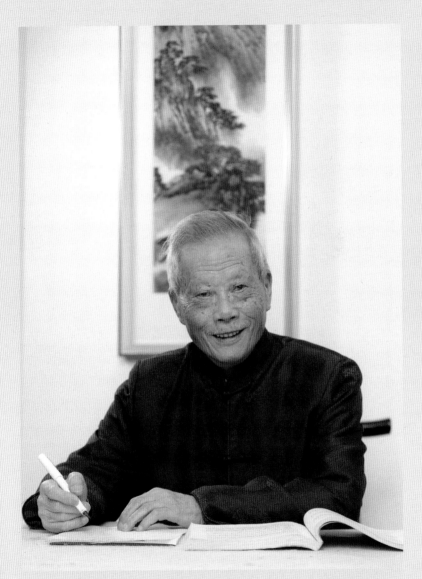

▲ 梅国强教授

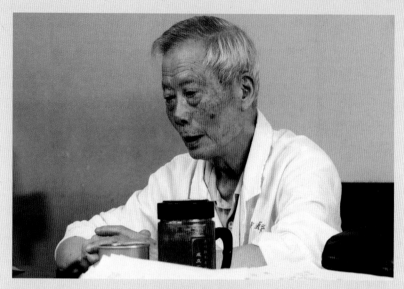

▲ 梅国强教授在临床（一）

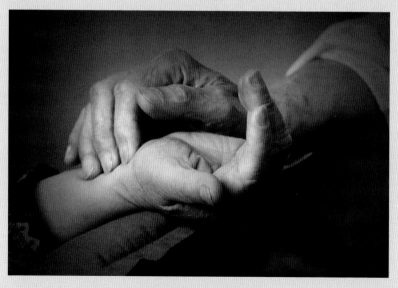

▲ 梅国强教授在临床（二）

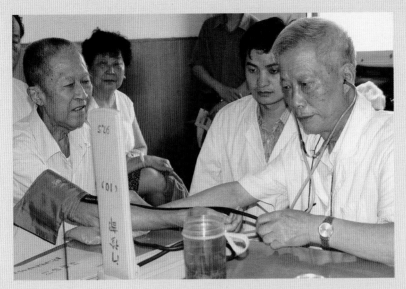

▲ 梅国强教授门诊带教（一）

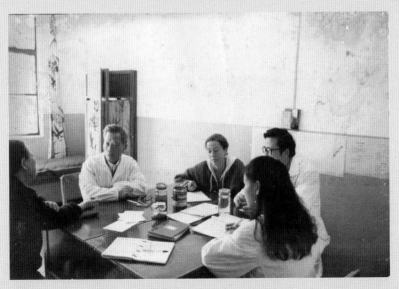

▲ 梅国强教授门诊带教（二）

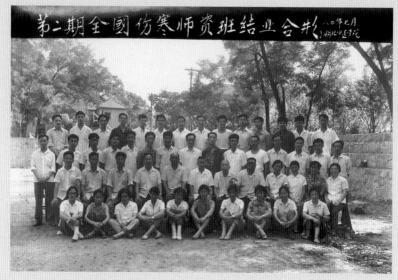

▲ 参加第二期全国伤寒师资班结业合影（1980年7月，二排左二）

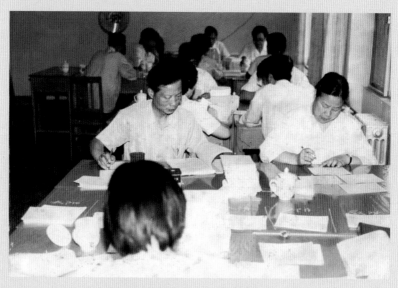

▲ 梅国强教授在集体备课

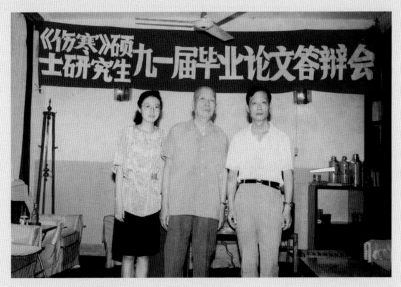

▲ 梅国强教授参加研究生毕业论文答辩会（一）

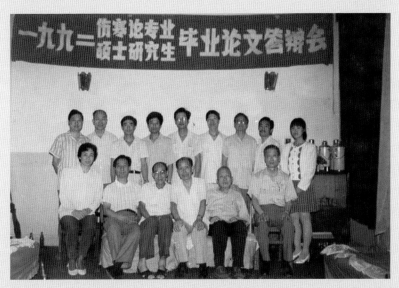

▲ 梅国强教授参加研究生毕业论文答辩会（二）

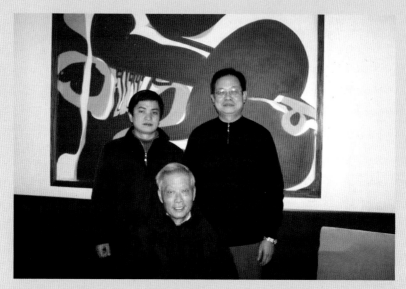

▲ 学术传承工作（一）

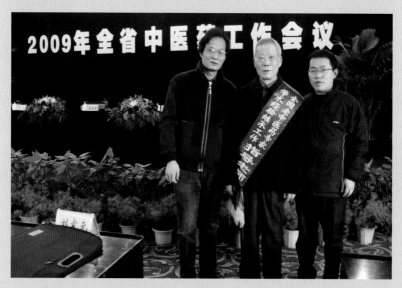

▲ 学术传承工作（二）

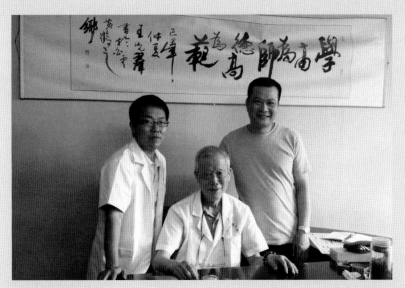

▲ 学术传承工作（三）

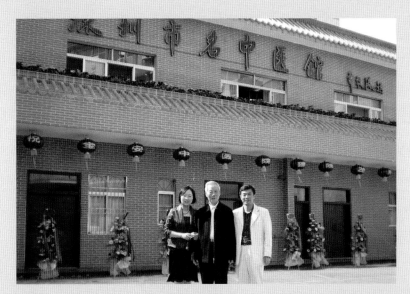

▲ 学术传承工作（四）

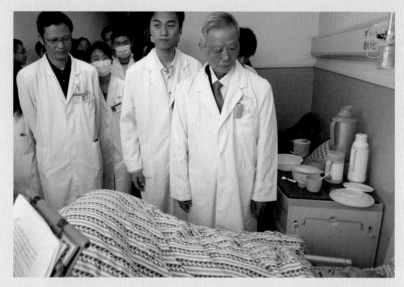

▲ 梅国强教授在教学查房

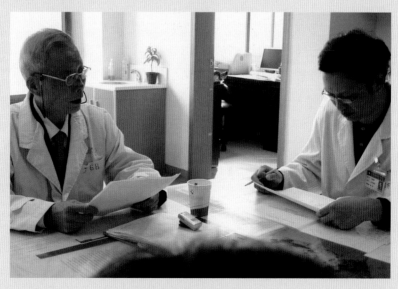

▲ 梅国强教授在探讨病例

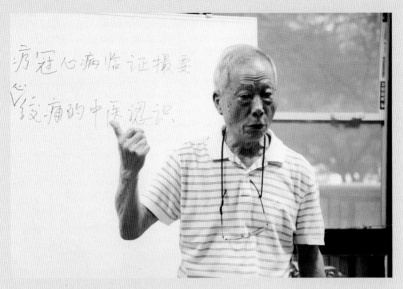

▲ 中医临床基础学科学术研讨（一）

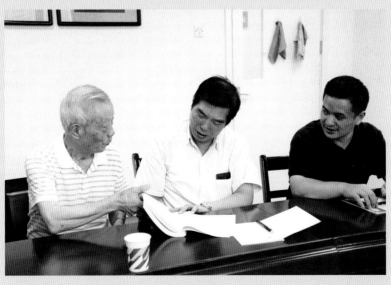

▲ 中医临床基础学科学术研讨（二）

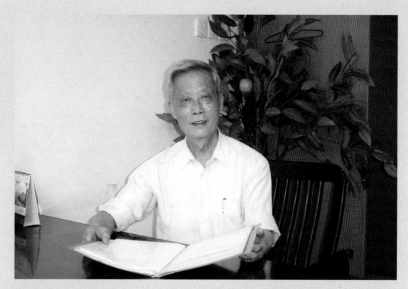

▲ 中医临床基础学科学术研讨（三）

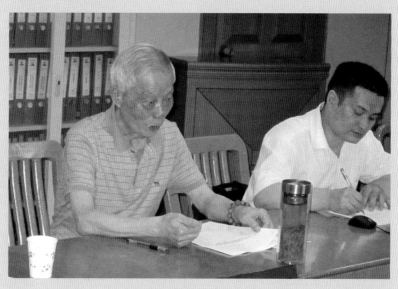

▲ 中医临床基础学科学术研讨（四）

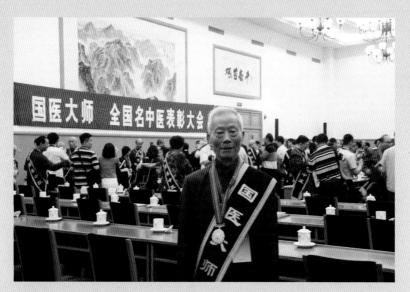

▲ 梅国强教授参加国医大师和全国名中医表彰大会（一）

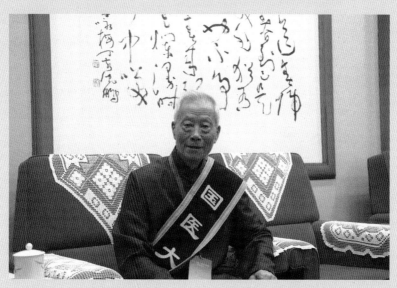

▲ 梅国强教授参加国医大师和全国名中医表彰大会（二）

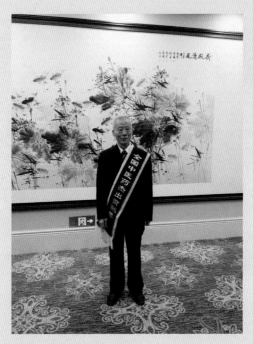

▲ 梅国强教授参加全国中医药杰出贡献奖表彰大会

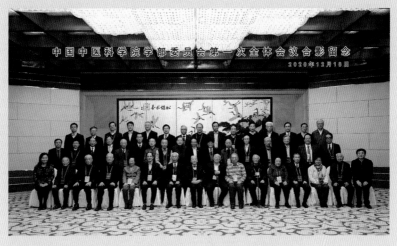

▲ 获聘中国中医科学院学部委员（二排左五），2020 年 12 月于北京

　　国医大师梅国强传承工作室（以下简称"工作室"）自成立以来，致力于梅国强教授的学术研究与传承，临证经验的挖掘与推广；致力于中青年高层次中医人才的培养，中医学硕博士研究生、中医教改及拔尖学生的教育和引导；致力于伤寒理论与经方临床应用的研究。数十年来，梅教授亲自撰写了大量论文、著作，对伤寒理论进行了阐释与发挥，收集了大量的临床病案，指导学生进行了一系列伤寒理论与实验相关研究，其学生也进行了一系列学术思想与临床经验的研究。工作室将上述成果予以系统整理，汇以成册，名为《国医大师梅国强医学丛书》，陆续付梓。

　　本套丛书包括《梅国强伤寒理论与实验研究》《梅国强学术思想与临证经验》《梅国强临证验案精选》《梅国强注伤寒》《经方临证思辨录》《梅国强医论医话》等分册。

　　《梅国强伤寒理论与实验研究》将梅国强教授对《伤寒论》理论的探讨、证候实质及其转化的研究、指导研究生完成的《伤寒论》相关理论与实验研究成果等进行全面整理并汇编成册，以体现梅国强教授对《伤寒论》相关理论的全面、深入研究和独特的学术观点。更重要的是，通过学生在师承过程中的感悟，继承与发展梅国强教授的临证经验，传承名老中医药专家学术思想，建立健全中医师承教育与院校教育相结合的人才培养模式。其中，有关中医证候及证候间转变的研究，对《伤寒论》的理论研究具有指导作用；经方和部分经验方的实验研究，能为指导临床应用提供依据；部分经典证候模型的建立，对中医证候动物模型的研究具有指导作用。

《梅国强学术思想与临证经验》将后学者研究梅国强教授学术思想和临证经验的成果进行全面整理归纳，以体现学生对梅教授《伤寒论》学术观点的认识，以及对梅教授临证经验和学术思想的继承。比如，对梅国强教授拓展《伤寒论》方临床运用途径的学习和思考；传承人在临床侍诊过程中所学习的梅教授临床辨证思维与要点、拟法选方思路、药物加减的特色、临证守方更方的要点与思路；药对的应用与配伍的变化等。从点滴中提炼，系统地总结、体现临证中的思路与要点，以帮助读者理解其中的思辨要点和鉴别要点等，提升辨证思维与临证运用能力。

《梅国强临证验案精选》乃梅国强教授与其传承人从工作室保存的近三十年两万余份病案中精选的典型病案，每个病案有完整的诊疗过程，并均加按语，以体现梅国强教授的经方运用思路，活用经方、时方的方法，临床辨证思维的要点、选方思路、药物加减特色，药对的应用与配伍，以及治随证变、方随法更、药物随症加减的灵活运用，以帮助后学提升辨证思维和临证能力。

梅教授长期从事《伤寒论》的教学、临床工作，系统研究各《伤寒论》注家的学术观点，专注于《伤寒论》理论的研究与阐释、临床的运用与发挥。《梅国强注伤寒》系统整理梅教授对《伤寒论》的见解，结合临床验案、运用思路的拓展等，以体现其《伤寒论》学术观点，以及拓展经方临床运用范围的思路与途径、活用经方的方法；并总结了梅教授阅读、研习《伤寒论》学术的方法等。全书内容突出实用性，注重中医思维的培养，对后学者研习《伤寒论》大有裨益。

梅教授从事中医内科临床诊疗工作五十余载，擅长运用六经辨证、卫气营血辨证、三焦辨证辨治各科常见病及疑难病，学验俱丰。《经方临证思辨录》由梅教授亲笔撰写，汇集其五十余载学术思想与临床经验，体现其严谨的治学态度，对经方、时方的拓展运用思路，对常见病、疑难病的临床辨证思维及思辨过程，对后学者建立辨证思维、学用经方有重要的指导意义。

《梅国强医论医话》整理总结梅国强教授从医从教以来的论著、病案，选取具有代表性的医论和医话，整理其对中医教育、中医思维培养、经典理论与临床经验的认识，以利于中医临床工作者领悟学习。

本丛书在编写过程中，梅国强教授亲自指导，并得到梅国强教授所指导的历届研究生、师承学员的大力支持，以及工作室成员的通力协助，在此一并致谢。本丛书可供中医师及中医学相关专业人员参考，由于编者水平有限，加之时间仓促，不妥之处请同道专家、学者及广大读者不吝赐教，予以指正。

国医大师梅国强传承工作室
2021 年 9 月

梅国强伤寒理论与实验研究

梅国强教授从事《伤寒论》的教学、临床、科研工作五十余载，一直钻研中医经典理论，曾长期开展中医证候实质与转化、中医证候动物模型等研究，成绩斐然。

本书以辑录论文的形式，将梅国强教授对《伤寒论》理论的探讨、证候实质及其转化的研究、经方及经验方的作用机制研究，指导研究生完成的《伤寒论》相关理论与实验研究成果等进行全面整理，以体现梅教授对《伤寒论》相关理论的全面、深入研究和部分独特的学术观点。其中，有关中医证候及证候间转化的研究，对《伤寒论》的理论研究具有指导作用；部分经方和经验方的实验研究，能够为临床应用提供依据；部分经典证候模型的建立，对中医证候动物模型的研究具有指导作用。

本书分为上、下两篇。上篇为理论研究，收录梅国强教授指导研究生在《伤寒论》的治未病思想、调整气机求"和""通"的治疗思想、时间医学思想、心肾理论、分流疗法、津液在热病中的抗病机制、津液输布异常的病理变化及治疗、柴胡类方的药对、《伤寒论》向内伤杂病的横向渗透等方面的研究论文。下篇为实验研究，包括证候研究和方剂研究，包含对心下痞、胸胁苦满、血虚寒凝证、湿热证、太阴阳虚证和少阴阳虚证等的证候研究，对温阳活血利水方、化痰活血方、通腑解毒化瘀汤、加味四逆散、疏肝和胃汤等方的作用机制研究。

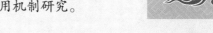

感谢梅国强教授研究生对本书的大力支持。因编者水平所限，且时间仓促，不足之处敬请同道提出宝贵意见，以便再版时修订完善。

《梅国强伤寒理论与实验研究》编委会

2022 年 4 月

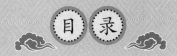

上篇 理论研究

《伤寒论》"治未病"思想

古人常借"未雨绸缪"以喻事先做好准备，然从医学体会，别有新意。所谓"未雨绸缪"，即未病先防、既病防变之意，正是中医学"治未病"的思想。《伤寒论》虽无"治未病"之明文，然《金匮要略》有之，其精神实质渗透于《伤寒论》辨证论治之中，给人以深刻启示。兹略予条理，以探其幽。

一、发皇古义，旨在既病防变

"治未病"作为一种预防思想，源于《黄帝内经》。《素问·四气调神大论》云："圣人不治已病治未病，不治已乱治未乱，此之谓也。夫病已成而后药之，乱已成而后治之，譬犹渴而穿井，斗而铸锥，不亦晚乎?"《素问·刺热》亦云："病虽未发，见赤色者刺之，名曰治未病。"可见其"未病"之旨，一为无病，一为病而未发。"治未病"就是无病防病或见微知著，病未发而防发之意，二者皆侧重于预防疾病发生方面。

张仲景不唯加以继承，而且在整体恒动观指导下，立足于临床实际，给"治未病"赋予了新的内容。《金匮要略·脏腑经络先后病脉证》云："上工治未病……夫治未病者，见肝之病，知肝传脾，当先实脾。"程云来注："治未病者，谓治未病之脏腑，非治未病之人也。"《伤寒论》则用欲作再经、转系、转属、转入、过经、传、受邪、并病等词，明确表述外感热病的传变状态或结果，示人见病知传，防变于未然。因此，其"未病"之旨，非平人无病，而是言既病之后，病在此，有传彼之可能，而彼尚未受邪；或此病尚轻，未至极盛之时；或此病属顺，尚未逆转之际，皆可称为某之未病。而防传、防盛、防逆，则是仲景"治未病"之心法。虽然《黄帝内经》之"治未病"，治在无病之人，而仲景之治未病，治在有病之身。无病固然可贵，既病而不知防微杜渐，必欲极深极重之时，方为振栗，则有医与无医何异？况且人处天地气交之中，难免患病，是以一部《伤寒论》，皆兢兢业业于"治未病"。

二、隐示大法，务求未雨绸缪

疾病传变是由证来体现的，证在整个病理过程中具有阶段性特征。然证已传而后治之，则失去了预防意义，故要求"病在未形先着力"，于"脉动症变只几希"时，明察秋毫，先期采取预防性治疗措施，方能有效地防止疾病传变。《伤寒论》辨证施治中隐示的已病防传、未盛防盛、已盛防逆、瘥后防复等大法，反映了其见病思防、务求未雨绸缪的"治未病"精神。

已病防传：此"传"泛指疾病的传和渐变而言。传，指证朝着一定方向发展并发生本质转化，即基本证候和病机都发生了变化，《伤寒论》中常用过经、转属、转入来表示。变有渐变和突变。渐变指同一证的逐步深化或并病演变的初期阶段，部分证候发生了变化而基本病机未变。突变指太阳病迅速直入三阴或病情急骤变化，不循常规发展。它与传的区别在病证发展的快慢和来势的缓急，但多传变并称。太阳为六经之表，表病不已则邪传入里，故《伤寒论》

中详"太阳随经，瘀热在里"（第124条）等表邪传里之文，以明未病之机，而察太阳病有"颇欲吐，若躁烦，脉数急者"（第4条），乃辨未病之所，立白虎、承气、柴胡、四逆诸方，是治太阳而预为六经设防之法。阳明病以"胃家实"为提纲，然篇中拟白虎加人参汤及四逆汤，即有防大汗亡阳陷入少阴之意。小柴胡汤治少阳病，方中配人参、大枣、甘草者，既寓培土御木之法，又防正不胜邪而病入三阴。观仲景将判断三阴是否受邪的条文（第270条）置少阳病篇末，其义更明。太阴病，"当温之，宜服四逆辈"（第277条），是治太阴而预为少阴设防，恐脾虚不已，继损肾阳。病入少阴，以"脉微细，但欲寐"（第281条）为提纲，而不及凶险证候者，乃示人见微知著，早行回阳，免成厥利重证而深及厥阴。凡此种种，皆寓已病防传之深义。

未盛防盛：此是在病情急剧发展，危象即将显露的特殊情况下，为防止病情转盛采取的防治措施。如阳明病极深重者，固当急下，然亦有病似不重而险象潜伏其中者，如"阳明病，发热汗多者，急下之，宜大承气汤"（第253条），"发汗不解，腹满痛者，急下之，宜大承气汤"（第254条），是腑实已成而热盛津伤之端倪已现，若不乘此急下，势必燥热燔灼，燎原莫制，预后堪虞。故《伤寒论选读》云："急下之证固多凶险，而急下之法则不必待病情凶险而后用之。"深得其旨！又如"少阴病，脉沉者，急温之，宜四逆汤"（第323条），是病无危候而阳衰阴盛之本质已见，若不乘此急温，则吐利、厥逆、烦躁等危证接踵而来，是以顺利治得沉微之脉，则必无危重之少阴证也。履霜而坚冰至，可不慎乎？

已盛防逆：此是针对疾病危重期，为防止病情逆变，危及生命，而采取的防治措施。如病入少阴、厥阴，阳衰阴盛之象毕露，病情极易突变而陷入阴竭阳亡的危险境地，《伤寒论》中立诸四逆汤即回阳救逆之大法。若阳衰阴盛而兼"身反不恶寒，其人面色赤"（第317条）或"汗出而厥"（第370条）等阴阳格拒征象者，与通脉四逆汤以速破在内之阴寒，而急回欲脱之阳气。若"吐已下断，汗出而厥，四肢拘急不解，脉微欲绝者"（第390条），则不仅阳亡而且液竭，阴阳离决之势堪虞。遂用通脉四逆加猪胆汁汤，在破阴回阳的基础上，兼以益阴和阳之品，以救阳防脱。此外，仲景在少阴病篇、厥阴病篇设诸死证，以死示病情之危急，须早图救治，免成僵尸之痛。

瘥后防复：此是在病情恢复期，为促进康复，防止复发采取的防治措施。仲景认为，大病新瘥，气血尚虚，脾胃尚弱，体力未复，若调养不慎，易致病复，而采取一定措施以资预防，是不可忽视的环节。如"大病差后劳复者，枳实栀子汤主之"（第393条），而"人强与谷""日暮微烦"者，"损谷则愈"（第398条）等即是。并列《辨阴阳易、差后劳复病脉证并治》放于六经及霍乱之后，则注重病后调养，预防复发之意明矣。

从上可知，防传、防盛、防逆、防复，是仲景针对外感热病发展变化的不同阶段和病势缓急采取相应措施，寓预防于各个诊治环节之中，在很大程度上丰富和发展了《黄帝内经》"治未病"的思想内容。

三、曲运匠心，总在治中求防

欲防疾病传变，还须在"治未病"思想指导下，通过药力来实现。为此，《伤寒论》采取了早治已病、先安未受邪之地及先时用药等施治用药方法，曲运匠心，总在治中求防。

（一）早治已成之病

仲景治病务求于早，从整个外感热病而论，其特别重视太阳病的诊治，所论篇幅占全书 1/3。反复强调"病在表，当先解表"，以消患于"萌芽"。就一个病理阶段或一证来讲，《伤寒论》中有"伤寒中风，有柴胡证，但见一证便是，不必悉具"（第 101 条）之法，示人治少阳证，只需见到一部分主症，即可用小柴胡汤，不必待主症悉具而后用之，以争取治疗时机，防止病证深化。如第 37 条云："太阳病，十日以去……设胸满胁痛者，与小柴胡汤。"《伤寒论》这种防微杜渐的辨证论治思想，在阳明腑实急下证、少阴阳虚急温证等条文中，也均有体现。若囿于"悉具"，任病发展，必然坐失良机，难免有病情恶化或药不胜病之忧。如"结胸证悉具，烦躁者亦死"（第 133 条），即是邪实太甚、正气大虚之疾病转归，是以教人治未病，见微知著，治病于轻浅初发之时。

（二）先安未受邪之地

仲景云："夫治未病者，见肝之病，知肝传脾，当先实脾；中工不晓相传，见肝之病，不解实脾，惟治肝也。四季脾旺不受邪，即勿补之。"仲景此语提示：欲使病不相传，当先安未受邪之地。为此，首先要通晓"相传"之理，即掌握疾病传变规律或病势，准确预测病邪传变趋向，方可有的放矢，予以"先安"性治疗，否则"先安"就会陷入盲目性。如据五行相传规律，见肝（木）之病，当先实脾（土）以防之。太阳病，"若欲作再经者，针足阳明，使经不传则愈"（第 8 条）。从"欲作"之势，可知必有太阳将传入里之征兆，故先刺足阳明经穴，以壮正气，使邪不内传，仍出太阳而解。另外，还须辨清此"地"的寒热虚实等不同情况，然后方可有针对性地选用"先安"的治法和方药。如肝病而素体脾弱者，宜治肝兼补脾，以防脾虚受邪；若四季脾旺，则不需补脾，但治其肝。又如太阳伤寒不汗出而烦躁，是内热已生，暗伏欲传阳明之机，法拟大青龙汤发表兼清里。柯琴谓方中"用石膏以清胃火，是仲景于太阳经中预保阳明之先着，加姜枣以培中气，又虑夫转属太阴矣"。不然，病已转属阳明或太阴，则绝非大青龙汤所能为力。因此，这种治法，必待传变之证毕现而后再议清阳明或温太阴，就高明得多。临床实践证明，应用此种治法，对截断病传道路或保护未受邪脏腑，提高疗效，具有积极意义。

（三）先时用药

对有些表现为时作时止的疾病，仲景在其发作之前即休止时用药治疗，对防止其再度发作具有一定临床意义。如"病人脏无他病，时发热，自汗出，而不愈者。此卫气不和也，先其时发汗则愈。宜桂枝汤"（第54条）。病发热汗出是营卫不和，然时发热汗出，则应有不发热不汗出之时，乘此营卫暂安服桂枝汤发汗，使营卫和则愈。

此外，还有设法御变和慎治防变。前者是根据疾病传变规律，预先在思想上假设几种治法，以防可能发生的变化。如第29条表证兼阴阳两虚，误与桂枝攻表，"厥，咽中干，烦躁，吐逆者，作甘草干姜汤与之……若厥愈足温者，更作芍药甘草汤与之……若胃气不和谵语者，少与调胃承气汤。若重发汗，复加烧针者，四逆汤主之"。条文中连用三个"若"，继出四方，虑病之变，设法以防，总在意料之中。后者是谨慎施治，防止因误治伤正或助邪，导致疾病传变。如第280条"太阴为病，脉弱，其人续自便利，设当行大黄芍药者，宜减之，以其人胃气弱，易动故也"即是。当然，《伤寒论》"治未病"之旨，精深幽曲。欲洞其法，还须于辨证施治中反复寻思为是。

四、立法用药，体现预见固本

《伤寒论》"治未病"之具体运用，其立法用药突出体现了以下两个特点。

（一）预见性

在"治未病"的思想指导下，仲景治少阴邪在本经，必用附子温肾，以防邪盛入脏，如麻黄附子细辛汤即体现了对少阴经证发展的预见性。栀子厚朴汤中枳实、厚朴同用，于清宣之中泄胃肠之壅滞，则防里结阳明之法隐然其中。治太阳兼阳虚漏汗，用桂枝加附子汤则有防止太阳陷入少阴之意。治伤寒厥而心下悸，用茯苓甘草汤"宜先治水"，即预防"水渍入胃"而作下利。因此，可以说，《伤寒论》"治未病"学术思想在很大程度上是以这种预见性为基础，而预见性又以疾病传变的客观规律为依据，它们相互依存，彼此促进，是比较完整而先进的防治体系。

（二）固本性

疾病传变的条件是邪盛和正虚，而正虚是关键。如太阳病误治后，"此亡津液，胃中干燥，因转属阳明"（第181条），即以津伤化燥为病传机转。"四季脾旺不受邪""三阴之不受邪者，藉胃为之蔽其外也"（柯琴语），又以胃气盛衰为病传依据。因此，保护扶助人体正气，以防止疾病传变，是《伤寒论》治未病的固本之法。即使祛邪之法，也常以扶正药伍之，如白虎汤清热而配甘草、粳米调中，十枣汤逐饮而用大枣益胃，皆以祛邪为主，而祛邪之中不伤正气，以达到邪去正安之目的。在以扶正为主的治法中，常寓祛邪之意，如小建中汤治里虚而兼外感，"心中悸而烦者"（第102条），又治中虚木乘之"阳脉涩，阴脉弦，法当腹中急痛"（第100条），方中并无解外之药，唯温中健脾，调补气血。诚以中气得助，不仅里气复壮，且正气能发挥祛邪作用，使欲内之邪得以自解，少阳之邪不复传变，从而达到正复邪去之目的。此外，《伤寒论》中举误治致变及救逆之例，百条有余；垂汗吐下火等禁忌，凡数十处。说明祛邪之法，用之得当，可杜渐防变，否则恰是变化之根由。故种种治法，予以固护正气，旨在防止疾病传变，此亦"治未病"之一端。

《伤寒论》调整气机求"和""通"的治疗思想

"和"与"通"是中医关于人体气机功能活动的两个概念。"和"指气机运行的协调状态，"通"是气机的正常功能活动。注重调整气机以求"和""通"，是《伤寒论》辨证施治的重要特点，是扶正祛邪之重要途径之一。

一、气机学说

气机学说贯穿于《伤寒论》的理论和实践中。气机统指气的功能活动，是一定物质基础的生命运动形式。由于气机运动有沟通整体上下，以调节和维持机体各种生理功能的动态平衡的功能，因而是机体消除疾病的中间环节和内在依据。调整气机就是调整气的功能活动，以调动或增强人体生理功能，而获得扶正祛邪效果的非特异性治疗方法。它是仲景论治疾病的重要特点之一，是其气学理论在治疗上的反映。

仲景的生理观认为，人之一身必须气机畅达和调。张仲景在观察大量生命现象的基础上，把气机的生理状态高度概括为气"和"与气"通"，从而把握了维持人体健康和消除疾病的内在依据。仲景曰："若五脏元真通畅，人即安和。"这种气机通畅的生理观，从一定程度上发展了《黄帝内经》从气之虚实来认识人体生理病理的思想，深化了对人体生理功能的认识层次，因而成为仲景气学理论的重要特点之一，也是其调整气机，使元真通畅，"勿令九窍闭塞"的治疗思想的形成基础。

仲景的病愈观以气机自和为基础。气"和"指气的功能活动谐和，即协调之意。如营行脉中、卫行脉外，是谓营卫和；脾气上升，胃气下降，是谓脾胃和等，仲景统称"阴阳自和"。在仲景看来，疾病是气机失和，造成脏腑功能活动障碍、气血阴阳失调的结果。既病而只要"自和"能力尚未丧失，气机仍可不依赖治疗，自我调和，从而消除疾病，恢复健康，此即"凡病……若亡血、亡津液，阴阳自和者，必自愈"之意。观三阳病往往得畅汗而解，即是阴阳气机自和的反映。太阴病"虽暴烦下利，日十余行，必自止"，则是脾阳恢复，升降复和，推导腐秽外出的征象。因此，仲景的病愈观又以气机和为依据。如果气机失调而不能"自和"，则需通过针药调整气机，创造条件，使之"自和"，促进"自愈"。《伤寒论》的"复发其汗，营卫和则愈""胃气不和，谵语者，当和胃气""胃气和则愈""冒家汗出自愈，所以然者，汗出表和故也；里未和，然后复下之"等，皆体现了这一观点。

如果说气"和"与气"通"是仲景调整气机的生理基础，那气"不和"与气"不通"便是其病理依据。《伤寒论》中"胃气不和""此表解里未和""此卫气不共荣气谐和故尔"的"不和""未和""不共……谐和"，显然是对气机升降、运行的谐和关系失调的病理概括，而"气上冲胸""气上冲咽喉，不得息""胃中虚，客气上逆"，以及呕吐、哕、咳、喘、衄、悸、眩、冒、耳聋目赤、腹中雷鸣、下利不止、四肢厥冷等，则是对气"不和"临床表现的具体描述。此外，"卫气不行，即恶寒""阳气怫郁不得越"则发热，以及由气滞、气聚、气结所致的痞满、结痛、痹阻、大便不通、小便不利等，皆是气"不通"的征象。气不通则气不和，气不和亦可致气不通。既然仲景已认识到气"不和"与气"不通"是许多疾病病证的本质所在，那针对不同气机状态进行调整，以"和之""通之"，自然是其辨证论治思想的体现。

二、气机失调

气机失调的原因不外虚实二类，正气虚则气机升降无力，壅滞不行；邪气实则直接痹阻气机，导致升降失常，气行不畅。然调整气机何以能补虚泻实而达到扶正祛邪效果呢？其理有三。

（一）调整气机有助于调动或增强机体的抗病功能

《黄帝内经》曰："正气存内，邪不可干。"这里的正气相对病邪来讲，就是机体的抗病功能。机体能否有效地抵抗疾病，取决于正气是否存内，而正气存内的实质是气机通畅和升降、运行谐和，也就是说只有在气机通和的情况下，正气才能发挥抗邪作用。若气机失调，则抗邪作用减弱，就会发生疾病。因此，疾病的发生除了气量不足，即"其气必虚"外，更有气质下降，即气的功能活动障碍或失调，所谓"气血冲和，百病不生；一有怫郁，诸病生焉"即是其意。因此，调整气的功能活动，就能调动或增强机体自身的抗病功能，消除疾病。如风寒袭表，卫气郁遏，失其卫外、温表、开合汗孔、谐和营气的功能，就会发生太阳病。而用麻黄汤、桂枝方等方，辛温宣通卫气，使其功能恢复，即能鼓邪外出，令营卫和则愈。从"针足阳明，使经不传则愈"也可看出，针刺足阳明经穴，旨在使其经气流通，抗病功能增强，邪气自无立足之地，乃出太阳而解。《黄帝内经》云"用针之类，在于调气"，揭示了针刺治病的内在机制。

（二）调整气机有利于恢复或改善脏腑功能活动

气"不和"与"不通"不仅反映了气机本身的异常，而且标志着脏腑功能活动的失调。《黄帝内经》云："器者生化之宇，器散则分之，生化息矣。故无不出入，无不升降。"这说明五脏六腑等是气机活动的场所，它们的生理功能和病理变化皆通过气机运动形式来表现，皆由气之象来判断，"凡脏有象，凡证皆象，凡象皆气"。因此，辨证即所以辨脏腑气机之变。《伤寒论》除用"胃气不和""胃中虚，客气上逆"等语明确表述脏腑病变外，更多的是体现在证候描写和立法遣方上。如"攻其热必哕"，以哕示胃气上逆。"脏腑相连，其痛必下，邪高痛下，故使呕也"。显然，痛由气滞，呕属气逆，而病机系于胆胃，与胆胃相关，郁在胆，逆在胃是也。

既然气机之变是脏腑功能失常的反映，则辨证施治，调整气机，自然有助于脏腑功能活动的改善或恢复。脏腑功能复常，升清降浊，吐故纳新，则正复邪去。如治疗小儿肺炎有良好效果的麻杏石甘汤，虽实验表明对肺炎双球菌等多种球菌无直接杀灭作用，但从中医药理论分析，是该方进入人体后，调动了机体自身生理功能而产生抗病作用的结果，而这一结果在辨证施治上又是通过宣肺理气，改善其宣降功能来实现的，与针对病因的抗菌消炎治疗有异曲同工之处。又如理中汤本为中焦脾胃虚寒而设，但仲景不言补中焦而云"理中者，理中焦"，此说明补之所以扶正，在于调理中焦升降气机。只有升降复职，运化正常，化源充沛，正气才得以恢复，是以仲景用"理中焦"示人，补塞之剂，亦在调整气机，恢复脏腑升降之功能。

（三）调整气机有利于药物发挥治疗作用

气机的作用十分广泛，就水谷精微的吸收输布和津液、血液的生化运行来看，全赖气的主持、统摄、推动和气机升降有序的运动。因此，运用各种药物治疗疾病也赖气机以吸收、运化、输布，方可奏效。离开了气机的正常功能运动，药物就不能发挥治疗作用。张仲景"知胃气尚在，必愈""除中，必死"。后世李中梓更明确指出："胃气一败，百药难施。"说明脏腑气机存亡与治疗效果和疾病预后有密切关系，故张仲景很重视气机对人体的调节作用，运用调整气机的方法来治疗疾病，并积累了丰富的经验。

三、论"和"与"通"

《伤寒论》调整气机的特点在于因势利导，或疏气令调，或寓调于通，或透转枢机，或调理升降，但无论何种方法，皆以恢复气机之"和""通"为宗旨。

（一）祛除实邪，寓调于通

宿食、燥屎、痰饮、瘀血等有形之邪停聚内阻、气机为之不通，不通则升降反作而生诸疾。只有祛除实邪，气机方可和通，而祛邪之法又当借诸宣通气机。如燥热结聚，肠腑不通，胃气不降则见发热、谵语、腹满硬痛、大便不通等阳明腑实证。腑以通为用，腑之不通，由气之不能承顺，故仲景拟大承气汤，方中重用枳实、厚朴之气药，又以芒硝、大黄之下实，是调气以助下实，下实以利气承，所谓"承气者，承其胃降之气，通其壅闭"是也。若燥热轻而气机壅逆重者，仲景用小承气汤；若燥热重而气机壅逆轻者，则用调胃承气汤。前方不用芒硝而取枳实、厚朴、大黄，重在承顺肠腑气机，后方不用枳实、厚朴，而独取芒硝、大黄加甘草，意在泄热下实以承气。他如瓜蒂散吐痰、十枣汤逐饮，也皆属祛实求"通"之例。

（二）开郁泻邪，法以辛通

外邪侵袭，常致机体气机郁滞而产生诸病。气机不宣，则邪难外泄，故仲景本辛通之药，宣畅气机，开郁泻邪。如风寒侵袭太阳，"阳气怫郁在表"，卫气不行即恶寒，阳气不越则发热。若阳气怫郁较重，致腠理闭塞，营阴郁滞而无汗者，用麻黄汤宣卫泻邪；若阳气怫郁较轻，腠理疏松，营阴外泄而汗出者，用桂枝汤宣卫和营，开中有敛。若阳气怫郁日久，宣泄无力，不得小汗出，发热恶寒，热多寒少，面色反有热色者，则取桂枝麻黄各半汤，轻量合剂，小通卫气，微汗泻邪。若热郁胸膈，心中懊侬，甚或胸中窒或心中结痛者，用栀子豉汤开郁泄热。若热结在里，阳明热气壅盛，身热汗多，腹满身重，甚或脉滑而厥者，用白虎汤辛寒宣气，开结泄热。即令是水郁诸证，如太阳蓄水的五苓散证、太阳表郁兼水饮内停的桂枝去桂加茯苓白术汤证（根据《注解伤寒论》，当为桂枝汤加茯苓、白术。验之临床，常以桂枝汤原方加茯苓、白术而取效）等，也皆以桂枝等辛温宣通之品配淡渗之茯苓，通阳化气，宣散水邪。至于少阴病阳衰阴盛之证，阴盛格阳，阳遏不通者，仲景也在姜附温阳破阴之中，伍葱白辛通气机，促进阳回阴消。《伤寒论》之白通汤、白通加猪胆汁汤等皆是。故俞根初《通俗伤寒论》云"凡伤寒病，均以开郁为先"，实在切中肯綮。

（三）通达表里，着眼枢机

少阳为表里气机出入之枢，故凡表里气机郁滞之病，仲景皆从透转少阳枢机入手。如热郁少阳，枢机不利，表里气机不通，胸胁苦满，往来寒热，心烦喜呕，嘿嘿不欲饮食；影响胃气和降，则秽垢渐趋滞留而大便不通。胃气阻闭，则少阳枢机郁滞，致气遏热伏，邪闭不出。但胃肠邪热尚未结实，说明气机仍有升腾之机，故治不可下。表里不通，邪亦难出，但非卫气怫郁在表里一汗可愈，故不可汗。仲景用小柴胡汤和解枢机，通达表里，和畅三焦，使正气自内达外而祛邪外出。不破气而满自去，不攻下而便自通，所谓"上焦得通，津液得下，胃气因和，身濈然汗出而解"是也。

（四）调整升降，重在理中

对于升降失调的气机病变，仲景每从调理中焦气机着手。因为中焦内居脾胃，纳化水谷，行升清降浊之令，为人身气机升降之枢纽。"脾宜升则健，胃宜降则和"，调理脾胃升降不仅是治疗脾胃病的关键，也是恢复全身脏腑功能的有效途径。而调理之法重在升脾降胃，和顺气机。

仲景十分注重升降反作的程度差异，若以清气不升为主者，则升清以降浊。如少阴元气虚惫，清气下陷，下利清谷，厥冷不回者，当用四逆汤补火暖土，振奋元阳上腾以助脾气升清之功能。若病属浊阴不降者，则治以降浊为主。若升降反作之势趋于均衡，则辛开苦降，升降并调。

此外，仲景还十分注意用药法度。升清时升而即止，防止升发太过。降逆时，少佐升清之品或降而即止，防止降泻无度。

《伤寒论》向内伤杂病的横向渗透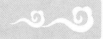

《伤寒论》自问世以来，研究及运用历经千年而不衰。研究方法多种多样，这正是伤寒之学得以不断发展的根本原因。此处所说的《伤寒论》向内伤杂病的横向渗透，即运用传统方法，在现有基础上扩大其研究和使用范围，使《伤寒论》能在深度和广度上突破古人成就的一种途径。

一、渗透的依据和意义

众所周知，《伤寒论》与《黄帝内经》同为中医各科的理论基石，因而寓有向临床各科渗透的内涵。张令韶在《伤寒论直解》中曾说道："书虽论伤寒，而脏腑经络，营卫血气，阴阳水火，寒热虚实之理，靡不毕备。神而明之，千般疾难，如指诸掌，故古人云，能医伤寒，即能医杂证，信非诬也。"事实上，仅从仲景"虽未能尽愈诸病，庶可以见病知源"，即可以体会仲景著书之目的，在于广治诸病。例如，内伤杂病，用《伤寒论》六经辨证者有之；温病学倡卫气营血及三焦辨证，但宗六经辨证论治者亦不乏其人；甚至眼科疾病，在审五轮、察八廓的既定方法下，又合以辨六经，相得益彰，自成一家。

《伤寒论》在古代多用于治外感病，而今社会在发展，医学模式有所改变，感染性疾病减少，内伤杂病相对增多，如何将古代有效的经方应用于现代广泛的疾病，是值得探索的问题。《伤寒论》方配伍严谨，疗效卓著，若运用得当常能愈大病，起沉疴。所以，《伤寒论》方的研究对治内伤杂病及疑难杂症有其重要意义。

二、渗透的方法和途径

（一）根据原文证候扩大《伤寒论》方的用途

对于许多内科杂病，依据《伤寒论》原文证候而用《伤寒论》方、法进行治疗，其桴鼓之效已被长期的临床实践所证实。这种方法是《伤寒论》的一大特色，时至今日，甚至在今后仍为一种有效的方法。如用《伤寒论》方治疗癫痫，仅凭心下支结（腹直肌痉挛）一个腹证，而用柴胡桂枝汤合芍药甘草汤治疗。流行性出血热发热期，常并见柴胡桂枝汤证和蓄血证，治疗中观察到，凡是先用柴胡桂枝汤以解外，后用桃核承气汤者，治疗多较为顺利，未用柴胡桂枝汤即用桃核承气汤者，病情发展多为意外，此即是原文所明训的"其外不解者，尚未可攻，当先解其外；外解已，但少腹急结者，乃可攻之"。当然，《伤寒论》证简意深，方义难解，要使方证相对达到珠联璧合，必须做到既不违背原文意旨，又不按图索骥，这就有待医者细心体察原文，准确地抓住患者的证候方可。

（二）异病同治扩大《伤寒论》方的用途

由于六经分证之中本就寓有八纲分证的病机，所以，内伤杂病或是各种疾病，只要符合《伤寒论》方证病机者，都可以选用适当的《伤寒论》方剂进行施治。一般可遵循下述模式：①方名：当归四逆汤。②方义：养血温经。③病机：血虚寒凝，经脉痹阻。④主治：即符合此病机的若干病证，在上的颈椎病、肩背痛等，在下的坐骨神经痛、腓肠肌痉挛、雷诺病等，在里的腹痛、呕吐、痛经、寒疝等，在外的手足厥冷、皮肤麻木、冻疮等。凭借于此，则可以将伤寒论方扩大运用于各科疾病，以发挥更大的作用。

（三）用《伤寒论》理法认识时方创造新方

《伤寒论》113 方，却有 397 法之说，可见仲景理法之轻灵活泼。时代在发展，运用有限之经方难以应无穷之疾病，只有掌握辨证论治的精髓，借鉴仲师之妙法，方能以应万病。历代医家遵从仲景理法创造时方治病者，大有人在。河间防风通圣散，内寓伤寒理法，又具自身特色，疗效显著，可谓得伤寒之真谛者。

时方是经方的补充和延续，有着自身的发展规律，带有那个时代的疾病特点。伤寒理法历经验证，已成规矩，若能深刻领会《伤寒论》中的理法，参合现代疾病发展变化的特点，选用恰当的药物，顾及现代患者的体质特点，创造新的时方治疗疾病，一定可以大大提高中医疗效。如梅国强教授治疗一中年男性患者，颈淋巴结肿大，西医诊断为增殖性淋巴结炎，使用了多种抗生素无效。据《伤寒论》之法断为厥阴风木化火，灼津成痰，法宜清解少阳，散结化痰，考虑到单纯用经方未必对证，故用伤寒理法，结合现代用药的特点，选用柴胡、黄芩、龙胆草、黄药子、白药子、夏枯草、浙贝母、牡蛎、生地黄、丹参等，数剂而获显效。

（四）用合病和并病理法组建复合方剂

对合病和并病，《伤寒论》中明确论述者并不多，但实际上，三阳经、三阴经、阴阳经之间的证候兼夹，以及表里同病，都属于合病和并病的范畴。在临床上，单一的证比较少，以合并、兼夹的形式出现者为多，运用单一的方剂常顾此失彼。随着社会的发展，人的思想变得复杂，心、身两方面的疾病交相为患，疾病的夹杂和兼证还将更为常见，故合病和并病的研究更有实用价值和发展前景。

在合病和并病的治疗中，表里先后治则不再赘述，关键应在阴阳共调、表里同治、寒热并用和补泻兼施这些组合方面下功夫，即更直接地体现合治同治的原则，以提高疗效。组建复合方剂，可从下面几个方面进行。

第一，经方与经方相配合。在患者出现两个或两个以上证候时，就可以使用相应的合方，甚至在合并病态并不明显而证候复杂时，也可以使用几个经方相合。如水肿水停于下，有肾虚见证，又兼见微热、口渴、头目眩晕等，用真武汤、苓桂术甘汤合五苓散进行治疗，疗效显著。从药味上看，它只是一个基础方的加味，但因它包含了三个方剂，已非一般加减可比，它代表了几个方剂的结构和性能。

第二，经方与时方相配合。临床上这样运用的机会更多，辨证可按伤寒论法，也可以用脏腑辨证等方法。如治疗水肿用五苓散合五皮饮，治疗阳虚感冒、咳嗽用麻辛附子汤合二陈汤，治痞证脾胃虚弱用甘草泻心汤合六君子汤等类，都是这种用法。

第三，经方与验方相配合。有些方药经过反复运用，已经形成特定的验方，若与经方配合运用，效果更佳。如笔者在临床上治外寒内饮的咳嗽，以小青龙汤合山药牛蒡子汤（山药 30g，牛蒡子 10g）治疗，疗效颇为满意。

由于经方具有双向调节作用，在同法复方中呈现的是协同效应，在多法复方中体现的却是各走其道或相反相成。再因每个方剂的组合都有自身的特殊性，合在一起就能兼顾局部与整体，从而提高临床疗效。这不仅值得《伤寒论》研究者研究，而且值得中医方剂学深入研究。

"实则阳明，虚则太阴"小议

"实则阳明，虚则太阴"理论历来为伤寒学者所重视，但诸家认识不尽相同。本文从六经辨证出发，以证候发生、发展演变及其治法为依归，论述其机制及临床价值。

一、问题的提出及其机制

《素问·太阴阳明论》曰："阳道实，阴道虚。"又曰："犯贼风虚邪者，阳受之；食饮不节，起居不时者，阴受之。"张介宾注云："外邪多有余，故阳道实；内伤多不足，故阴道虚。"这里的"阳道实，阴道虚"，显然是指外感内伤两类疾病的病因及性质而言。黄坤载云："阳明与太阴为表里，阳盛则阳明司权，太阴化燥而入胃腑；阴盛则太阴当令，阳明化湿而传脾脏。"又云："若（邪）在经失解，里气和平，则不至内传，如里气非平，表郁里应，阳盛则入阳明之腑，阴盛则入三阴之脏。"柯韵伯云："阳明主里证之阳，阳道实，故以胃实属阳明；太阴主里证之阴，阴道虚，故以自利属太阴。"此盖禀经旨而讨论六经病证中太阴、阳明之虚实，是以有"实则阳明，虚则太阴"之说。

欲明"实则阳明，虚则太阴"之理，必先明伤寒六经实质。长期以来对六经实质争议颇多，而经络脏腑气化综合说，已为许多学者所推崇。

以经络言，阳明经内属燥土之腑，自行于阳位；太阴经内连湿土之脏，自行于阴位。至其病也，阳经之证多实，阴经之证多虚。经络之中更有气血多少，《素问·血气形志》曰："阳明常多气多血。"张志聪曰："阳明则气血皆多，盖血气皆生于阳明也。"张介宾曰："阳明为水谷气血之海，胃气之所出，故为十二经脉之长。"以多气多血之经，而当病邪之至，故常为壅滞，而多实证。"太阴常多气少血"，气多者，主运化之根本，少血者，必尽转输精微，奉心化赤之能事。以其血本少而气易耗，则太阴多虚。虚损之候，不外阳气虚，寒湿内生，转输困难，或者气血亏虚两类。至于病之在经在脏虽有区别，而根本原理并无二致，故理中汤、小建中汤之类，既治其脏，亦治其经。

以脏腑言，阳明以概胃肠，太阴属脾肺二脏，而《伤寒论》中之太阴病，以脾为主。胃肠属腑，传化物而不藏，以通为用，虚实更替为常。若传化乖违，则必然滞塞不通，因而"胃家实"也。有形之邪滞为实，无形之热盛亦实。脾属脏，主藏精气而不泻，满而不实。一旦脾阳不振，则不唯运化失职，而且阴精停滞为水湿，是以太阴病以虚证恒多。而脾胃为表里，同居中州，故病情每每兼夹，甚或由此及彼，由彼及此，乃其变也。

以气化言，阳明本燥，胃与大肠赖之以腐熟传化。肺脾输布水谷精微，是太阴本湿之表现，使阳明燥而得润，太阴湿而不滞。凡此功能皆由各自的本标中气相互作用而成。若邪入阳明，则从燥化，太阴湿气又不能制约，遂成燥热实证；邪入太阴，则从湿化，又不能得阳明燥气之制，而成湿盛阳虚之证，是本气太过也。若本气不及，则二者之病变可随其中气而互相转化或同时为病。然阳明从中化气，太阴从本化气，则是阳明转太阴者多，而太阴转阳明者少的根本原因。

总之"实则阳明，虚则太阴"的形成，以阳明太阴之生理病理为基础，仲景寓意于辨证施治之中，后世注家崇此加以阐述和发挥，更彰其义。

二、临床之运用规律

（一）认识阳明、太阴病的成因和转化

阳明、太阴为病性质各异，成因自有区别。疾病固有其自身发展规律，而治疗之正误常能促其传变，若太阳病汗出不彻，外邪化热入里，或太阳少阳误用汗、吐、下、利小便等法损伤津液，邪热化燥等，皆可转属阳明，而其中病邪化燥及津液耗损起着关键性作用，如第 181 条云："问曰：何缘得阳明病？答曰：太阳病，若发汗，若下，若利小便，此亡津液，胃中干燥，因转属阳明。"太阴病

虽以脾阳不足为其根据，如太阳病，屡用下法，以致外证不解、而利下不止，心下痞硬（第163条）。或太阳病误汗，伤及脾土，气机阻滞而腹胀满，疼痛（第66条、第279条）。或逆表证之治疗法则，妄施吐下，而致脾虚水停。或伤寒发汗，致寒湿中阻，郁而发黄，种种不一，当责脾阳之盛衰。由此可知，阳明之于太阴为病，其外在因素，或可相同，而其结果却有化燥伤阴，化寒损阳之异，皆取决于中宫之虚实。盖人体禀赋有厚薄，调摄有逆顺，尤人自生以来，饮食随之，而谷饪之邪皆从口入，脾胃当其冲也，或积滞壅遏为实，或消削克伐为虚，莫不由之。在胃阳素旺之体，以阳就实，故实证立见。在脾阳素虚之躯，以虚就寒，故虚证接踵。第279条太阳病误下后，有腹满时痛和大实痛之证，故有桂枝加芍药汤、桂枝加大黄汤之治。若其人脉弱，续自便利，设当行大黄芍药者，宜减之，以其人胃气弱，易动故也，是时刻留意中宫之虚实矣。正如陈修园说："盖寒热二气，盛则从化。余揆其故则有二：一从病体而分，一从误药而变。"

病入中焦，不仅有发于阳明与太阴之不同，且二者又常相互转化。阳明病妄用清下，可转属太阴，如第209条云："阳明病，潮热，大便微硬者，可与大承气汤；不硬者，不可与之。若不大便六七日，恐有燥屎，欲知之法，少与小承气汤，汤入腹中，转矢气者，此有燥屎也，乃可攻之。若不转矢气者，此但初头硬，后必溏，不可攻之，攻之必胀满不能食也。欲饮水者，与水则哕。其后发热者，必大便复硬而少也，以小承气汤和之。不转矢气者，慎不可攻也。"第251条云："得病二三日，脉弱，无太阳柴胡证，烦躁，心下硬，至四五日，虽能食，以小承气汤，少少与，微和之，令小安，至六日，与承气汤一升。若不大便六七日，小便少者，虽不受食，但初头硬，后必溏，未定成硬，攻之必溏；须小便利，屎定硬，乃可攻之，宜大承气汤。"《伤寒论》中又于可下之证后，反复叮嘱"得下，余勿服""若一服利，则止后服"等，示人防其转化之意。太阴病若阳复太过，或寒湿郁久化热，亦可转属阳明。如第 187 条云："伤寒脉浮而缓，手足自温者，是为系在太阴……至七八日大便硬者，为阳明病也。"

就太阴、阳明病发生发展的趋势而言，以邪气由阳入阴，正不胜邪，病邪深入为虚为逆，反之邪气由阴出阳为实为顺。一般来说，逆者较重而难治，顺者较轻而易治。盖体实证实，可任攻伐，邪去则正自安。体虚之人，足以留邪，邪气复能伤正，故往往缠绵难愈。顺逆之中，互有轻重，如第 212 条云："伤寒若吐若下后不解，不大便五六日，上至十余日，日晡所发潮热，不恶寒，独语如见鬼状。若剧者，发则不识人，循衣摸床，惕而不安，微喘直视，脉弦者生，涩者死。"此虽不为病邪入阴之逆，然不可谓轻。自利不渴者属太阴，太阴虽不是病邪由阴出阳之顺，亦未可言重。因此，病之虚实、轻重、顺逆概念，可分可合，有同有异。陆懋修云："阳明无死证。"乃是针对当时病家"独不闻阳明之治法，以致治之有法者，直至于无法可治"而言，似有矫枉过正之嫌，然目的在于"使人知仲景治阳明之法固至今存也"，并非论阳明而混淆轻重生死，故陆氏又云："凡伤寒有五，而传入阳明，遂成温病，其生其死，不过浃辰之间，即日用对病真方，尚恐无及，而可药不中病，涸此中焦危急之候乎？"

（二）认识阳明、太阴之病理特征

阳明病是外感病发展过程中的极期。《伤寒论》第 180 条云："阳明之为病，胃家实是也。"从病机角度揭示了阳明病之特征。阳明经证、腑证，均是胃肠燥热亢盛之候，以阳明燥化太过、太阴湿化不及为其病机之所在，其中尤以燥热津伤并与积滞相搏者为典型，故阳明病篇以很大篇幅反复阐明腑证的辨证论治，不无道理。尤在泾云："阳明以胃实为病之正，以攻下为法之的。"可谓言简意赅。

《伤寒论》第273条云："太阴之为病，腹满而吐，食不下，自利益甚，时腹自痛。若下之，必胸下结硬。"不仅提出太阴主症，而且揭示太阴阳虚、寒湿困脾之病理特征。柯韵伯云："脾胃同处腹中，故腹满为太阴阳明俱有之症，在阳明是热实为患，在太阴是寒湿为眚。""不大便而满痛或绕脐痛者为实热，属阳明；下利而腹满时痛为虚寒，属太阴。"

前言虚实，仅就太阴阳明对峙之势而言，即以阳明而论，并非无虚；太阴亦非无实，如阳明有"欲作固瘕……胃中冷"（第191条），"食谷欲呕"（第243条）等胃中虚冷证候，常寓脾湿偏盛之意；胃家之燥实，必见脾湿不及。又如太阴病篇桂枝加大黄法，注家有谓为脾病兼实者，由是言之，脾家寒湿，常寓胃燥不及之意；脾家而有夹实之候，每兼胃腑积滞之象，须明对立与统一、普遍与特殊之辩证关系。

（三）指导治法之运用

阳明病以祛邪为务，以清下为主要治法，白虎、承气是其代表方剂。至于湿热发黄虽不属阳明正证，然其治法，与清下不悖。而麻仁丸、蜜煎导等，仍不失下法之旨。太阴病以扶正为要，温中健脾为主要法则，理中汤是其代表方剂。至于寒湿发黄，寒湿兼表，均须于温燥法中，求其兼治之法。论曰：太阴病"宜服四逆辈"，是于补火之中而寓生土之意，并非混乱主法主方也。以治法而反衬虚实，是十分清楚的。

阳明太阴治法虽异，然扶正祛邪的指导思想则一。此言扶正者，即保胃气，存津液也。阳明之清下，太阴之温补正是这种思想之体现。温补属于扶正之法，自无疑义，而清下之法，虽属攻伐，亦含扶正之义。盖阳明病多伴津伤，祛其燥热，则津液乃存，胃气得复，是不扶正，而正自复也，陆渊雷云："津伤而阳不亡者，其津自能再生……阳明病之津液干枯，津伤而阳不亡也，撤其热则津自复。"

三、对后世的影响及意义

伤寒六经是脏腑经络气化的综合概括，与八纲、脏腑等辨证方法有着共同基础，使用上也有其统一性，柯韵伯曰："伤寒杂病，未尝分两书也。""仲景约法能合百病，兼赅于六经，而不能逃六经之外。"明乎此，"实则阳明，虚则太阴"之论断，既可用于外感热病，亦可用于内科杂病之辨证论治。如饮食劳倦，中土损伤之病，虽脾胃并提，然其治法总以补己土之清阳，降戊土之浊气为主，是以补脾之中必能健胃。李东垣创脾胃论，为补土学派之代表。而东垣学说于补土之中，未尝混淆脾胃之区分。如"足阳明胃经行身之前，主腹满胀，大便难，宜下之。盖阳明化燥火，津液不能停，禁发汗，利小便，为重损津液……三阴非胃实，不当下，为三阴无传本，须胃实，得下也"。《脾胃论》中更反复引证《黄帝内经》原文，说明脾胃生理之差异。清代叶天士总结脾胃之阴阳虚实曰："纳食主胃，运化主脾。""脾宜升则健，胃宜降则和。""太阴湿土，得阳始运，阳明阳土，得阴自安。以脾喜刚燥，胃喜柔润也。仲景急下存津，其治在胃，东垣大升阳气，其治在脾。"华岫云曾批评当时"著书立说，竟将脾胃总论，即以治脾之药，笼统治胃"之弊端，并云："观叶氏之书，始知脾胃当分析而论，盖胃属戊土，脾属己土，戊阳己阴，阴阳之性有别也。脏宜藏，腑宜通，脏腑之体用各殊也。"此皆对《伤寒论》之脾胃学说有所发明，有所创造，由是

"实则阳明，虚则太阴"从发展变化观点而论，对脾胃范畴之病变，具有普遍指导意义。不过治疗手段较诸《伤寒论》则大为丰富。张志聪云："夫伤寒，外因也。而伤寒经旨，风寒暑湿之六气，咸所具载矣。其间分析表里、阴阳、寒热、气血、邪正、虚实，靡不备悉。明乎伤寒之道，千般病难，不出于范围焉。"

"实则阳明，虚则太阴"，在后世温病学中亦有继承和发展。叶天士根据胃为阳土，非阴柔不肯协和之学术见解，而创立益胃阴学说，足以补前人之未备。薛生白云："湿热病属阳明太阴经者居多，中气实则病在阳明，中气虚则病在太阴。"章虚谷说："外邪伤人必随人身之气而变……暑湿所合之邪，故人身阳气旺即随火化而归阳明，阳气虚即随湿化而归太阴也。"至于吴鞠通《温病条辨·中焦》认为，阳明温病始终以清下为原则，并根据温病学之特点，立新法，创新方，如增液、牛黄、宣白、导赤承气汤之类。而寒湿之病多从太阴立法，以温中除湿之法为主，其方亦变化多端。这种师仲景法而不泥仲景方的治学精神，是难能可贵的。

张仲景时间医学思想初探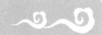

时间节律性是一切生物生命活动的一个基本特征。自从地球上产生了生命现象，自然就赋予生命以时间节律。时间节律是有机体受自然作用而产生适应自然变化的一种表现形式。从单细胞生物到植物，从无脊椎动物至高等动物，一切生命无不具有与自然相应的奇妙的时间节律性。那人类又呈现怎样的时间节律变化呢？无疑，探索与认识人类生命的时间节律，对医学研究与发展具有重要意义，必将对人类的健康和繁衍昌盛作出重要贡献。

近年来，为了阐明生命的本质及其与自然界的内在关系，医学研究把焦点对准生命现象的微观领域，进行了大量细致的分割研究，从组织器官以至细胞、分子水平的纵深分析。但是，人们逐渐意识到这种重视微观而忽略宏观的研究方法具有相对的局限性。要真正揭示生命的本质，除了纵深的微观研究外，还必须从生命的整体水平进行横向（即宏观）分析与研究。而中医药学则蕴含着非常丰富的天人相应的时间医学思想，这些精华却长期未得到充分认识与深入探讨。

笔者在梅国强教授的殷切指导下，通过对张仲景医学著作的深入学习，对论文中所蕴含的时间医学思想进行了初步分析与归纳，力图从张仲景时间医学思想源流、基本理论结构和临床运用规律等方面进行探讨；结合科学实验方法，进一步予以论证，并根据其时间节律进行相应的临床验证，冀获其科学的内核，以阐发人体生理活动、病理变化与自然界的内在联系，从而揭示人与自然相应的奥秘，使时间医学更加广泛地应用于临床实践。

一、张仲景时间医学思想概论

自然界是人类起源和进化的摇篮，千万年来，自然界经历了冰川起迭、海陆变迁的变化和日月星辰运动及寒热温凉气候的交替，自然将其强大的周期性节律作用于一切生物，并且影响生命的全过程。人类生活在这一自然环境中，为了从自然界获得生存的必需条件，人们必须认识和掌握自然变化节律，依据自然节律而繁衍生息，因而在漫长的时间过程中，人类的生命节奏与自然节律逐渐同步，人与自然形成了统一的整体，人类亦在长期的生命活动中逐渐从理论上认识到人与自然的密切关系。中医学早在 2000 多年前，已将这一天人相应的理论引入医学范畴，因而形成了独特的时间医学。张仲景继承春秋战国乃至先秦、西汉时期的医学思想，追溯《黄帝内经》《难经》诸经的理论渊源，结合自身长期的临床实践，将自然界六气运行的节律性引入疾病的辨证论治中，形成了独特的六经辨证和脏腑经络辨证体系，其中寓含了丰富的时间医学思想。

（一）时间医学思想源流

张仲景时间医学思想源于古代人民群众认识与掌握自然变化规律，同自然灾害和疾病斗争的历史经验，他结合古代朴素的自然科学研究成果，在自然丰富的临床实践基础上，加以提炼升华而成，并对后世产生较大影响，兹简述如下。

1. 时间医学思想的萌生

早在殷商时代，人们已朦胧地意识到自然节律与生命现象的关系。《周易·系辞》云："仰以观于天文，俯以察于地理……范围天地之化而不过……通乎昼夜之道而知。"认识到人类必须掌握天文地理知识，以适应自然变化节律。《吕氏春秋·季春纪》说："天生阴阳、寒暑、燥湿、四时之化，万物之变，莫不为利，莫不为害。圣人察阴阳之宜，辨万物之利以便生，故精神安乎形，而年寿得长焉。"强调人体必须顺从天地阴阳与气候变化节律，如此才能保持健康长寿。在病理上，《周礼·天官》指出："四时皆有疠疾，春时有痟首疾，夏时有痒疥疾，秋时有疟寒疾，冬时有嗽上气疾。"已认识到季节变化与人体某些特发病证的关系。

在我国的历史文献中，有大量关于日月星辰变化、洪水干旱、冰冻风霜和四时寒热交替及昼夜阴阳盛衰等自然界周期性变化与疾病发生和流行关系的记载。除各种史书和天文气象学书籍外，尚有难以精确计算的各类书籍等文献，其中具有丰富的自然变化节律与人类疾病、死亡关系的资料，这些重要的史实是时间医学形成与发展的重要依据。

随着古代天文学、历法学、物候学及气象学等自然科学的发展，人体与自然相应的多种周期性节律逐渐被人们所认识和掌握。古代医学家在朴素的唯物论和辩证法思想指导下，把各种天人相应的时间节律引入医学领域之中，开始萌生了时间医学思想，并逐渐丰富其内容。

2. 时间医学思想的雏形

《黄帝内经》应用古代各种自然科学成就，广泛地研究了人体生理活动、病理变化与自然界日月运动，四时气候变化和昼夜阴阳交替等的内在关系，认识到"人与天地相参也，与日月相应也"。在生理上，指出："天地之间，六合之内，其气九州九窍、五脏、十二节，皆通乎天气。"在病因病理上，指出："五运更治，上应天期，阴阳往复，寒暑迎随，真邪相薄，内外分离，六经波荡，五气倾移。"说明人体阴阳气血随自然节律而变化。若外邪侵袭人体，造成机体阴阳失调和气血紊乱，则三阴三阳及其所属脏腑，即随之发生病变，故其治疗，须"因天时而调血气"。《黄帝内经》中运用五运六气学说、阴阳五行学说和脏腑经络学说等，较为系统地阐述了人与自然的密切相关性，为时间医学思想体系的形成和发展奠定了坚实的基础。

张仲景继承《黄帝内经》及众多医著中所包含的时间医学思想，通过临床探索，更加深入地认识到人与自然的内在关系。他在《伤寒论·自序》中说："夫天布五行，以运万类，人禀五常，以有五脏，经络府俞，阴阳会通。"指出了人体阴阳气血和脏腑经络与天之阴阳五行息息相关。他还指出:"人禀五常,因风气而生长,风气虽能生万物,亦能害万物,如水能浮舟,亦能覆舟。"明确指出了自然界是人类生存的必需条件,而自然界的运动和变化又能作用于人体,并使之发生相应的生理病理变化。由于人类适应自然变化的能力有一定限度,当自然节律失常或节律变化的程度超出了人类的适应能力,以及人体自身节律紊乱,不能随自然变化做出相应的调节时,就会产生疾病。

张仲景深刻认识并掌握了人体阴阳与日月相应、气血随天运盛衰、五脏与五时相合、色脉视季节变异、病因病理与天时相关等时间节律性,并把这些规律渗透和运用在六经辨证与脏腑经络辨证之中,体现在立法处方上,形成了理、法、方、药较为完备的时间医学思想雏形。

3. 后世时间医学思想发展

东汉以降,名家辈出,多有承仲景学说而发挥时间医学思想者,如成无己、柯韵伯、尤在泾等,从人体阴阳气血、六经经气运行时间、病邪传变节律、药物使用与药效产生的时间等方面,广泛地阐发了仲景时间医学思想。如《伤寒论会参》说:"要知天人一理,寒风热湿火燥六气为正气,人身有此六气,则寒暑分而四时序。"又指出:"天之六淫固能伤人正气,而天之三阴三阳又能助人正气。"精辟地论述了天人六气相应之理。《仲景全书·运气掌诀录》更以仲景时间医学思想为本,以五运六气为法则,详论了十二支配六气及其所属脏腑的生理病理关系,并提出"逐日司天运气汗瘥法""男女传经用药法"等天人相应的治疗学规律。笔者认为这些理论和方法,当是在悬拟排除其他因素干扰,而单纯地从时间病理学、治疗学的基础上提出的,若具体运用于临床,仍当参合诸种因素,尽管如此，则《伤寒论》中包含了丰富的时间医学思想，当无疑义。

再如李东垣，亦明确认识到昼夜节律和四时节律是人体重要的节律形式，他指出："天地四时之阴阳，人之十二脏应之。"温病学家叶天士在《临证指南医案》中明确注明服药时间近百处，如晨服补肾阳药，午服利尿药，暮服平肝药，晚用补脾和胃药等。李时珍在《本草纲目》中提出："春月宜加辛温之药，薄荷、荆芥之类，以顺春升之气；夏月宜加辛热之品，香薷、生姜之类，以顺夏浮之气。"这些体现了后世医家对时间医学思想的继承和发展。

4. 现代时间医学展望

近年来，不少国家由于时间生物学研究取得迅速发展，以及多种边缘学科综合应用于医学领域之中，在科学理论与方法的推动下，现代时间医学蓬勃兴起，研究方法和手段亦不断更新，并取得初步成果。

时间生理和病理学研究表明，人体的多种生理指标，如体温、血压、脉搏、血红蛋白量、白细胞数、血糖及各种激素等，都具有明显的周期节律性。人类的出生、死亡，疾病的缓解或加重等，具有日节律、月节律、四时节律，甚至超年度节律。如癌症患者在出现癌变之前，体内细胞的有丝分裂首先出现失调的亚日节律，体温模式出现异常波动节律，这些都先于癌变和其他症状而出现，故对癌症的早期诊断和及时治疗具有重要意义。

在时间药理学研究方面，已证实机体的昼夜节律与某些药物投放时间和产生药效时间之间具有显著的相关性，治疗效果和副作用的大小都具有一定的时间节律性。

以上这些科学研究的成果在一定程度上验证了中医学时间医学理论与临床的科学性。同时，亦显现其与五运六气学说、阴阳五行学说和脏腑学说、病因病理与自然变化节律相应，以及治疗用药因时间制宜等具有很大一致性，现代科学研究的进展及其所提供的实验研究手段，为深入探索张仲景时间医学思想提供了科学的方法和有力的佐证。

（二）时间医学理论与临床运用

时间医学就是根据人体与自然相应的各种周期性节律和异常变化节律，来诊察机体生理活动与病理变化，辨别疾病的发生、发展及预后，从而采取相应的治疗措施，以调节人体反常节律，使之复常，达到最佳治疗效果，并减少药物毒性和副作用的目的，并且可以在人体某些节律失常而病证尚未明显暴露时进行预防性调节，以防患于未然，或阻止其传变。仲景时间医学思想的内涵，主要体现在以下几个方面。

1. 时间节律与发病学

如前所述，人们早已了解到时间节律与人体生理病理的某些联系，兹以《伤寒论》成书的时代背景，对东汉时期疾疫流行情况略加引述，以证明疾病与天时的关系。《后汉书·杨厚传》云："永初四年，厚上言'今夏必盛寒，当有疾疫蝗虫之害'，是岁，果六州大蝗，疫气流行。"又《桓帝纪》云："延熹九年，比岁不登，人多饥穷，又有水旱疾疫之困。""疾疫之所及，以万万计，其死者则露尸不掩，生者则奔亡流散。"东汉末年，天灾甚多，而且战乱频繁，故疫疾流行猖獗。《伤寒论·自序》说："余宗族素多，向余二百，建安纪年以来，犹未十稔，其死亡者，三分有二，伤寒十居其七。"可见天时之灾变，常与疾疫流行相伴，仲景正是在这种自然灾害接连发生，疫疾横行的历史条件下，"感往昔之沦丧，伤横夭之莫救，乃勤求古训，博采众方"，深入地研究了疾病产生与自然节律失常的内在关系，阐述了气候异常变化与外邪引发疾病的规律性。他指出："以未得甲子，天因温和，此为未至而至也；以得甲子，而天未温和，为至而不至也；以得甲子，而天大寒不解，此为至而不去也；以得甲子，而天温如盛夏五六月时，此为至而太过也。"说明气候变化必须适时有度，太过或不及皆能成为致病因素。因为这些变化足以影响人体正常生理功能，降低其抗病能力，从而发生疾病；既病之后，复因天时异常，而使疾病的发展更为严重而复杂。故须认识和掌握自然气候变化，在其节律失常时，及早采取相应的预防措施，以减少疾病的发生。

　　张仲景还注意到，天时不正之气固然是致病因素，但能否引起疾病则取决于正气强弱，这是承《黄帝内经》之旨，对时间医学认识的深化。他说："若五脏元真通畅，人即安和。"否则，"血弱气尽，腠理开，邪气因入，与正气相搏"。这不仅是少阳病的根本原因，且这种论述也可看作发病学中的一条根本原理，具有广泛的指导意义。

　　人体气血盛衰是一个相对概念，即使气血充盛之人，仍与天时阴阳盛衰保持同步节律性，即盛则俱盛，衰则俱衰，这一般应视为正常反应，不过当其衰时，较易受病邪侵袭。如《灵枢·岁露论》言："月满则海水西盛，人血气积，肌肉充，皮肤致，毛发坚，腠理郄，烟垢著，当是之时，虽遇贼风，其入浅不深，至其月郭空，则海水东盛，人气血虚，其卫气去，形独居，肌肉减，皮肤纵，腠理开，毛发残，腠理薄，烟垢落，当是之时，遇贼风则其入深。"张介宾认为："人之经脉，即天地之潮汐也。"成无己亦指出："人之气血随时盛衰，当月郭空之时，则为血弱气尽，腠理开疏之时也，邪气乘虚，伤人则深。"说明人体气血盛衰与月郭盈亏有着内在相关性，即月节律对人体的影响。若值其虚时发病，则又根据病邪性质不同，脏腑气血失调之差异，而表现出纷繁的病证。因此，讨论时间医学，最终必须落实到机体反应上来，而决不能机械地看作某时必患某病。

2. 时间节律与病理变化

自然界阴阳有四时盛衰消长的变化，人体阴阳亦与之相合。在病理状况下，如素体阴虚或外感热病损伤阴液者，或秋冬失于调摄而至春夏阴精不足者，当春夏阳气升发，阳热旺盛之时，则阴液随之耗散，故阴愈衰而阳愈亢，总为阳盛阴衰之证，而阳盛与阴衰之间又有主次不同，若以阳盛为主，则于三阳病中求之，若以阴衰为主，则于三阴热证或其他阴衰证中求之。又如《金匮要略》所论虚劳证，有精血亏虚，虚阳躁动者，论言："劳之为病，其脉浮大，手足烦，春夏剧，秋冬瘥。"则与春夏生发、秋冬潜藏的自然节律十分吻合。

反之，素体阳虚或春夏阳气过于耗散，或失治误治损伤阳气者，每易在秋冬气候寒冷之时病情加重，如三阴虚寒证，固然四时皆有，然此类证候多在秋冬天阳气收敛、阴寒隆盛之时加重，大致呈现秋冬剧、春夏瘥的节律性。仲景虽未明言，但却是临床事实，至其治法，《伤寒论》指出："当温之，宜服四逆辈。"可为三阴虚寒证通治之法，春夏用此，犹须结合天时，斟酌取舍；若秋冬用之，则为天人相应，正合其用。

从昼夜阴阳盛衰来看，也有某些明显影响，如阳明腑实证，多有潮热，它与一日之中阳气盛衰密切相关。因为午后气温虽然较高，但天人阳气渐收，在阳明腑实已成者，以其地道不通，燥热极盛，加之天阳收敛，阳热趋于里，则热势更难发越，以致天人相应，其势益盛，故见潮热之状。张令韶《伤寒论直解》说："日晡而阳明旺，乃一日之秋也。"《医宗金鉴》指出："天至秋则气降，物至秋则成实，实则宜下。"《伤寒论》以泄热破结之承气汤治阳明日晡潮热之法，可谓深得天人相应之理。

昼夜阴阳盛衰，对某些病证之神志状况亦有明显影响，如干姜附子汤证之"昼日烦躁不得眠，夜而安静"即是其例。因为昼日天阳旺盛，阳虚之体，得天阳相助尚能与阴抗争，故见烦躁不得眠，夜间则天阳衰而阴气盛，阳虚之体必无力与阴相争，因而呈现精神疲惫、似睡非睡之安静状，此证见于汗下颠倒，阳气突然大受挫伤之时，况且脉见沉微，已成急温之证，故以姜附之辛热，急救回阳，或可挽回。但热入血室证则恰恰相反，而呈"昼日明了，暮则谵语，如见鬼状"，因其病机为热邪乘经水适断之机，内陷与血搏结不行。夫气属阳而主日，血属阴而主夜，昼日明了者，邪不在气分，暮则谵语如见鬼状，则为邪入血分之明证。因其病在血不在气，亦不在中上二焦，故不可汗、吐、下之，可刺期门，或用小柴胡汤加减，以除血分邪热，则其昼暮变化之神志症状自可消失。

3. 时间节律与诊断、预测

张仲景善于根据四时脉象、气色、藏象变化的节律性，诊察疾病和判断预后，如"寸口脉动者，因其旺时而动，假令肝旺色青，四时各随其色，肝色青而反色白，非其时色脉，皆当病"。说明色脉与脏腑活动都可随四时变化，如果色脉和脏腑功能活动不应四时，就可借以诊察机体发生的病变。以上是根据"肝色青而反色白"诊知肝病，若循其理而推之，则五脏病变，在某些情况下，皆可根据"非其时色脉"而加以判断或预测。反之，若患者由"非其时色脉"转变为应时色脉，则表明病情好转。中医学对病态色脉的观察，已逐渐为医界所重视，并开始用现代科学仪器加以检验，如脉象仪、光谱分析仪等，正在被引入中医诊断学领域，而且有着不可估量的前景。

《伤寒论》第 398 条指出："病人脉已解，而日暮微烦，以病新瘥，人强与谷，脾胃气尚弱，不能消谷，故令微烦，损谷则愈。"本条从证候、病因病机和治法等方面充分体现了仲景时间医学思想，盖人以胃气为本，脾胃皆属中土，同司水谷受纳、腐熟、运化之职，故脾胃之气与其职能，旺则可俱旺，衰则亦俱衰，今以大病新瘥，正气未复，脾胃气衰，必消磨运化失职，若强与谷食，则必然饮食停滞，加之日暮，天气肃降，阳气已衰，且人体处于由动转静之时，故壅滞益甚，升降因而反常，清气在下，浊气在上，故有"微烦"。虑其治法，若用温补，似碍其实；若用消导，必损其虚，立法诚难，若能根据机体昼夜节律，于病后节食，尤其夜食不可多进，将息得法，则可不药而愈，此即"损谷则愈"之理。

《伤寒论》中还把症状出现和持续时间的长短作为诊察疾病及判断预后的标准之一，如第 332 条："伤寒，始发热六日，厥反九日而利。凡厥利者，当不能食，今反能食者，恐为除中。食以索饼，不发热者，知胃气尚在，必愈，恐暴热来出而复去也，后三日脉之，其热续在者，期之旦日夜半愈。所以然者，本发热六日，厥反九日，复发热三日，并前六日，亦为九日，与厥相应，故期之旦日夜半愈。后三日脉之，而脉数，其热不罢者，此为热气有余，必发痈脓也。"此证开始厥冷时间长于发热时间，恐为除中，故以饮食试探之，不发热者，知胃气尚在，再过三日复诊，其热续在即可推断"旦日夜半愈"，因为发热时间与厥冷时间相等，表明阳气已复，阴阳趋于平衡，病有可愈之势。若发热时间多于厥冷时间，且见脉数等热象，则应考虑阳热偏盛，可能发生痈脓。文中所举日数虽不能看作定数，但可根据时间长短判断阴阳是否平衡，或阳复太过，或阳复不及，不失为一种诊察疾病的时间定量法。

4. 时间节律与处方用药

人体阴阳气血和脏腑经络等，都可以随自然节律而产生相应的变化，机体对药物的感受亦存在多种节律性，掌握机体对药物敏感的时间节律，选择最佳的用药时间和最适宜的剂量，以获得最好的治疗效果，是时间治疗学的核心之一。

《伤寒论》第54条说："病人脏无他病，时发热自汗出而不愈者，此卫气不和也，先其时发汗则愈，宜桂枝汤。"此为营卫失和所致的汗出，故徐灵胎云："自汗乃营卫相离。"用桂枝汤使其微汗，乃营卫相合，故汗后热退病解，自汗亦止。然则何以强调"先其时发汗"？因为本证既为"时发热自汗出"，则当有不发热不汗出之时，乘此时服桂枝汤，可微汗出而病可愈。根据乔·海德布朗特等人进行的血管扩张与发汗反应试验，人体在发热不出汗时，给予一定剂量的发汗药，一般不引起血管扩张或大汗，而在人体出汗时，体温下降，此时给予相同剂量的发汗药，即可造成血管明显扩张，以及引起大量发汗，必犯"如水流漓，病必不除"之诫，而"先其时发汗"则具有时间治疗学的深奥内涵。

张仲景不仅对用药时间掌握有度，而且十分注意药效发挥的时间及机体对药物的反应性。如大陷胸丸方后注："温顿服之，一宿乃下；如不下，更服，取下为效。"又抵当丸方后"晬时当下血"，服茵陈蒿汤后"一宿腹减，黄从小便去也"、十枣汤之"平旦服"，皆说明只有掌握了机体变化节律和药物作用时间节律，才能判断药效及药后的反应，认识了药物作用和机体反应时间节律，才能辨别病势是否缓解，才能准确把握用药时间与剂量，不致药轻病重，或过服伤正，或药不合时，而反有害，特别是破血逐瘀及峻利攻伐之剂，尤当识此，做到有的放矢。

二、六经病欲解时的昼夜节律机制探讨

清晨，旭日东升，人们早起而作，精力充沛；傍晚，夕阳西下，人们由劳作而归息，人类随着日出日落、晨昏昼夜的交替而起居劳逸，已在不知不觉中形成了与自然同步的昼夜节律，机体的生理活动和病理变化，以及疾病的发生、发展、传变、缓解或自愈等亦表现出相应的昼夜节律。《伤寒论》所言六经病"欲解时"，即是从机体随时间进程而不断变动的昼夜节律，来论述疾病缓解、欲愈的内在规律，兹分析于下。

（一）对六经病欲解时的初步认识

古人通过对昼夜现象的长期观察，充分认识到自然界阴阳交替对人体阴阳的盛衰变化产生着重要的作用，并且特别重视阳气的主导作用。《素问·生气通天论》说："天运当以日光明。"合于人体则："阳气者，若天与日，失其所则折寿而不彰。""故阳气者，一日而主外，平旦人气生，日中而阳气隆，日西而阳气已虚，气门乃闭。"同时指出："阴平阳秘，精神乃治。"可知人体阴阳盛衰变化与自然界阴阳消长存在着同步关系，机体阳气旺盛，阴气协调，则抗病能力强，不易感受外邪，或受邪亦轻，或有病愈之机，六经病欲解时，则正是根据机体阴阳消长、经气盛衰的昼夜节律而提出来的，说明六经之气各随其时而有盛衰，六经病证当其正气来复之时，或因治疗得当，病势衰减，而有欲解之机。

六经病欲解时各有不相同，如"太阳病欲解时，从巳至未上""阳明病欲解时，从申至戌上""少阳病欲解时，从寅至辰上"，可见三阳病欲解时基本处于白昼，大体属阳，又由于有阳中之阳、阳

中之阴的不同，故给三阳病欲解带来有利机缘，而"太阴病欲解时，从亥至丑上""少阴病欲解时，从子至寅上""厥阴病欲解时，从丑至卯上"，可见三阴病欲解时，基本处于夜半到黎明之间，此时阴气虽盛，但阳气已萌，阳气萌动时对三阴病证自然可以产生有利作用，至于六经病欲解时的具体分析，则详述于下。

一日之中，阳气生于子时，但此时仅为阳气萌生，其象未显，需经丑寅二时，阳气渐旺，《灵枢·顺气一日分为四时》曰："以一日分为四时，朝则为春，日中为夏，日入为秋，夜半为冬。"少阳合春生之气，主疏泄，性喜条达，故少阳当其时而经气旺盛，少阳为病则木气郁结，胆火上炎，和解枢机、疏泄胆火固为主治之法，若逢阳气升发之时，则内郁之胆火易于疏解，失运之枢机易于和畅，故寅至辰时为少阳病愈之有利时机。

太阳病欲解时，从巳至未上，此当合一日之夏，此时阳光极盛，人体阳气随天阳而盛于外，卫气相应浮行于表，正如《素问·八正神明论》所言："天温日明，则人血淖液而卫气浮，故血易泻，气易行。"故太阳在表之邪可因体表阳气充盛，卫气浮行而与邪抗争，则病有自愈的可能。

申酉戌为日入之时，合一日之秋，天之阳气收敛，人体阳气渐收，阳明病无形之燥热虽盛，若得此阳气渐收，阴气渐长之时，必有利于热邪之解除。观前述日晡潮热，与此似乎相反，其实不然，因为潮热多为阳明腑实之证，以其燥结成实，况阳明为"万物所归，无所复传"之地，燥实内结不去，遇天阳收敛之时，则热邪更难发越，因而此证多无自愈之理，唯承气类，苦寒攻下燥结，病方可愈，故阳明病指热邪之解除，而非言实邪之自去，此为时机与病证互不相应，故不唯无欲解之机，且反增病势。

亥子丑时为自然界阴气至盛转为阳气萌动之时，人体阴阳消长，亦以其同步节律与之相应。张景岳说："阳生于子而极于午。"太阴为至阴之脏，合于夜半至阴之气，然亦得子时初升之阳相助，以温煦推动太阴至阴之气，方能生化不息。在病理状态下，太阴阳虚阴盛，气血运行无力，其病证轻者，可借天时由阴转阳之机，得其阳气相助，体内阳气始得振奋，以驱逐阴寒邪气，病证可自解，然其病情较重者，体内阳气已衰，无力抗拒阴寒邪气，虽得天时相助，亦难自愈，必借助药力温运阳气，驱散阴寒，张仲景以理中丸"温服之，日三服，夜二服"，于夜半之前进理中丸，是顺应天时，助其阴消阳长之势，以温阳散寒，故根据其欲愈节律，择时服药，则病愈的概率更高，此为合于自然之性。

子丑寅为少阴病欲解时，少阴病本属心肾虚衰、气血不足的病变，而《伤寒论》中所言少阴病以虚寒为多，少阴心肾为性命之根基，其阳虚寒盛的程度甚于太阴病，故其欲解时较太阴为后，因为子时为人体阳气初萌之时，仅能缓解太阴之寒，不足以解除少阴心肾之寒，必经丑至寅上，天之阳气渐旺，人身阳气随之，内外相合，方能抗其阴寒，而有欲解之望，若合之药力，则四逆汤辛热之力自甚于理中丸，或问四逆汤何以未注明夜服？因少阴病多为既重且急之证，常须急温，若言服药必待夜间，则无异于刻舟求剑，此又为随证变通之法。

丑寅卯为厥阴病欲解时，尤在寅卯之时，旭日东升，微霞初现，万类俱苏，阴气四散，人体亦处于阴寒消退、阳气舒展之时，而厥阴病证常为寒邪内盛，阳气不得温运；或热邪郁伏，不能贯通周流；或寒热错杂，阴阳不能互济所致。当此阳气舒发、木气条达之机，则人体阳气得以伸展，经气得以疏通，则阴阳气易于贯通，故为欲愈之时。

为了更进一步探讨六经病欲解时的机制，以下从实验的角度，以厥阴病和太阴病某些病例为样本，进行了几种相应的生理与病理检测，并在此基础上做初步临床验证。

（二）厥阴病与太阴病欲解时实验检测

六经病各有不同的欲解时，因实验条件和时间等因素所限，所以仅取厥阴病和太阴病部分病例进行实验检测。

1. 厥阴病昼夜节律检测

厥阴包括手厥阴心包与足厥阴肝，肝居于胁，其经脉络胆，肝主藏血，又主疏泄，因血液的运行，有赖于气的推动，若疏泄功能正常则气机条达舒畅；血液因之流通，反之，肝血充盈而无滞碍，则五脏濡润，木气调畅，所以肝的疏泄与藏血功能之间有着密切联系。

笔者对 31 名足厥阴肝病患者进行了昼夜肝阻抗血流图和足厥阴肝经导电量检测，以探讨其病理变化的昼夜节律。

（1）**临床病例**　辨证属足厥阴肝病的 31 名患者均为住院病例，其中男性 18 例，女性 13 例，年龄在 19~71 岁，病程从 3 个月至 10 余年。西医曾诊断为慢性乙型肝炎、迁延期肝炎、慢性胆汁淤积性肝炎等。主要症状为食欲减退或饥不欲食，呕恶，腹胀腹痛，右胁下隐痛，面色无华，口干口苦，眩晕乏力，或内热烦躁，或两胁疼痛，小便淡黄，大便不调，舌质红或淡红，苔白或薄黄，脉弦。

肝阻抗血流图昼夜节律：31 名足厥阴肝病患者昼夜肝阻抗血流图检测结果，从总的变动状态看，在丑寅卯三个时辰，肝血流图 a、S、D 各波振幅最大，周期相应延展，波形较流畅，平均 H_S 值达到 -0.2302Ω，从辰至午时，以上各波则均相应发生振幅下降，波动周期相应短缩，平均 H_S 值递减，为 -0.1962Ω。至未申酉时，上述各波呈低平状态，H_S 值降至最低水平，平均 H_S 值仅为 -0.1306Ω。到戌亥子时，a、S、D 各波又相继回升，波动周期相应延长，平均 H_S 值升至 -0.1985Ω。上述各时辰间的平均 H_S 值变化经统计分析，有高度显著性差异（$P<0.01$）。即说明足厥阴肝病患者肝血流图变化与厥阴病欲解时有着显著的一致性。

肝经导电量昼夜节律：31 名足厥阴肝病患者昼夜肝经导电量通过检测肝经电阻值确定，测得丑寅卯时肝经平均电阻值为 298kΩ，辰巳午时平均肝经电阻值有所上升，为 373kΩ，至未申酉时，平均电阻值达到 433kΩ，随着夜幕降临，肝经电阻值又有下降，戌亥子时平均值为 342kΩ。经统计分析，上述各时辰肝经平均电阻值变化具有显著性差异（$P<0.01$），即丑寅卯时肝经平均电阻值最低，故此时肝经导电量最大，说明此时肝生物电流最为活跃，仍与厥阴病欲解时有着显著的一致性。

（2）**讨论** 因肝主藏血，人动则血运于诸经，人卧则血归于肝，肝血充足，则可为其功能活动提供丰富的物质基础，若肝脏受邪，其病证固然多种多样，然影响肝血运行亦在意料之中，故实验检测足厥阴肝病患者昼夜血流图变化，可从一个方面测知肝血盛衰变化节律。从测验得知，丑至寅时肝血流图反应最佳，无疑是肝脏应其时而自身调节功能最佳的表现，又因肝脏活动可通过经脉反映出来，故检测了肝经电阻值，以表明其生物电流情况。从检测结果来看，丑至寅时肝经电阻值最低，说明其生物电流最为活跃，这无疑是肝经应其时而功能活动较旺的表现，这是对厥阴欲解时的一次科学验证，竟与仲景所言如出一辙，想必能为治疗肝病选择最佳时机提供一定的实验依据。

2. 太阴病昼夜节律检测

太阴包括手太阴肺、足太阴脾，肺主气，司呼吸，主肃降，通调水道。脾主运化，主升。《素问·经脉别论》说："脾气散精，上归于肺，通调水道，下输膀胱，水精四布，五经并行。"说明肺脾间有着密切的生理联系，病则可由脾病及肺，亦可由肺病及脾，证候繁多。笔者选择痰饮咳喘、脾肺同病者进行以上两项检测，以验证太阴病欲解时是否与仲景所言相符。必须说明的是，就《伤寒论·辨太阴病脉证并治》内容来看，当然是以脾病为主，但由于时间之故，单纯而典型的脾病患者难以在短时间内搜集较多的病例（此类病证住院患者不多），而冬春之交，患痰饮咳喘、脾肺同病而住院者很多，故作为选择对象。再从检测的脏腑和经络来看，笔者有意在肺及其经脉上进行检测，是为了寻求在《伤寒论·辨太阴病脉证并治》并非重点讨论的手太阴，是否亦呈现亥子丑为欲解时的节律性。不料检测结果竟与《伤寒论》相符，即令必以检测脾及其经脉为标准，则笔者之实验亦无妨碍，因为这是一个实验问题，即笔者从实验中所测数据，说明亥子丑亦为手太阴肺病之欲解时，想来与《伤寒论》精神并不矛盾。

（1）**临床病例** 全部 57 例均为住院患者，其中男性 44 例，女性 13 例，年龄在 17~76 岁，病程从 6 个月至 30 余年。病属太阴脾肺虚寒，痰饮阻肺。主症有喘息气急，喉中哮鸣，甚则倚息不能平卧，胸膈满闷如窒，痰多色白或黏滞难出，腹胀纳差，口不渴，面色晦暗，大便稀，小便清，舌胖边有齿印，苔白腻，脉浮紧或脉滑等。其中 33 例根据检测所得的节律性进行了相应治疗。

（2）**检测与治疗结果** 肺阻抗血流图昼夜节律测定：从 57 名患者昼夜肺阻抗血流图变化总趋势来看，巳午未时，a 波、Z 波和 C 波位于最高状态，Q-J 间期相对缩短，J-Z 间期延长，平均 H_z 值为 -0.4646Ω。随着自然界阳气消退，人体阳气收敛，申酉戌时以上各波逐渐降低，尤以 a 波降低明显，平均 H_z 值下降至 -0.3918Ω。至夜半阴气大盛的亥子时，血流图图形最为低平，a波往往显著降低，甚或消失，Z波明显降低，C波可有增高，Q-J间期相应延长，J-Z间期缩短，整体血流图可因压力高，阻力大而表现出气滞血涩的双峰波，平均H_z值为-0.2297Ω。子时至丑时，阳气初升，a波、Z波出现逐渐上升趋势，C波相应下降，整个血流图因压力渐缓，阻力下降而双峰波有所改善，平均H_z值升高到-0.2378Ω。至清晨寅卯辰时，a波、Z波和C波相应升高，双峰波逐渐消失，平均H_z值达-0.2875Ω。

上述肺在各时辰的平均H_z值，以亥子丑时最低，经统计分析，与其余各时辰的平均值比较有高度显著性差异（$P<0.01$），即太阴脾肺虚寒、痰饮阻肺的患者，昼夜肺阻抗血流图变化存在显著的昼夜变化节律。

肺经导电量昼夜节律测定：肺经导电量通过检测肺经电阻值确定，已午未时，57名患者肺经平均电阻值最低，为285kΩ，故此时导电量最大。从申至戌时，肺经平均电阻值逐渐上升至343kΩ。到夜半亥子丑时，肺经平均电阻值最高，为396kΩ，导电量最小。至寅卯辰时，肺经电阻值有所上升，导电量增大，平均电阻值为354kΩ。

以上资料经统计分析，肺经亥子丑时平均电阻值最高，导电量最小，与各时辰肺经平均电阻值比较，存在显著的差异（$P<0.01$），即肺经导电量存在显著的昼夜变化节律，呈现出与上一项检测结果同步变化的节律。

体温昼夜节律测定：测量57名患者昼夜口腔温度变化，已午未时平均值为36.82℃。至申酉戌时达37.18℃，但从戌时开始，体温已出现急剧下降。到亥时平均值为35.58℃，子时平均值为35.56℃，可见亥子时为昼夜体温最低时。然子时过后，随着阳气初升，丑时平均值为 35.62℃。至平旦，体温急速上升，寅至辰时三时辰平均值已上升到 36.28℃。

以上各时辰间体温变化，以亥子丑时体温平均值最低，经统计分析，与其余各时辰体温变化平均值比较，存在显著性差异（$P<0.01$），即 57 名患者体温变化具有昼夜升降变化节律，亦与昼夜肺阻抗血流图平均 H_Z 值变化节律和昼夜肺经的导电量变化节律具有一致性。

上述 57 名太阴脾肺虚寒、痰饮阻肺患者，昼夜各时辰肺阻抗血流图平均 H_Z 值，肺经平均电阻值和体温平均值，与 125 名健康人（工人、干部、学生及健康疗养员）同时辰肺阻抗血流图平均 H_Z 值、肺经平均电阻值、体温平均值比较，存在显著差异（$P<0.05$），即 57 名患者各时辰的肺阻抗血流图平均 H_Z 值和肺经导电量及体温，均低于对照组正常人各项值。

择时治疗观察：根据以上检测所获得的结果，采用相应的择时用药方法，对 33 名患者以小青龙汤加熟附片等治疗，一剂浓煎，于亥时前顿服。此外，每日上午配合温运阳气、祛湿化痰方药，服用一次。经上法治疗，33 例中有 31 例在短期内有效地控制了哮喘发作，其余诸症均有显著缓解。33 例中有 22 例于 4 周后复检了昼夜肺阻抗血流图，肺经电阻值和体温，与治疗前结果比较，有显著的意义（$P<0.05$），即治疗后各项值有明显升高。

（3）**讨论** 气血是人体生命活动的动力和源泉。气属阳，血属阴。阳气有温煦、化生、推动及统摄等作用，而阴血有濡养全身载气以行的功能。当天阳与人体阳气隆盛时，则阴血运行流畅，濡养脏腑，脏腑功能活动增强，相应的经脉导电量增高，体温亦相应上升。若天阳收敛，阴气较盛，则人体阳气减弱，血液因之而缓行，脏腑功能亦相对减弱，经脉导电量降低，体温下降。以上实验不仅从某些方面为传统理论提供了一定的客观依据，而且从太阴脾肺病变来说，可初步证实太阴为至阴之脏，亥子丑时为太阴病欲解时。因为正常人此时各项检测值虽低，但这是人体昼夜阴阳消长的自然节律性所致，因而应视为正常。而脾肺虚寒者各项检测值显著低于正常人，则是阳气不足，阴气太过而为病的结果。或问，既然如此，则亥至丑时何以为太阴病欲解时？笔者认为"欲解时"绝非"必解时"。欲者，欲望之意。亥子丑时为天时和人体阴气至盛之时，太阴病虽得此至阴之气相助，但太阴脾肺虚寒者必望阳气来复，驱散阴寒邪气，方有可愈之机。亥子丑时为阴尽阳生之时，子时一阳之生，人体于此时阳气初升。从上述检测结果看，57 名患者肺阻抗血流图平均 H_z 值、肺经导电量和体温从子至丑时表现逐渐上升，设想脾肺虚寒者各项检测值由低于正常，而逐渐上升，乃至接近同时辰之正常水平，岂非阳复而病解之征？这一问题为笔者于相应用药后的检测值上升，病情同步好转所证实，故"太阴病欲解时，从亥至丑上"，是具有丰富科学内涵的。最后不妨援引美国学者克莱杰等人的实验结果：他们利用静脉内留置的导管每 30 分钟采血一次，研究皮质激素的昼夜节律，发现正常人血中皮质激素含量在 24 小时之内有 5~19 个高峰，这些高峰的 75% 左右集中在子至卯时内，而阳气虚衰者，在此时间内血中皮质激素含量较低。又有相关研究进一步证实，正常人血中皮质激素在子丑时会有一次急剧上升。这与中医理论中此时为阴之极、阳之生相符，若本阳气不足的太阴病患者遇此情形，必是病愈之良机。

　　由于时间有限，笔者无暇将六经病欲解时全做实验检测，虽属憾事，然已可说明部分问题，今后还将继续深入研究。此外，六经病病理变化还受到自然界多种节律及其他因素的影响，如患者体质有强弱，病证类型有不同，四方水土有差异。因而欲解的节律可能被扰乱，故病证当其时而不解，故当综合诸般因素，全面权衡辨析。

三、结语

张仲景时间医学思想具有天人相应的整体性，这是在对自然界天象、气候和物候等周期性节律与人体生理活动、病理变化的相关性认识的基础上，通过丰富的临床实践，分析、归纳而总结出来的，并在实践中得到验证和发展，因而具有鲜明的实践性。

厥阴病病例昼夜肺阻抗血流图、肝经导电量检测和太阴病病例昼夜肺阻抗血流图、肺经导电量与体温检测，以及部分病例临床验证，在一定程度上反映了六经病病理变化的昼夜节律，结果符合"六经病欲解时"节律，初步证实"六经病欲解时"部分内涵的科学性。以上是对张仲景时间医学思想的初步认识。

《伤寒论》心肾理论探讨

《伤寒论》六经是脏腑经络气化的统一体，因而《伤寒论》中蕴含有丰富的脏腑学说思想，心肾理论就是其中内容较为丰富，对后世影响较大的脏腑理论之一。

宋元明之际，许多医家虽然注意到心肾间的密切联系，明确地提出了"心肾相关"的概念，但对心肾病证在治疗上的联系尚乏专论。仔细研读《伤寒论》就会发现，这些在仲景著作中已经充分地体现了出来。仲景不仅心肾合论，统称少阴，而且从病证治疗中体现出心肾二者的密切联系，形成了"心肾相关"的思想。

《伤寒论》非常重视人体正气，不仅注重后天水谷精微，亦重先天真阴真阳。其中重视后天水谷精微者，《伤寒论》中多有阐发，形成了"保胃气"的学术思想，而重视先天真阴真阳者（笔者概括为六经证治"重心肾"的思想），学者虽有所觉察，唯以《伤寒论》将此内容渗透于字里行间，蕴含于辨证论治过程中，未能得到系统的论述。

中医药治疗急症是当前中医药重点工作之一，西医学所称心衰是临床常见急症，正是中医急症所必须深入探讨的问题。笔者在系统温习中医药治疗心衰的临床报道之后，觉其与《伤寒论》心肾理论有着深刻的联系。

兹从《伤寒论》"心肾相关"思想、《伤寒论》六经证治"重心肾"思想及《伤寒论》心肾理论与心衰证治的关系三方面加以论述，以期深入研究仲景学说，对其科学性和先进性加深认识，以期提高临床诊疗水平。

一、《伤寒论》"心肾相关"思想

"心肾相关"是指心肾在生理上互相配合，在病理上互相影响，在病证上互相关联，在治疗上相辅相成之意。《伤寒论》是一部辨证论治的专书，其于生理论述较少，"心肾相关"思想也主要体现在有关病证和治疗上。然而从其心肾合论出发，先简要说明"心肾相关"的生理病理，对于理解其病证和治疗原则是很有必要的。

（一）"心肾相关"的生理、病理

从整体而言，心属上焦主火，肾属下焦主水，若分而言之，则心肾二脏各合阴阳，各有水火，水火升降其间。阴阳相互为用是其相关的生理形式，主要有：①水火相济。即心火下降而暖肾水，肾水上升而济心火。②阳气相温。心肾阳气系一身之元气，二者相温相助。③精血相滋。心主血脉，肾主藏精，心血肾精能相互滋助，相互转化。④精神互用。肾藏精，心藏神，精为神之宅，神为精之象。积精可以全神，全神可以益精。这些生理功能的完成，除了心肾阴阳本身作为动力之外，必假其经脉以为联络，而三焦为水火气机运行之道路，故论心肾功能，亦不可忽视之。无论何种原因，凡引起心肾阴阳功能失调者，皆属病态。主要有以下几个方面：①水不济火。表现为肾水不能上济，而心火亢炎于上，甚至二者阴液俱伤。②火不暖水。表现为心火不能下蛰而水寒上逆，或心肾阳气俱虚而水泛寒凝。③上下阻隔。表现为中焦阻滞，经脉营卫不利，以致心肾阴阳不得交通等。这些病理变化既可单独出现，亦能互相影响，因而较为复杂。

（二）"心肾相关"的病证

《伤寒论》虽无脏腑相关之专论，而"脏腑相连"（第 97 条），"五脏六腑相乘"（《平脉》）之机制则含于辨证论治之中，如前所述，心肾阴阳平衡失调是其主要病理。故援引《伤寒论》中病证，并参合其余，以分析病机入手，从阴阳对立统一观立论，而探讨"心肾相关"的病证。

1. 心肾阳虚，水不暖火

（1）心阳不足，阴邪上逆　心主火属阳，若离照当空，则能镇摄肾中水寒之气而不使冲逆。若心阳不足，是高照失所，则水寒之气必上僭阳位，而为诸阴寒冲逆证候。《伤寒论》第 65 条云："发汗后，其人脐下悸者，欲作奔豚，茯苓桂枝甘草大枣汤主之。"盖汗为心液，必赖阳气以化，故妄汗有虚其阳者。君火衰微，必无所镇摄，于是肾水无制而蠢动于下，时时有上逆之势，故脐下悸动，谓之欲作奔豚。成无己注云："心气虚而肾气发动也。"治宜苓桂甘枣汤，温通心阳，化气行水，心肾同治，令君火复明而居其高位，肾水有制则而不得上僭，则水火泰然。《伤寒论》第 117 条云："烧针令其汗，针处被寒，核起而赤者，必发奔豚，气从少腹上冲心者……与桂枝加桂汤。"此证误用烧针发汗，心阳虚而肾中寒气上逆。寒者，水之气，并因已冲逆至心胸，为奔豚之典型证候，故于桂枝汤中重用桂枝，使辛甘合化，以助心阳降冲逆，而复心肾功能。

（2）**心肾阳衰，水寒不化** 前言心阳虚，肾水尚能上逆，如再合肾阳衰微，则肾水更难蒸化，而无所制约，以致水气泛滥。《伤寒论》第 82 条云："太阳病发汗，汗出不解，其人仍发热，心下悸，头眩，身瞤动，振振欲擗地者，真武汤主之。"《伤寒论》第 316 条云："少阴病，二三日不已，至四五日，腹痛，小便不利，四肢沉重疼痛，自下利者，此为有水气。其人或咳，或小便利，或下利，或呕者，真武汤主之。"即为心肾阳气俱衰、水气泛滥之证，治宜温补心肾之阳，化气行水。方中附子既可温心阳，又可壮肾阳。喻昌云："所谓益火之源者，主君相二火而言。"他如附子汤证，亦属此类，而寒湿阻于肌肉筋骨，是其所异。

（3）**心肾阳微，阴寒内盛** 心肾阳气为一身之真阳，心肾阳气衰微，则阳气不振，寒水之气无阳以温而从阴化寒，故为一派寒凝之象，而出现脉微细，但欲寐，四肢厥冷，下利清谷，甚或脉微欲绝，脉不至，躁烦，反不恶寒，面赤等真寒假热现象，法当回阳救逆，四逆汤是其主方。其甚者，可用通脉四逆汤、白通汤之类，旨在温壮心肾，速祛寒邪。

2. 心肾阴虚，水不济火

心肾阴液不足，不能承济心火，可使心火亢而为害。《伤寒论》

第303条云："少阴病,得之二三日以上,心中烦,不得卧,黄连阿胶汤主之。"此证肾阴亏虚于下,不能上济心火,心火亢炎之候,所谓"亢则害"是也。故以黄连阿胶汤育其阴精,而承制心火,则心肾交通,水升火降,以平为期。前言肾阴虚于下,心火亢炎乃习惯之简称。若就全部病机而论,则心阴未有不虚者。盖心火之亢,固与肾阴不足关系密切。然火旺之后,则心之阴血,必为之灼。观此,则本证为心肾阴液俱伤,不解自明。况方中鸡子黄能"上通心气""补心""养心血",阿胶亦为血肉有情之品,为填精血之要药。芍药酸苦微寒,功能敛阴和营。心肾不足者,俱可酌情配伍,可见本方益阴,可益心肾之阴,泻火则以黄芩、黄连直折其心火。

3. 阴阳两虚,火浮水寒

心肾水火本相环抱,阴虚不济则火浮,阳虚不暖则水寒,亦有心肾阴阳两虚,火浮不敛,水寒不藏者。仲景云："夫失精家,少腹弦急,阴头寒,目眩发落……脉得诸芤动微紧,男子失精,女子梦交,桂枝加龙骨牡蛎汤主之。"本证阳失阴精涵养,则浮而不敛,阴失阳气固摄,则走而不宁。故见以上诸证,尤在泾云："劳伤心气,火浮不敛,则为心肾不交……火不摄水,不交自泄,故病失精。"以桂枝加龙骨牡蛎汤协调营卫阴阳,互生互用,潜镇摄纳,使阳摄阴守,心肾各司其职。

炙甘草汤证,亦为阴阳两虚证。而《伤寒论》叙证较简,仅言"脉结代,心动悸"(第177条)。后世多释为心阴心阳两虚,盖以结代之脉,动悸之证。其病自以心为重点,是诠释有据。然则本证变化甚多,若心经失治,以致久延,多可累及于肾,而为心肾互病者,或悸动过甚,阳气无所主持,而使病情迁延,成为厥脱之证。如是心肾阳气俱虚,法当急温之,以回阳救逆。或因脉结代,血脉不通，使阴虚加重而虚火浮越，乃心肾阴液俱虚之证，可见本证当在发展演变中动态观察心肾相关问题。吴鞠通据其原理，变化经方，如加减复脉之类。治温病后期，邪少虚多，心肾同病者，为临床常用之法，颇见功效，自是源出《伤寒论》，而源流相应。

4. 虚实夹杂，阴阳逆乱

此类病证，以虚损为主，有时亦能因虚致实，而成虚实夹杂之证。如："心痛彻背，背痛彻心，乌头赤石脂丸主之。"本证心胸阳气衰微，下焦阴寒上逆，阴寒凝结于胸中，阴乘阳位。阻碍心脉，即成心痛之病。其危重者，常如《灵枢·厥病》所言："真心痛，手足清至节，心痛甚，旦发夕死，夕发旦死。"从虚实而论，本证心肾之阳俱虚，是其主体，然则大痛不止，并有厥脱至死之忧，从寒邪亦盛可知，寒邪既盛，岂无夹实之嫌。阳衰寒盛，心脉闭阻为痛，则气血阴阳必因之逆乱。故此证在医学昌明之今日，仍属危重证，其病死率仍高，是以研究心肾相关病证，对此阴阳气血逆乱者，尤须重视。

心肾相关，虚实夹杂，尚有如下情形，即上为心火烦扰，下为肾阳不足。此类病情，《伤寒论》中尚未直接论述，而临床时有所见，并借用《伤寒论》中成法，以为治疗者。如附子泻心汤，原为热痞兼阳虚而设，并未论及心肾问题。然则方中黄芩、黄连之类，亦能折心经之火势；附子犹可复肾中之元阳。可见泻实补虚熔为一炉，药性相反。诚然此为后人发挥，并非仲景原意。又如《韩氏医通》所载交泰丸，以黄连清上，肉桂温下，而交通心肾，而疗怔忡、失眠、心悸等证，亦属此类。虽不能证明以上二方之源流关系，然可说明此类病情之客观存在，而借用附子泻心汤，亦不为臆测。

5. 中焦虚实，阴阳不调

（1）中焦阻滞，水火不通　心肾水火升降，需三焦通畅，亦需脾胃升降自如。若中焦阻滞，犹可形成心火不能下交，肾水不能上行之上热下寒证。张聿青云："不知水火不济，非水火不欲济也，有阻我水火相交之道路者，中枢是也。"此证常见中焦阻滞，上热下寒现象。《伤寒论》第173条云："伤寒，胸中有热，胃中有邪气，腹中痛，欲呕吐者，黄连汤主之。"其论病，以中焦为主，虽曰上热下寒，而未及心肾。后人发挥其义，云"胃中有邪气"，使"阴不得升而独治于下""阳不得降而独治于上"。此证之发展，可见中焦阻滞，心肾阴阳不得交济之证，故取黄连汤调中焦，交通上下之阴阳。薛生白治一人，发热烦躁口渴，足下寒，胸满中痛，此邪阻中焦，心肾不交，以黄连汤加减而愈。此发前人之未发，特录出以备研究。

（2）**中气不足，上下交损**　中焦既需心肾的温煦滋助，心肾亦需脾胃以充养，如中气不足，气血阴阳无以化生，则心肾阴阳亦因之而交损。仲景云："虚劳里急，悸，衄，腹中痛，梦失精，四肢酸疼，手足烦热，咽干口燥，小建中汤主之。"本证五脏阴阳不足，心肾阴阳亦损，实则因中气虚损所致。仲景以小建中汤建立中气。使中气得和，气血得生，心肾得充，则下元固而心神宁。

（三）"心肾相关"的治疗原则

上节从纵向列举了"心肾相关"病证，亦涉及治法与方药，本节则从横向联系，概言其治疗原则，乃《伤寒论》"心肾相关"思想的又一重要内容。

1. 心肾同治，本标兼顾

"心肾相关"病证虽然时有偏重，但毕竟为心肾同病，心肾同为人体重要器官，内含真阴真阳。且水火贯通，相互既济，故心肾同治可以相辅相成。如周慎斋云："欲补心者先实肾，使肾得升；欲补肾者须宁心，使心得降……交心肾法也。"如苓桂甘枣汤温心阳泻肾水，真武、四逆之类，温补心肾阳气，或兼行水或为救逆之法，黄连阿胶汤清心火滋肾水等，皆治从心肾，协调阴阳。所谓标本兼顾，指阳虚之时，需顾阴寒之标；阴虚之证，需顾火热之化。盖心肾阴阳，生理则成相互既济，病理则成水火偏盛偏衰。是以"心肾相关"病证，固以虚证为多，亦有虚实夹杂者。固本虽属重要，然标实不去，则其本难图。故宜权衡本标轻重，参合用药，方能制胜。观仲景滋阴之方常配泻火之药，温阳之法常是祛寒之剂，如黄连阿胶汤之黄芩、黄连即为泻火而设。而四逆类汤之温阳与祛寒难以截然分开，心肾同治，标本兼顾常常是共同体现的，因为"心肾相关"病证，其虚在心肾，其实亦系于心肾，如少阴本热标阴，本热不足，标阴寒盛者，主以干姜、附子之类。治本即是治标，本热太过，而标阴反热，多配黄芩、黄连，是治标以协和其本。

2. 调治中焦，交通阴阳

（1）建立中气，以充心肾　小建中汤治脾胃不足，阴阳两虚，以致心肾两虚者，创建立中气以补益心肾之法。此法对后世影响很大。如叶天士云："神伤精败，心肾不交，上下交损，当治其中。"黄元御云："中气者，和济水火之机。"仲景此法实承《黄帝内经》而有所发展。《灵枢·终始》曰："阴阳俱不足，补阳则阴竭，泻阴则阳脱。如是者，可将以甘药，不可饮以至剂。"盖"至剂"者，若性刚烈，易燥其阴，若性滋腻，必碍其阳。而心肾阴阳亦得其补，是补中气，以交通心肾阴阳之理。叶天士云："立建中汤，急建其中气，俾饮食增而精血旺，以致充血生津，而复其真元之不足，但用稼穑作甘之本味。而酸辛咸苦在所不用。盖舍此别无良法可医。"可见运用此法，其要有二，一则中气虚弱，二则因中虚而致气血阴阳两虚，若补阳则碍阴，补阴则碍阳，并非后人补心肾不如补脾胃之极端。

（2）**运转中枢，交通阴阳** 气机升降，脾胃为枢。脾之升，胃之降，亦有助肾水之升，心火之降。即如唐容川云："惟脾主中州，交合水火。"如果升降失司，中焦阻滞，亦可阻碍心肾水火，使不得交通而为病。《素问·生气通天论》云："味过于甘，心气喘满，色黑，肾气不衡。"喻昌注此："肾气为土掩，而不上交于心，则心气亦不得下交于肾。"可见本证关键在土掩，故其治以中焦为主，使脾胃升降而助水火交通。前述黄连汤"心肾相关"病证，即取运转中枢、沟通上下、交通阴阳之功，兹从略。

3. 调和营卫，潜阳摄阴

营卫循经脉运行，日夜周流不息，心肾阴阳亦需借经脉为通道而交通，故营卫、经脉乃沟通心肾阴阳之重要环节。盖心主血属营，且营在脉中，故营血周流，乃心火充旺之功。卫气虽源于中焦，宣发于上焦，然其运行，昼出阳行二十五度，必由肾脉而出之太阳；夜入阴行二十五度，必由阳明而入肾脏。然后遍行五脏，阴阳交替，周而复始（《灵枢·卫气行》）。可见心肾阴阳交泰，固有其自身规律，而营卫周流，必能有所促进。赵晴初指调营卫"以调顺阴阳，则升降合节"，认为营卫为"生身之大关键"，调心肾"遵《内经》守经隧之训，加意于营卫可也"。故云："心者，营卫之本。"《难经·论脉·十四难》曰："损其心者，调其营卫。"可见调和营卫，可调畅经隧，交通阴阳而为之补益。前言桂枝加龙骨牡蛎汤调和营卫，潜阳摄阴，而治心肾阴阳两虚之病证，即属此治法。盖桂枝汤为和营卫之圣剂，既可助营和卫，又可助卫和营。加龙骨、牡蛎潜心之浮阳，镇肾之精关。如此营卫和调，阴阳得剂，阳潜阴摄，心肾交泰。临证于梦交精泄，"昼不精，夜不寐"等，疗效恒佳，他如桂枝加桂汤、小建中汤等，虽各有专功，然仔细分析，仍兼调和营卫之意。

心肾之间有着复杂的生理病理联系，因而相关病证也有许多形式，治疗手段也就要求多种多样，方可随机应变，按证施方。如上所述，仲景不仅较为全面地论述了各个方面失调引起的"心肾相关"为病的多种病证，而且创立了丰富多彩的治疗原则和方药，这些共同构成了《伤寒论》"心肾相关"思想。后世医家在论述"心肾相关"时，常常在某一方面各有所长，有所发挥。如在生理上提出"心肾相交"，在病理上提出"心肾不交"的概念等，而其学术渊源，盖与《伤寒论》之联系非常密切。是以《伤寒论》"心肾相关"思想，不仅是此学说之牢固基石，而且时至今日，仍为深入研究，以提高临床疗效之重大课题。

二、《伤寒论》六经证治"重心肾"思想

"重心肾"就是注重心肾功能在人体的重要性和心肾为病对人体的危害性。因而在辨证论治的过程中对心肾予以高度重视。仲景勤求古训，博采众长，在继承《黄帝内经》重视心肾思想的基础上，从临床实际的角度加以提高，形成了贯穿于辨证论治全过程的一种防治学思想——六经证治"重心肾"思想。

（一）承古训，重视少阴为本

"重心肾"作为一种防治学思想，渊源有自。《素问·上古天真论》有肾主生、长、壮、老、死的记载，不可等闲视之。又"心者，生之本，神之处""心者，君主之官，神明出焉""心者，五脏六腑之大主""主明则下安，主不明则十二官危""心伤则神去，神去则死矣"等，都是强调心肾对人体的重要性和心肾病证的危害性。后

人据此而发挥之，谓心肾内含真阴真阳。如刘河间云："坎中藏真火，升真水而为雨露也，离中藏真水，降真火而为利气也。"周慎斋云："心肾二脏，人之性命所寄。""真阴真阳者，心肾中之真气也。"李培生教授曾概括指出："少阴心肾两脏，为真阴真阳所在。"其于生理之重要性，可见一斑。

仲景承《黄帝内经》之旨，根据六经病证有损阴伤阳之特点，并从辨证论治的角度加以提高。《伤寒论》心肾合论，统称少阴，仲景于少阴病篇多列危重之证，反复辨明预后，并设急下、急温等治法，意在醒人耳目，示人"少阴为一身之本""少阴为性命之根，少阴病是生死关"，因之救心肾刻不容缓。故凡辨证论治，必详察心肾状态，若伏而未发，隐然为患者，必先设防。三阳病虽以邪实为主，然论述误治，失治而损伤心肾者恒多，是三阳病易伤心肾，已有规律可循，而"三阳治从少阴为通法"更显而易见。其于病理之重要性，已昭然若揭，故"重心肾"思想实渗透于全论之中。

（二）论发病，尤重心肾正气

仲景发病学说，首重正气。如"五脏元真通畅，人即安和"，反此为病。前述心肾二脏，既为性命所寄，则五脏元真通畅否，常系之心肾。若心肾功能失调或损伤，则六经功能必然相应失调而发病，择要说明于下。

太阳为诸阳主气，司营卫而抗外邪，因而外邪侵袭，太阳首当其冲。若"表气壮则卫固营守，邪由何入"？故营卫功能乃为人体抗病能力之表现。然少阴心肾与营卫关系至为密切，心肾功能又往往影响营卫之盛衰。正如李克绍教授所说："少阴水火不虚，则太阳之阳必盛；心肾两虚，则太阳之阳必衰。"衰即为病。若卫气不固者，则病发于太阳，而为其表；若心肾不足者，必陷入少阴，以为其里，是以病发太阳、病发少阴，实为《伤寒论》发病学上的两个重要环节。《伤寒论》第7条云："病有发热恶寒者，发于阳也，无热恶寒者，发于阴也。"医家有执此为全论总纲者，虽少异议，然其内涵则所论纷纭。一般以为病发于阳指三阳，病发于阴指三阴。而王焘、陈修园等谓发于阳是发于太阳，发于阴是发于少阴，考太阳、少阴分属三阴三阳之中，二者并无原则分歧，唯有广狭之分。而王、陈诸氏之言，显然是强调太阳、少阴在发病环节上的重要性，不无见地。张介宾云："伤寒之邪，实无定体，或入阳经气分，则太阳为首，或入阴经精分，则少阴为先。"故《伤寒论》中不仅常常反复辨明病发太阳、少阴之表里先后及其相互兼夹，而且详明二者可依一定条件而相互转化。前人谓归六气（淫）于水火，统万病于阴阳，实言简意赅。然则人为有机整体，亦有病发他经而关联心肾者，如阳明病，虽可由胃液不足而发，然亦有心肾液亏，胃液不得滋润而发者。观少阴之急下证，即为少阴水竭而致阳明土燥之候可知。《黄帝内经》曰："藏于精者，春不病温。"而温病之发，未定何经，却与肾精失藏密切相关，可见心肾功能状态如何，与热病发病学的关系非常密切。

（三）慎诊察，详审心肾盛衰

心肾在人体生命活动及发病过程中既有重要地位，则既病之后，详审心肾乃势所必然，兹简述如下。

1. 察心神，明辨脏腑虚实

《伤寒论》中神志症状见于110多条，可见仲景注重心神的诊察。盖五脏六腑多能影响于心。柯琴云："伤寒最多心病。"而心"或旺或衰，惟见于神明"。故诊察心神对了解心脏功能和辨证有特别重要的意义。如揭示病邪的深浅，病势进退，正气存亡，预后吉凶，治疗效果等，每可于神志变化中而得。较为常见的神志变化有烦、躁、狂、谵语、郑声等，都有重要的辨证意义，如第210条之"实则谵语，虚则郑声"。有时神志症状出现的先后亦反复辨明，如第296条躁烦之死证与第309条烦躁之可治的差异。有时神志症状出现的时间亦辨明，如第61条"昼日烦躁不得眠，夜而安静"与第69条昼夜烦躁之不同等，丰富多彩，不胜枚举，体现了"辨心"在辨证中的重要作用。

2. 诊脉象，慎察心肾功能

心肾疾患，有时难以从症状上体现出来，则每于脉象中求之，旨在从某种表象中，找出隐藏的本质，以利于及时诊断。如《伤寒论》第92条云："病发热头痛，脉反沉，若不差，身体疼痛，急当救其里，宜四逆汤。"此虽有发热头痛等症，但抓住"脉反沉，若不差"，断其为少阴阳虚，而宜四逆汤。柯琴注云："必有里证伏而未见，籍其表阳之尚存，乘其阴之未发，迎而夺之，庶无吐利厥逆之患。"诊脉象于幽微，决病机之未见，而断然处治，可见其顾惜心肾之苦心。

3. 设悬拟，示人反复诊察

由于疾病之间常有许多相似性，则诊察心肾功能状态并非易事。如不及时诊察，又影响对疾病的正确治疗和对预后的正确判断，故《伤寒论》常设悬拟之法，示人反复诊察。如《伤寒论》第39条云："伤寒脉浮缓，身不疼，但重，乍有轻时，无少阴证者，大青龙汤发之。"本证的不汗出、烦躁、脉浮缓、身重等症状，都与心肾阳虚相似。仲景在设无少阴证的情况下，才能使用大青龙汤，是于太阳而留意少阴之精心构思，又常于设悬拟之余，复示禁例。如大青龙汤而反用于兼少阴证者，其云："服之则厥逆，筋惕肉瞤，此为逆也。"《伤寒论》第38条云："汗多亡阳遂虚，恶风烦躁，不得眠也。"则禁汗之意，已跃然纸上。即使阳明热盛之经证，唯清法而已，决不可误下，《伤寒论》第219条云："下之则额上生汗，手足逆冷。"是不唯阴竭，而复有阳脱。如此设禁，当深思之。

4. 审病势，以求早期诊测

当心肾有所损伤之势，而征象尚未彰显之时，或在心肾伤而未盛之际，需早期预测，早期治疗，以防逆转。如《伤寒论》第277条云："自利不渴者，属太阴，以其脏有寒故也。当温之，宜服四逆辈。"示意脾阳不足，需量其轻重，审其病势，以为方药之选择；其重者，常能累及肾阳，故曰宜服四逆辈，当为补火生土之治。再者，少阴病严重而多变，病情复杂，然《伤寒论》却以微细之脉、欲寐之证为提纲，示人见微知著，但见此脉证，便可急温，决不坐待厥逆、吐利、脉绝等证悉具。而方振栗，惜真阳故也。即令病在太阳，凡兼少阴之脉证，亦必兼顾。如《伤寒论》第21~22条云："太阳病，下之后……若微寒者，桂枝去芍药加附子汤主之。"此太阳中风证，而见脉微恶寒，是兼阳气不振之象，如不早为兼治，则有内陷心肾之势，故去芍药之酸苦微寒，加炮附子一枚，温振心阳，以杜后虞。又如麻黄细辛附子汤证、麻黄附子甘草汤证，为少阴而兼外感，其治虽宜解表，犹须温少阴以为之衬托，使发汗不伤阳气，温阳而利解表，是处处注意病势，处处未雨绸缪，顾及心肾之意也。叶天士据此发展了温病理论，当热邪正炽，而肾水不足时，谓："或其人肾水素亏，虽未及下焦，先自彷徨矣……务在先安未受邪之地，恐其陷入易易耳。"可为伤寒之羽翼。

（四）工救治，顾惜真阴真阳

前述各节虽各有重点，然顾惜真阴真阳思想已有较多论述，兹从救治角度，择其未及者言之。

1. 急下急温，存阴存阳

伤寒有急下之证，复有急温之证。急者，病情之急，病势之急也。然《伤寒论》中急下之证是阳明腑实已成而伤及少阴真液，急温之证乃寒邪内盛欲绝心肾真阳，故救之为急。如《伤寒论》第321条云："少阴病，自利清水，色纯青，心下必痛，口干燥者，可下之，宜大承气汤。"此为少阴热化伤阴，病归阳明之腑，以致热结旁流，则阴液有消亡之势，故急下之，以通阳明而存真阴。又《伤寒论》第323条云："少阴病，脉沉者，急温之，宜四逆汤。"如此但见脉沉尚急温，则厥逆、吐利、无脉等更需急投大剂生姜、附子，如通脉四逆汤、白通汤之类。若阴阳格拒较甚者，更有加猪胆汁、人尿以咸苦反佐之法。若阳衰阴竭者，有四逆加人参方等，务使阳回脱固，真气不亡。

2. 灸药并用，务保心肾

《伤寒论》用灸法治病有七条，除在太阳病篇心阳虚奔豚证，用以散寒外，其余在少阴厥阴，均为救阳而设。少阴厥阴心肾衰亡之证，救治最急，虽有急温之法，仍恐不及，故借助温灸，或灸药并用，以为两全之策。《伤寒论》第292条云："少阴病，吐利……脉不至者，灸少阴七壮。"此证吐利暴作，心肾阳气速亡，阳气不通，则脉不至，故灸少阴以温阳通脉，或灸药并用，则阳可回，脉可至。又《伤寒论》第325条云："少阴病，下利，脉微涩，呕而汗出，必数更衣，反少者，当温其上，灸之。"此证少阴阳虚而下陷，仅用药力恐不及，灸药并用，温复心肾，升阳举陷，所谓"大病宜灸，补接真气"是也。

仲景救心肾之法，以救阳较为完备，而救阴之法略嫌不足，后世温病学家对此多有发挥。

以上从学术渊源、发病、诊察、救治等方面略述了《伤寒论》"重心肾"的思想。这些方面是相互联系、一线贯穿的。此外，如从传变的角度看，损伤心肾真阴真阳是热病恶化的必然转归，因而防伤心肾是杜绝恶化的关键。如从判断预后看，更是真阴真阳存则生，充则愈，亡则死。故仲景于少阴病篇反复辨明预后等方面，无不体现了"重心肾"的思想，一则限于篇幅，再则原旨昭昭，不再赘言。

必须说明的是，"重心肾"不是唯心肾，只是说明其重要性，无意否定其他脏腑在辨证论治中的作用，特别是"保胃气"，亦为仲景学说之一大特色。"重心肾"者，重先天之真阴真阳，"保胃气"者，重后天水谷精微。二者本无偏执，同为仲景辨证论治体系的精华，同为"扶阳气，存津液"精神的体现。

三、《伤寒论》心肾理论与心衰证治

"心力衰竭"（简称"心衰"）是各种心脏病发展过程中心功能严重损伤所发生的急重症之象。心衰的发生与中医心肾在病理上有着密切的内在联系，《伤寒论》的心肾理论及其方药在辨治心衰上也有许多特点，中西医虽属两种不同的医学体系，但实践证明，二者在治疗心衰方面有许多不谋而合之处，或有某些不同者，亦各具特色。因而对此进行探讨，不仅对提高心衰临床疗效和加强中医急症研究有一定意义，同时亦可将《伤寒论》"心肾理论"思想加以发扬光大，为振兴中医学术作出应有的贡献。

（一）心肾虚损、水火逆乱是心衰的主要病理

心主身之血脉，中医学认为，心脏的正常活动，血脉的正常运行，需要心气的推动。心气包括心阴心阳，心阳是其动力，心阴是

其物质基础。只有心阴心阳功能正常，心气才能充沛，才能维持正常的心力、心率、心律，血液才能在脉中正常运行，周流全身。同时，心阴心阳需要肾阴肾阳相互资助与调济，如果心阴心阳虚损，特别是心肾俱虚时，则心气不足，易致心力衰退。

中医学对心的这种认识与西医学心脏泵血功能很相似。西医学认为，血液在体内的运行，主要是通过心脏动力来推动的。由于各种原因导致心脏泵血功能异常，都会导致心衰的发生，以致不能排出静脉回血和满足机体的供血需要，这种泵血功能减退与中医心气无力推动在病理上是一致的。因此，可以认为，心衰是由种种原因造成心气不足，推动无力所致。

根据"心肾相关"思想，心阳肾阳相温相助，水火既济。心阳虚可致肾阳虚，或肾阳虚，心阳失其温助，亦致心肾阳虚，水火逆乱，甚至出现心肾亡阳。这种发展与心衰的发展有什么联系呢？众所周知，心衰时，交感神经系统兴奋，肾素-血管紧张素-醛固酮系统功能亢进，导致水钠潴留。心衰的发展可出现后向性心力衰退，静脉系统淤血，肝脾肿大，肺淤血或出现心源性水肿。把这些变化及其所引起的症状与《伤寒论》心肾阳虚、水饮逆乱之苓桂剂、真武汤等证，以及"心水""肾水"证所出现的喘咳、胸闷、奔豚、小便不利、水肿、腹痛吐利、四肢沉重等进行比较，可以看出，其症状都在中医有关病证中表现出来。其病理，中医学则从心肾阴阳水火理论加以阐述，语言固有不同，但从医学的宏观性来看，又有着较为一致的内涵，再看心源性休克，实际上是泵衰的极型。从中医临床来看，多属心肾亡阳或阴竭阳亡现象，其临床表现和病理变化都与少阴阳衰阴盛重证基本一致。

上面从心肾亏虚与心衰的发展进行了比较，主要说明了心肾阳虚，鼓动无力，以致阳虚水泛，水气凌心、射肺，从而产生气血阴阳水火逆乱，这是中医学对心衰认识的基点。同时可以看出，心衰的范围和程度与心肾虚损的程度存在着平行性。中医学认为，阴是阳的物质基础，阳虚在某种条件下可以导致阴虚，阴虚亦可使阳气无所化生，故心肾阴虚亦可使心气不足而导致心衰。可见，虽然心气不足是导致心衰的原因，而心肾亏虚，水火逆乱，又是引起心气不足的根本，因而是心衰的主要病理，其中又以心肾阳虚、水饮溢泛为其最基本的病理。其他如阴虚、血瘀及影响肝、脾、肺等，都可由此产生。

笔者查阅了有关中医药治疗心衰的专论和报道，绝大多数将本病分为心肾阳虚型、心肾阴阳两虚（气血两虚）型、心肾阳脱型等。如《扶正固本与临床》将此分为心肾阳虚、（心肾）气阴两虚、（心肾）阳气欲脱三型；还初步收集了近年来期刊报道中医治疗心衰508例，从心肾虚损论治者占90%多（460：508）。以上从临床角度证明了心衰的主要病机是心肾虚损。正因为《伤寒论》心肾理论包括心衰病机等内容，故有不少人指出"少阴病是心脏病总纲""少阴病主要包括心力衰竭"等。应该指出的是，心肾虚损的病机意义是十分广泛的。本文所说的心衰病机，仅属中医心肾理论的一部分，不能说心肾虚损就是心衰，这一点是没有疑问的。

（二）《伤寒论》补益心肾、调济水火法则和方药治疗心衰的特点

心肾虚损、水火逆乱是心衰的主要病理，则补益心肾、调济水火便成为其主要治则。《伤寒论》根据"心肾相关"思想，依照心肾阴阳水火的状态正确选用调补心肾诸方，这些方药都广泛地运用于中医抗心衰之实践中，临床报道甚多，本文从略。欲着重讨论者，乃上述治则和方药在治疗心衰方面有何内在科学依据和特点。

西医学从运用洋地黄迄今，抗心衰的技术和药物都有了长足的长进，但心衰仍然是现今世界各国死亡率最高的疾病之一，这就说明心衰的严重性和抗心衰疗法仍存在一些问题。于是深入研究《伤寒论》"心肾相关"思想及其治法和方药在抗心衰方面的特点，并由此衍生其思想，丰富其方药，对研究中医急症中的心肾病证（包括心衰）当有所裨益。

1. 综合治疗的特点

西医抗心衰近年来有许多进展，其中包括扩张血管疗法的运用，以及为了提高药物的作用而运用的综合疗法。使我们惊讶的是，上述两方面的进步都与《伤寒论》"心肾相关"理论和方药不谋而合。先看有关药理研究：桂枝具有末梢和中枢性扩张血管的作用，能扩张全身血管，增强血液循环，增加心脑血流，有利尿作用；附子所含消旋去甲乌药碱等成分有很好的强心作用，有扩张血管和利尿作用。《伤寒论》温补心肾诸方可分为苓桂类和姜附类，虽然复方的药理研究尚少，但桂枝、附子二者都有扩张血管、改善循环、改善心脑灌流的作用，即含有西医学扩张血管疗法的意义。再看临床抗心衰所用较多的真武汤，具有强壮心肾、化气行水、温阳通脉的作用，有药理研究指出：附子强心、扩血管，茯苓利尿并增强附子强心功能，芍药镇静中枢及副交感神经、扩张外周血管、改善冠脉循环，生姜能兴奋中枢和直接兴奋心脏，白术有利尿作用且能扩张血管。从上面的分析已经可以看到，其含有西医学强心、扩血管、利尿及镇静等多方面的综合作用。此外，中药还有"多向调节"、药随证变等配伍上的多种特点，因而使得其综合治疗作用较西药更温和、持久，且无副作用等优点。有趣的是，一味中药往往兼有多方面的作用，如附子有温壮心肾、行水通脉的作用，药理研究表明，附子有强心、扩血管、利尿的综合作用。若从方剂而论，则中药的综合作用更为突出而完整，对于治疗心衰而调节整体功能更具特色。

2. 多向调节的特点

"多向调节"是指多向良性调节机体功能的作用。当前研究较多的是"双向调节"，指当机体平衡遭到破坏时，给予同一方药，则机体可由两种相对应的病态而趋于平衡，如既可使亢进状态转向正常，也可使低下的状态恢复平衡。众所周知，心衰发生引起一系列代偿机制，这些"代偿"一则保护着机体，一则加重着心衰，这种矛盾贯穿于心衰发展的全过程，给西医抗心衰带来了难以克服的困难。可见调节这种"代偿"对于治疗心衰十分重要。中药的多向或双向调节作用，对于解决这类问题实有深入研究的必要。如甘草是《伤寒论》温补心肾方几乎必用之药。李东垣云："甘草，气薄味厚，可升可降，阴中阳也。"说明了其对阴阳的调节作用。研究表明，甘草具有皮质激素样作用。当心脏出现"前向性衰竭"时，由于肾上腺缺血，皮质激素分泌不足，水钠潴留受到限制，此时补充皮质激素，不仅对肾上腺皮质有替代作用，对加强心脏代偿也有重要作用。当心脏出现"后向性衰竭"时，水钠潴留使血容量增加，成为治疗心衰的严重障碍，而此时补充皮质激素则可以抑制醛固酮的分泌，增加排水排钠，减轻心脏负荷，改善心脏功能。因而这两类不同的病态均可酌情使用甘草，可见甘草具有从多向调节肾素-血管紧张素-醛固酮系统的作用。再如西医应用血管扩张药物时，常有血压骤降的副作用，这对许多心衰的治疗显然是十分不利的。而附子不仅能强心、扩血管，而且当血压较低时，不会使血压下降，甚至会适当升高。相反，当高血压性心脏病发生心衰时，使用附子剂，在强心、扩血管、利尿的同时，不会使血压升高，甚至会有所下降，说明附子对心衰的治疗有多向调节作用。再如，有人研究桂枝对心率、血压等亦有多向调节作用。中药的这种多向调节用于病理变化复杂的心衰，无疑有很多优点，而西药多为化学药物，虽药效较强，但一般无多向调节作用，且有时副作用也是显而易见的。西医欲体现其综合治疗或多向调节作用，往往用药复杂，则不无龃龉之嫌，此即当今先进的工业国家掀起草药热的来由之一。以上仅从分析《伤寒论》温补心肾方中几味常用中药入手，进行了简要说明。如果将方剂学知识结合起来，更有无穷之余蕴。若运用现代科学手段进行逐步深入的研究，则必能为医学事业增添光彩。

3."随证治之"的特点

"观其脉证，知犯何逆，随证治之"是《伤寒论》的指导思想，是辨证论治的灵魂。仲景运用调补心肾诸方，以整体衡动观和心肾理论作为指导，着眼于"心肾相关"及全身的失调，而为之辨证、立法、处方，既有规矩准绳，而又灵活多变。这种理论和方药表现在抗心衰上就有着证轻药轻，证重药重，药随证变，注意调节人体自身代偿和整体功能，打破心衰的恶性循环，从多渠道改善心脏功能的特点。如桂枝甘草汤证是心阳素虚或误用汗下所致，此时尚未出现肾阳虚，心脏处于由代偿向失代偿期过度的量变过程中，因而此方可由于早期轻型或隐性泵衰，桂枝和甘草能扩张血管，改善循环，调节代偿功能；而真武汤则为心肾阳虚，水饮泛滥，其病较前更深一层，病变更为复杂，它包含有严重充衰（充血性心力衰竭）或充衰继发泵衰（急性泵衰）的病理。故临床上广泛用于上述病证，此时心脏收缩力进一步下降，以致全心发生前、后双向性衰竭，需用强心、扩血管、利尿的综合治法。如前所述，真武汤正寓上述作用于一方，其药物之间并能彼此协同，相辅相成，而无掣肘之弊。

再如《伤寒论》中附子的运用，心肾阳虚时用熟附子，心肾亡阳用生附子，表现在抗心衰上，说明阳虚与亡阳在心衰上具有不同程度，故附子生用、熟用，剂量大小亦应随之而异。研究表明生附子消旋去甲乌药碱含量较熟附子高，证明了这种用药的合理性。此外，如苓桂剂先治水和姜附剂"急温之"的不同运用，也能体现中医治疗心衰灵活多变的特点。一般来说，阳虚不急，而水气凌心者治以苓桂剂，若阳衰既重，而又水气泛滥者，治以姜附剂。西医运用"洋地黄化"方法在近200年后才发现，洋地黄的强心作用并非"全或无"，而是与用量呈线性关系，小剂量具有小作用，大剂量具有大作用，中毒量具有坏作用，快速大量地使用洋地黄，往往欲速而不达。有人甚至认为强心剂并非非用不可；洋地黄用量要随个体而异；扩血管剂应用有很大的经验性，随患者而异等。说明西医学在不断的临床摸索中，至少在心衰的治疗学思想上，又不谋而合地向中医辨证论治思想靠近了一步。而且时至今日，尽管西医学抗心衰疗法日趋完善，但由于受生物医学模式的影响，仍然没有突破呆板的桎梏。因而研究《伤寒论》心肾理论及其方药在抗心衰临床上的运用，不仅可以丰富心衰的治疗学思想，提供治疗新途径（假若剂型改革能及时地跟上来，则中医治疗心衰的前景是可观的），而且我们可以从中得到许多有益的启示。

从以上几个特点的论述可以看到，《伤寒论》心肾理论及其方药运用于心衰证治时，竟然蕴含着西医学的最新进展和一些西医学仍不具备的特色。这样我们就完全有理由和有必要发挥中医的优势，结合中西医之长，创立新的抗心衰理论，以提高临床疗效，这也是研究《伤寒论》心肾理论的意义之一，同时也是一个有待深入研究的课题。

四、结语

本文论述了《伤寒论》心肾理论的两个思想——《伤寒论》"心肾相关"思想和《伤寒论》六经证治"重心肾"思想，显示了《伤寒论》关于少阴心肾的两个显著特点：一是其联系性，二是其重要性。《伤寒论》心肾理论形成之后，不断得到医家的发挥，内容十分丰富。前面我们选择了心衰证治问题进行了一些讨论，结合有关研究成果，说明《伤寒论》心肾理论的指导意义、实践价值及其学术特点。

《伤寒论》分流疗法

分流疗法是运用流体力学的原理，通过分流的手段，改变液体对身体某些部位的压力，以治疗液体物质输布异常的一种方法。分流疗法大致可分为分流减压法和升压分流法两大类。

中医学认为，液体物质（如血液、津液、精液等）是构成人体和维持生命活动的重要物质。在各脏腑、组织器官的协同作用下，分布于全身，维持一定的压力，并通过各种途径进行代谢。由于机体的整体联系，一个部位液体压力的改变常可影响其他部位液体压力，从而影响液体的分布和代谢。《灵枢·五癃津液别》云："天寒衣薄则为溺与气，天热衣厚则为汗……天暑衣厚则腠理开，故汗出……天寒则腠理闭，气湿不行，水下留于膀胱，则为溺与气。"此言生理，说明随着气候寒暖的变化，腠理的开闭，改变了膀胱的液体压力，而出现小便多少的变化。气候温暖，腠理开泄，津液从汗孔分流，对膀胱的压力降低，故为尿水；若气候寒冷，腠理闭塞，津液下流，使膀胱的液压升高，则小便多。可见《黄帝内经》奠定了分流疗法的理论基础，而张仲景则将分流疗法充分运用于临床，下分述之。

一、分流减压疗法

所谓分流减压疗法，即通过分流的手段（如发汗、利尿、通便等）降低体内液压，以治疗液体丢失（如大汗、吐利、出血等）的方法，可概括为分流减压以塞流。

（一）发汗以止呕

《伤寒论》第33条云："太阳与阳明合病，不下利，但呕者，葛根加半夏汤主之。"本证因风寒束表，腠理闭塞，津液不得从汗孔排泄，致体内液压升高。若素体胃气不健，则液压逼迫胃气上逆而呕。葛根加半夏汤乃麻黄汤加减而成，开腠发汗之力甚强，得腠开汗出，津液从汗孔分流，液压降低，减轻了对胃的压力，胃气自可下降而呕止。

（二）发汗以止利

《伤寒论》第32条云："太阳与阳明合病者，必自下利，葛根汤主之。"本证与上证病机相同而病位稍异，乃肠道素弱，体内液压升高之后，逼迫津液从肠道而下则利。用葛根汤发汗分流，使一部分津液从玄府而去，减轻肠道压则利止。后世称之为"逆流挽舟"。

（三）发汗以止衄

《伤寒论》第55条云："伤寒脉浮紧，不发汗，因致衄者，麻黄汤主之。"仲景明言此衄因不发汗所致，即腠理闭塞不得正常汗出，体内液压升高，浅表脉络因高压受损，血溢脉外而成衄。用麻黄汤发汗分流，降低脉络的液压则衄止。

（四）发汗以止汗

《伤寒论》第53条云："病常自汗出者……复发其汗，营卫和则愈，宜桂枝汤。"此"常自汗出"乃邪客肌表，汗孔开合失调，一部分汗孔当开而不开，不得正常汗出，致体内液压升高，逼迫津液从另一部分较疏松的汗孔外达而自汗不止。用桂枝汤祛风解肌，使全部汗孔开放，汗出如常，降低液压对另一部分汗孔的压力，则自汗可因发汗而止。

（五）利尿以止呕

《伤寒论》第74条云："渴欲饮水，水入则吐者，名曰水逆，五苓散主之。"综合五苓散主症，当有小便不利，实因膀胱气化不行，尿不得出，体内液压升高，上迫于胃，故水入则吐。用五苓散利尿分流减压，降低胃脘压力，而吐可随小便利而止。

（六）利尿以止利

对《伤寒论》第159条久治不愈之下利，仲景云"当利其小便"。创治利之又一法门，后世称为"开支河"，实为分流以减压。从"当利其小便"自可悟出，此下利缘于小便不利。因小便不利，液压升高，迫津趋于肠道故利下不止。利其小便，使津液从前阴分流，减轻肠道压力则下利自然而止。宗仲景原义，五苓、猪苓、真武之类皆可随证选用。《伤寒论》第356条云："伤寒厥而心下悸，宜先治水，当服茯苓甘草汤，却治其厥。不尔，水渍入胃，必作利也。"堪称上工之明识。病水不利其水，液压升高则可迫使水渍入胃（肠）而作利。仲师垂训后世，实非等闲之言。

（七）通便以止呕

《伤寒论》第 103 条云："呕不止，心下急……与大柴胡汤，下之则愈。"少阳阳明同病，热结肠腑，当从肠道排泄的津液不得从肠道而下，致体内液压升高，上迫于胃则呕不止，心下急。用大柴胡汤和解攻下，大便得通，津液从肠道分流，降低胃脘液压，呕吐因大便通而止。

（八）通便以止汗

《伤寒论》第 220 条云："二阳并病，太阳证罢，但发潮热，手足漐漐汗出，大便难而谵语者，下之则愈，宜大承气汤。"阳明腑实之汗出不止，虽与热邪迫津妄行有关，然与大便不通，当从肠道排泄的津液不得下行，体内液压升高，逼迫津液偏走玄府亦不无联系。故用大承气汤一可泄热，二可通腑，使津液从肠道分流，减轻液体对玄府的压力而自止。

（九）通便以缩尿

《伤寒论》第 247 条云："趺阳脉浮而涩，浮则胃气强，涩则小便数，浮涩相搏，大便则硬，其脾为约，麻子仁丸主之。"若大便燥结不通，津液不得从肠道排泄，体内液压升高，迫使津液偏注膀胱则为小便数。用麻子仁丸通大便以分流，降低膀胱液压则小便不数而如常。

二、升压分流疗法

所谓升压分流疗法，即通过塞流的手段（如敛汗、止泻、缩尿等），升高液压，促进分流以治疗液体不得正常代谢（如无汗、小便不利、大便不通等）的方法，可概括为升压以分流。

（一）止汗以利尿

《伤寒论》第 20 条云："太阳病发汗，遂漏不止，其人恶风，小便难，四肢微急，难以屈伸者，桂枝加附子汤主之。"此证小便难乃汗出太多，津液从玄府分流，体内液压降低，膀胱不能维持正常压力所致。用桂枝加附子汤固表止汗，塞流以升高液压，使膀胱恢复正常压力，则汗止而小便利。

（二）止泻以利尿

《伤寒论》第 307 条云："少阴病，二三日至四五日，腹痛，小便不利，下利不止，便脓血者，桃花汤主之。"因下焦滑脱不止，津液从肠道分流太多，液压降低，膀胱压力低于正常，故小便不利。用桃花汤温涩固下，止利塞流而升高液压，膀胱压力复常而小便可利。

（三）缩尿以通便

《伤寒论》第 203 条云："阳明病……此必大便硬故也……当问其小便日几行，若本小便日三四行，今日再行，故知大便不久出，今为小便数少，以津液当还入胃中，故知不久必大便也。"本条虽言阳明病大便硬自愈之机，实则示人以缩尿升压通便之法。若因小便数，津液从膀胱分流过多，致体内液压降低，肠道压力不足而大便难者，可用缩尿之法，升高液压，促进液体从肠道分流则大便可通，某县中医院肖立渭名老中医有验案可证。《伤寒论选读》曰："后世'增水行舟'及'利小便所以实大便'之法，盖从此悟出。"可谓深得其要。"利小便所以实大便"即前述分流减压之利尿止利法，乃缩尿通便法之翻版。

以上乃《伤寒论》分流疗法梗概，仲景以降，分流疗法运用日广，发挥殊多。如刘渡舟教授报告了大柴胡汤通便止衄法治衄验案，肖立渭名老中医报告了五苓散利尿止汗法治汗出不止验案，皆是对仲景分流疗法的发展。总之，分流疗法《黄帝内经》肇始于前，仲景发明于后，临证运用广泛。

论津液在热病中的抗病机制

　　学者深入研究了对防治外感热病具有普遍指导意义的"存津液"原则，收获甚多。本文就与"存津液"原则密切相关的津液抗病问题再做一些补充说明。希望这对进一步理解"存津液"的意义、对临床防病治病能有所帮助。

一、历代医家对津液抗病的认识

　　从现存古代医学文献来看，中医对津液抗病问题的认识可以溯源至《黄帝内经》。《灵枢·邪气脏腑病形》说："天寒则裂地凌冰，其卒寒，或手足懈惰，然而其面不衣，何也？"作为对这种现象的解释，其中就提到"其气之津液皆上熏于面""故天气甚寒不能胜之也"。《素问·评热病论》指出，在热病过程中，"邪气交争于骨肉而得汗者，是邪却而精胜也""汗者精气也""人所以汗出者，皆生于谷，谷生于精"。这是说热病之汗常常是正邪相争，为正胜邪却的反应。"精"是人体的正气，从原文所说精生于谷而化为汗液来看，它当包括津液。以上两段论述表明，《黄帝内经》认识到了津液的抗病能力。

　　《伤寒论》在揭示太阳病转入阳明的机制时，一再强调，这种转变之所以发生，是因为患者"亡津液"。第181条曰："太阳病，若发汗，若下，若利小便，此亡津液，胃中干燥，因转属阳明。"津液一亡，胃中即干，表邪得以侵入，津液之抗病作用于是明辨。《伤寒论》此类表述较多，这里不一一列举。

　　到了后世，尤其是明清时期，人们对津液抗病的认识开始丰富和深刻起来。这些认识大体可归纳为下述三个方面内容。其一，认识到津液能强壮身体，故病邪弗之能害。如张景岳说："五液充，则形体赖而强壮。"沈明宗有言："《灵枢》曰：虚邪不能独伤人，必因身形之虚，而后客之。故得三焦之气，统领气血津液，充溢脏腑腠理，则邪不能入。"人若津液不充，则筋枯髓减，皮槁毛脆，脏腑虚弱，即易为病邪所害。其二，认为津液能逐邪外出，抵御病邪的深陷。周澄之说，邪在气分，"必以津浮之使出"。若津液虚少定难"浮邪"，而邪气倘若郁滞于体内，那津液也难顺利达邪。故周氏又说："热邪滞着于肌肉，而津液不能浮之使出也。"津液匮乏不仅难以逐邪，亦不足以抵御病邪的深陷。其在表者易于传里，其在气者又可乘虚而内陷营血。故吴锡璜说："津不足者，热邪即易入营。"其三，认为津液能制胜阳热，湮灭其炎烈之性。

二、津液抗病机制浅探

　　津液抗病说作为一个理论，其发展是源远流长的，这从以上的简要回顾即可看出。下面再着重谈谈津液抗病机制。

（一）阴胜克阳

　　六淫有阴阳，正气亦有阴阳。邪之寒凉属阴，火热为阳。风、暑、湿、燥本自有阴阳属性，但实际上它们多与火热或寒邪相扶，其属性亦随寒热转移，得寒为阴，从火属阳。六淫伤人各有法度。一般而言，阴邪多伤人之阳气，阳邪多伤人之阴液。从正气作用看，阴邪来犯则阳气挡之，阳邪来犯则阴气拒之。津液属于人体阴气的一部分，其性清凉濡润，故能制胜阳热。人体津液充沛，阴气旺盛，阳热之邪便不能侵犯。阳热之邪即使入侵，津液也能起而制之。已故老中医洪子云教授说："阳热之邪必须借助于充足的阴津方可制胜。"罗元恺教授也指出："津液是机体中的一种物质，属阴；温热之邪属阳。热邪与阴津，从病机上来说，两者是一种对抗性矛盾。"阳得阴即消，火遇水而灭，阴津抵抗阳热也正是这种道理。阴胜克阳是津液抗病的主要规律。

（二）协同原理

正气是一个整体，津液的抗病能力实际上也是人体各方面正气因素（包括气、血、津液、脏腑经络结构及功能等）通力协作而形成的能力，只是津液在其中发挥着主要作用。津液与其他正气因素协作的形式有互相化生、补充、藏纳、负载和促动等。通过协作，津液一方面增强其他正气因素的抗病能力，另一方面也得到这些因素的辅助。这样，津液或直接作用于病邪，或间接作用于病邪。以太阳病为例，病入太阳后，太阳阳气和阴气为主的人体正气共同作用于病邪。若邪为风寒，阳气则解其凝滞，开腠理而鼓津液；津液则协助阳气祛邪外出；若为温热，津液则制约阳热，使之衰减，而有达邪之望；阳气开腠理、启汗孔，而有液通邪出之路。津液的抗病作用正是在与其他正气的协作中才得以发挥。

（三）新陈出入

津液在人体内不息不滞地流行，上下表里，无处不到。它一方面不断地渗出、离开人体；另一方面又不断地从脾胃水谷得到补偿，新陈更代，升降出入。正是这种新陈出入为人体健康的维持提供了一定保障，为疾病的痊愈创造了条件。津液的抗病作用也通过自身的新陈出入得以部分实现。道理是这样的：健康机体要不断地排出各种废物，而一切废物的排除都要以津液为载体，以津液外渗为条件。病邪进入人体后，机体的这种"排废除浊"机制也同时作用于病邪。而病邪的排除同样要以津液为载体，以津液新陈出入的门户为通路。临床上，邪实之证往往得汗而解，或得吐而愈，或得大小便通利而瘥，其道理就在于病邪由上述途径被排出体外，人体恢复正常。在这些过程中，津液起着至关重要的作用。若津液匮乏，或者其新陈出入失常，那人体对病邪的祛除就会受到影响，疾病便难以痊愈。

何廉臣曰："里热燥甚，病者思得凉水，久而不得，忽得痛饮；饮盏落枕而汗大出即解。"在这里，津液的抗病作用是显而易见的。其机制是津液充沛后，润燥解热，化汗达邪，著名伤寒专家刘渡舟老师亦有这种成功治验。

综上所述，津液的抗病能力是客观的，而津液抗病遵循着一定原理，弄清这些原理对于中医防病治病皆有帮助。如治疗热病时，既要时刻保护其津液，而在津伤之后，则要积极补救，同时要时刻注意保持津液新陈出入之道的通畅；还要注意维持津液与人体其他正气因素之间的协调配合关系。要使津液抗病作用得到充分发挥，而不仅是"存津液"一端而已，这是津液抗病机制带给我们的启示。

《伤寒论》津液输布异常的病理变化及其治疗方法

学者对《伤寒论》之津液病变及其治疗方法进行了多方探讨，促进了仲景学说研究的发展。笔者认为，《伤寒论》津液输布异常的病理变化及其治疗方法是仲景学说的重要组成部分，具有很高的学术价值，有研究之必要。《伤寒论》津液输布异常的病理变化及其治疗方法常寓于种种病证机制与治法之中，易被忽视，有鉴于此，拟对此进行初步探讨。

一、津液

（一）津液概说

"津液"一词，《伤寒论》中凡十一见。虽然未做出明确定义，但根据《伤寒论》分析，似可表述为：津液是体内除血液外（津液与血液相关，但血液自成体系）一切正常运行水液的总称。

汗、涕、泪、唾、涎、大小便（大便内除津液衍生物外，还有糟粕）等，乃由津液所化生，属津液之衍生物，虽与津液关系密切，但不得混称津液。况且在正常状态下，汗、尿、唾等为人体生理活动之自然产物，在病理状态下则可因病态而有所改变，故常可据此推论人体津液之正常与否。

津液之病理产物则根据其不同特征而分为水、痰、饮、湿等。如《伤寒论》第40条谓"心下有水气"，第174条谓"风湿相搏"，第356条谓"水渍入胃，必作利也"之类，《金匮要略》复有痰饮、水气专篇等，皆指津液输布失调之病理产物，或指病理产物转而成为致病因素。而第203条云："以津液当还入胃中，故知不久必大便也。"是说胃燥津伤便结之证，得津液复还，燥屎通之佳兆，则所言津液，显然指正常运行之津液。可见《伤寒论》对津液与津液之病理产物的概念区分是比较严格的。

（二）津液的输布

津液是构成人体和维持人体生命活动的基本物质之一，属于人体正气的一部分，具有抗病作用。但是，津液除必须保持充沛外，还必须维持正常输布，方可发挥其生理作用。如《灵枢·天年》云："气以度行，六府化谷，津液布扬，各如其常，故能长久。"将津液布扬作为人体健康而能尽终其天年的重要条件之一，足以说明津液输布的重要性。

津液的输布指其运行与分布，是在全身各脏腑的协同作用下得以实现的复杂生理过程。《素问·经脉别论》说："饮入于胃，游溢精气，上输于脾，脾气散精，上归于肺，通调水道，下输膀胱，水精四布，五经并行。"简述了津液从脾胃化生后的输布情况。除胃之游溢精气，脾之散精，肺之通调水道之外，肾之气化，膀胱之藏津化气，三焦之决渎，肝胆之疏泄等，都是实现"水精四布，五经并行"的重要环节。故巢元方谓："五脏六腑皆有津液。"强调了津液与五脏六腑的密切关系。

（三）《伤寒论》津液病变的类型

《伤寒论》之津液病变可分为三种类型，即津液不足、津液停蓄和津液输布异常。津液不足《伤寒论》称为"亡津液"（第58条），"津液内竭"（第233条）等；津液停蓄则称为"水气"（第40条、第41条、第157条）、"水逆"（第74条）等；津液输布异常《伤寒论》中虽无类似名称，但从有关描述可以分析其病理机转。如第14条桂枝加葛根汤证有"项背强几几"恒为津液不能上升、经脉失养的结果。风寒侵袭太阳，经脉被阻，经气不利乃真实原因，此为以病证推断津液输布异常之状况。又如第230条云："阳明病，胁下硬满，不大便而呕，舌上白苔者，可与小柴胡汤，上焦得通，津液得下，胃气因和，身濈然汗出而解。"究其病机，当责邪客少阳，枢机不利，三焦阻隔，津液不得下行所致，此为从疗效推测津液输布异常之状况。简而言之，第 14 条当为"津液不升"，第 230 条则是"津液不下"，皆属津液输布异常。

然而上述三种津液病变类型，常常同时并存，相互影响，仅有主次不同，而难以截然分开。如津液不足常可影响其输布；津液停蓄又多缘于输布异常，而既停之后，又因水停气阻，可使津液输布更加混乱；津液输布异常，多可成为津液不足或停蓄的原因。但从病机角度而言，则三者之中津液输布异常尤属重要，津液停蓄当是输布异常的表现之一，故将重点讨论《伤寒论》津液输布异常的病理变化及其治疗方法。

二、六经病证津液输布异常及调治大法

津液输布异常是伤寒的基本病理变化之一，贯穿于病程始终。而调整津液之输布，使之恢复正常，是《伤寒论》的重要治疗原则之一，贯穿于全论。由于六经所属脏腑不同，六经病所处阶段各异，所以六经病津液输布异常的病理变化及其治疗方法各有其特殊性。

（一）太阳病

太阳包括足太阳膀胱、手太阳小肠两经两腑，而与少阴为表里。太阳功能主表，统摄营卫。在脏腑之中，肺为华盖，外合皮毛，亦有主表的功能。如《素问·六节脏象论》云："肺者……其华在毛，其充在皮。"叶天士谓："肺主气，其合皮毛，故云在表。"刘渡舟教授则更加明确地指出："凡表受邪袭，则皮毛不利，玄府失调，以致肺失宣降。"故太阳之生理病理与肺联系甚紧。膀胱为州都之官，主藏津液，化气行水；小肠受盛化物，分清泌浊；肺主宣发肃降，通调水道，又为水之上源，皆有调节津液输布的作用。所以，太阳为病，在外邪侵袭、营卫不和的同时，势必影响津液之输布。

1. 病理变化

（1）**经证** 外邪侵袭，太阳肌表受邪，致营卫不和。若寒邪偏胜，或其人腠理致密，则多呈卫阳郁闭，毛窍闭塞，肺气不宣，津液不得外达玄府而为汗之象，故其发热恶寒必与"无汗"并见，此即太阳伤寒证。如《伤寒论》第35条之"太阳病，头痛发热，身疼腰痛，骨节疼痛，恶风，无汗而喘"便是。若风邪偏胜，或其人腠理疏松，则多呈卫外不固，毛窍开豁，营阴不得内守之象，故其发热恶风寒等，必与"自汗"并见，此即太阳中风证。如《伤寒论》第2条"太阳病，发热，汗出，恶风，脉缓者"，《伤寒论》第12条之"太阳中风，阳浮而阴弱，阳浮者，热自发，阴弱者，汗自出"等即是。若邪客经输，致经气不利，津液不得上升，经脉失其濡养，故可在上两证的基础上兼见"项背强几几"，此即葛根汤证或桂枝加葛根汤证，如《伤寒论》第31条云："太阳病，项背强几几，无汗恶风者，葛根汤主之。"《伤寒论》第14条云："太阳病，项背强几几，反汗出恶风者，桂枝加葛根汤主之。"

在麻黄、桂枝类证之中，影响津液之输布者还有下列情形，如桂枝麻黄各半汤证之"身必痒""以其不得小汗出"故也（《伤寒论》第23条），即外邪未尽，阳气郁遏，津液不得畅达玄府而为汗；《伤寒论》第48条之烦躁不知痛处，莫可名状者，责在"阳气怫郁不得越，当汗不汗"，是津液郁滞之理与《伤寒论》第23条略同；《金匮要略》之溢饮、风水、皮水等，皆缘于"当汗而不汗出"，体表之津液郁滞过盛而为水为饮，其津液输布异常之病机更加明显。以上诸证以体表之津液输布异常为主。又如小青龙汤证之"心下有水气"，由于津液输布异常，积而为饮，饮停心下而成；葛根汤证之"下利"与葛根加半夏汤证之"呕"，则是外邪内迫，玄府闭塞，津液不得外达，反郁而干犯胃肠，令升降失常所致，《伤寒论》第20条桂枝加附子汤证之"遂漏不止，其人恶风，小便难，四肢微急，难以屈伸"，乃阳虚不能固摄，津液外泄，既无以下输膀胱，又不能濡养经脉之结果；《伤寒论》第71条之"太阳病，发汗后，大汗出，胃中干，烦躁不得眠，欲得饮水者"是妄汗而津伤于外，胃中无津以润之象。此外，《伤寒论》第62条桂枝新加汤证之"身疼痛，脉沉迟"，当属汗不如法，津伤而累及营血所致，故有"血汗同源"之说，仲景复有"亡血家不可发汗"之诫，凡此种种，已由体表之病证涉及于内，病情较深一层。

（2）**腑证**　若太阳在表之邪不解，循经入腑，影响膀胱气化，可致津液输布异常；或小肠之分清别浊的功能亦受影响。如《伤寒论》第71条云："若脉浮，小便不利，微热消渴者，五苓散主之。"结合五苓散所主诸条，尚有"渴欲饮水，水入则吐"（《伤寒论》第74条）、少腹"里急"（《伤寒论》第127条）、"心下痞"（《伤寒论》第156条）等，其主要病机在于膀胱气化不利，津液运行失调，水蓄膀胱。梅国强教授根据临床实践认为，五苓散所主之消渴可分为两证，《伤寒论》第71条后半段消渴见小便不利，乃膀胱气化不利致水饮停蓄，故用五苓散，旨在化气行水，使尿通而渴止；又据《伤寒论》第72条之"发汗已，脉浮数，烦渴者，五苓散主之"，而无小便不利，当属消渴证之一，非水停之病，出现烦渴不止而小便频多，究其病机，多由津液运行乖违，膀胱气化不利，津液失藏所致。《素问·灵兰秘典论》云："膀胱者，州都之官，津液藏焉，气化则能出矣。"可见膀胱气化功能正常与否，有"气化则能出"和"津液藏焉"二义。前者气化不利则为《伤寒论》第71条证，后者津液不藏则为《伤寒论》第72条证，故用五苓散通阳化气，重建膀胱功能，令当出者能出，应藏者得藏，则二者皆可痊愈。此外，

《伤寒论》第 159 条之下利久治不愈而当用分利法者，必为小便不利而水走肠间；《伤寒论》第 385 条霍乱吐利之热多欲饮水主以五苓散者，乃病邪内侵，胃肠功能逆乱，津液不得正常分布，故呕吐腹泻必与小便不利并见。然水走肠道，或从呕吐而出，则膀胱收藏者必少，虽膀胱未病，而气化功能无所为功，因而与膀胱不无关系，救治之法，但求病邪外解，津液复常，水走前阴，胃肠不受浸渍，则尿通利止，其病可愈。后世称为"急开支河"，为治利之一大法门。

2. 治疗大法：解表祛邪或通阳化气以调津

太阳病之津液输布异常，经证因外邪侵袭，营卫不和所致，故以解表为法，表解邪去，则津液自调；腑证因外邪循经入腑，阻碍膀胱气化所致，所以治当通阳化气，膀胱气化得行则津液输布复常。

经证之中，又分伤寒、中风。如太阳伤寒则发热恶寒，无汗脉浮紧。寒邪外束，卫阳郁闭，阻滞津液之外达，是其病机关键。用麻黄汤散寒解表，寒去腠开，"微似汗"出，是散寒即所以调津；津液外出而作汗，则可祛邪外出。太阳中风者，发热恶风，自汗而脉浮缓。风邪袭表，营卫不和，津不内守是其症结所在。用桂枝汤祛风解肌，得营卫和，津布如常，则可"遍身漐漐微似有汗"，亦可祛邪外出。服麻黄汤后见"微似汗"，服桂枝汤后见"遍身漐漐微似有汗"，均是邪去病解津调之征，此与麻黄汤证之"无汗"、桂枝汤证之"自汗"迥异。《素问·脏气法时论》之"开腠理，致津液，通气也"即谓此。

五苓散中桂枝、茯苓为伍，通阳以化膀胱之气，故服之气化得行，津液输布复常，则太阳腑证之少腹拘急、小便不利、消渴、水入则吐等症可愈。有学者通过实验发现，五苓散能治疗体内水分的偏渗，所以当体内水分偏渗于胃或组织间，而血中水分减少时，五苓散具有使偏渗的水分返回血中的作用，从微观的角度证实了五苓散的调津作用。

（二）阳明病

阳明指足阳明胃和手阳明大肠两经两腑，又脾与胃以膜相连互为表里。从"饮入于胃，游溢精气，上输于脾，脾气散精，上归于肺"的机制来看，不难理解，阳明既是化生津液的源泉，又是津液得以正常输布的重要环节，故《灵枢·经脉》谓阳明："主津液所生病。"

1. 病理变化

阳明病以燥热亢盛为主因，燥热亢盛可致津液损伤和津液输布异常两种病机变化，且能互相影响。《伤寒论》第179条在论述阳明成因时说："太阳阳明者，脾约是也；正阳阳明者，胃家实是也；少阳阳明者，发汗利小便已，胃中燥烦实，大便难是也。"其中正阳阳明，少阳阳明以津液损伤为主要病机，自不待言。而太阳阳明则以津液输布异常为主。所谓"脾约"，即《伤寒论》第247条所云："跌阳脉浮而涩，浮则胃气强，涩则小便数，浮涩相搏，大便则硬，其脾为约。"《素问·太阴阳明论》云："脾与胃以膜相连耳，而能为之行其津液。"显然，脾约之机在于阳明燥热约束脾之功能，致胃不能将津液上输于脾，既不能转输津液以润胃燥，复不能使津液上归于肺，此即脾不能为胃行其津液以养全身，以致津液偏渗膀胱而为小便数（小便数仅是津液输布异常的表现之一）。所以刘渡舟教授说："脾为后天之本，中央上以滋四旁，其所化生的津液不仅营养周身，且亦滋养胃的本身，即也要'还于胃中'。胃中津液充足，胃肠得润，则大便不干。若津液不能还于胃中，则肠胃必然干燥而大便秘结不下。"说明脾约证固然由胃中干燥而成，然胃燥则缘于脾之转输功能失职，这是阳明病津液输布异常一类，以下将从证候入手，阐述阳明病之津液状态。

（1）**经证**　燥热充斥全身，尚未与胃中糟粕相结者，为阳明经证，以白虎汤证为代表。因燥热之邪不唯消耗津液，而且逼迫津液妄行，故高热与大汗、口燥渴并见。胃为津液之腑，今邪热在胃，津液既伤而又运行失常，故大渴不止，虽索水自救，然难敌熇熇烈焰。是以饮水虽多，而汗出，口渴如故，则津液终显不足，难以和调气血，滋润脏腑，是得白虎之清肃，化烈焰以为甘霖，则诸症可除而津液运行复常。由是言之，本证燥热伤津之象多彰显于外，而津液运行失常则暗伏其中。

（2）**腑证**　若热聚于胃中，与糟粕相搏结者为阳明腑证，以三承气汤证为代表。其证可见潮热谵语、腹满痛、大便难、濈然汗出等。其燥热亢盛与白虎汤证同出一辙，而有无糟粕内阻，则是其所别。阳明腑实热灼伤津液之病机与证候，显而易见，而第208条有"手足濈然汗出"，第374条有"下利"等，则是燥热内阻、津液输布异常的表现。前者在于热迫津液旁达四肢而为手足汗出；后者在于热迫津液从肠而下，形成结自结，利自利之"热结旁流"证。若阳明腑实证，而津亏过甚者，则纯予苦寒攻下，难通其闭结，吴鞠通谓之"无水舟停"，主以增液承气汤，则充胃汁以泄燥结之意，更为明显。脾约亦属阳明病，前已论及，从略。

此外，第191条云："阳明病，若中寒者，不能食，小便不利，手足濈然汗出，此欲作固瘕，必大便初硬后溏。"当是胃阳不足，津布失常之虚寒证候，与上述燥热之证形成虚实对举之势，胃阳不足，输布不及，津液不得下输膀胱，渍于肠中，则小便不利而大便初硬后溏；胃阳不足，不能摄津，走于四肢，故手足濈然汗出，诸症皆"以胃中冷，水谷不别故也"。

2. 治疗大法：清热祛实以调津

阳明病之津液输布异常根源在于燥热亢盛，所以阳明调津以攻逐燥热之邪为第一要义，药以辛寒清热和苦寒攻下为主体。若燥热之邪充斥全身而成阳明经证者，用辛寒重剂之白虎汤，透热达表调津，清热即所以复津液，故服白虎汤后，可得"有汗者热清汗止，无汗者汗出热退"之效。若津伤重而渴甚者，用白虎加人参汤以益气生津。若燥热之邪与糟粕相结而形成阳明腑实者，则用苦寒泻下之承气辈，荡涤热结而调津液，自然腑气通而燥热去，津液得以正常运行，而望其病愈，若热灼津伤太甚，无水舟停者，又当遵吴氏之法，用增液承气汤以增水行舟，脾约证则以清热润燥为法，以复脾之转输功能，此与增液承气汤证同中有异。至于阳明中寒者，则须温胃散寒之法以调津，此类病情属阳明从中见之化，故与燥热证势若水火。

（三）少阳病

少阳概足少阳胆与手少阳三焦两经两腑。胆附于肝，内藏精汁而主疏泄，三焦主决渎而通水道，又为水火气机运行的通路。少阳居半表半里，主一身之枢机，并具有转输气液和通调水道的功能。《灵枢·本脏》云："六腑者，所以化水谷而行津液。"《素问·灵兰秘典论》云："三焦者，决渎之官，水道出焉。"《难经·三十一难》亦谓三焦为"水谷之道路，气之所终始"。均可说明少阳在人体津液输布过程中的重要地位。而三焦又"为元气之别焉"，因而其津液运行，必赖胆火之疏泄，以及元气之蒸化，方可为"上焦如雾，中焦如沤，下焦如渎"的正常输布。所以，一旦病及少阳，常常导致枢机不利，胆火上炎，三焦决渎失司而津液输布异常。

1. 病理变化

少阳病提纲证有"咽干"（第 263 条），小柴胡汤证有"或渴"（第 96 条），从皆用小柴胡汤主治分析，其病机显系邪客少阳，枢机不利，胆火上炎，然据第 230 条"上焦得通"云云，亦知三焦运转失职，津液难以上奉。第 97 条之"服柴胡汤已，渴者，属阳明"，是少阳相火太盛，归并阳明之证，与前者有别。第 147 条"伤寒五六日，已发汗而复下之，胸胁满微结，小便不利，渴而不呕，但头汗出，往来寒热，心烦者"，使津液输布异常之机制更加复杂。伤寒汗下杂投，邪不外解，而反客少阳，枢机不利，故见往来寒热、心烦等；三焦决渎失司，气液输转不畅，饮停胸胁则胸胁满微结；津液不得下输膀胱则小便不利；津不上承口舌则渴；但头汗出则是津液敷布不周的典型表现。第 230 条之"阳明病，胁下硬满，不大便而呕，舌上白苔者"，亦是少阳病津液输布异常之征。邪结少阳，枢机不利，故胁下硬满；"上焦之治节不行，水精不能四布""痰饮溢于上焦"，故呕而苔白，是谓"邪在胆，逆在胃"，三焦郁结，"津液不得下滋胃腑"，故不大便。故柯琴曰："是上焦无开发之机……中焦废转运之机……下焦失决渎之任也，皆因邪气与正气相搏而然。"深得其要，他如第 96 条之"或心下悸，小便不利"；第 148 条之"阳微结"等，俱与三焦不能通调有关。

2. 治疗大法：和解枢机以调津

少阳病之津液输布异常因于邪客少阳，枢机不利，故少阳调津应着意于和解少阳，疏利枢机以输转津液。小柴胡汤柴胡、黄芩为伍，疏解半表半里之邪，使枢机无所阻碍；人参、甘草、生姜、大枣相配，助中宫之运转而斡旋其中；半夏降逆气，以合升补之品，而可升可降，有内有外，则诸证皆因身濈然汗出而解。张令韶谓：

"可与小柴胡汤调和三焦之气。上焦得通而白苔去，津液得下而大便利，胃气因和而呕止，三焦通畅，气机旋转，身濈然汗出而解也。"第147条因饮停较重，用柴胡桂枝干姜汤兼化水饮，是主法未变，而兼温化之法。

（四）太阴病

太阴统言足太阴脾、手太阴肺两经两脏。脾主运化，升清，代胃行津液；肺司宣降，肺气宣发则上焦如雾，肺气肃降则能通调水道，所以太阴为病可影响津液之输布，乃必然之理。阳明病燥热亢盛，内阻气机，则脾家之转输功能必因之而异常，彼属实热之证；太阴病则多因中焦虚寒，运化不及而津液输布异常，此乃虚寒之类，即所谓"实则阳明，虚则太阴"也。

1. 病理变化

太阴病提纲证有"腹满而吐，食不下，自利益甚"等，显然是脾阳虚弱，运化不及，不得散津，津反为湿，寒湿之邪上涌下迫，假道肠胃而为出路。第277条又云："自利不渴者，属太阴，以其脏有寒故也。"其中自利之机与提纲证理无二致；不渴言其津液未伤，亦说明脾虚尚未影响津液之上承。理中丸方后注有："悸者，加茯苓二两；渴欲得水者，加术，足前成四两半。"悸，乃脾虚不能输津于肺，肺气不能通水道，饮停于中，甚而凌心所致；渴欲得水，乃脾虚太甚，饮停于中，津液不上承之故，此兼渴，与第277条之自利不渴形似相反，实则病深一层。

此外，《金匮要略·肺痿肺痈咳嗽上气病脉证并治》所述之肺痿病，可视为肺病致津液输布异常之典型证。第1条云："寸口脉数，其人咳，口中反有浊唾涎沫者何？师曰：为肺痿之病。"将咳吐浊唾涎沫作为肺痿病之主症。第5条又云："肺痿吐涎沫而不咳者，其人不渴，必遗尿，小便数，所以然者，以上虚不能制下故也。此为肺中冷，必眩，多涎唾，甘草干姜汤以温之。"此种病更为复杂，肺气痿弱不振，不得行治节之令，津液不能布散全身，水泛高原，故吐浊唾涎沫；气不化水，不能制约膀胱，故遗尿，小便数。

2. 治疗大法：温中健脾以调津

太阴病之津液输布异常由于中焦虚寒、脾失健运所致，所以太阴调津当时刻不忘温中。即通过温补中阳，健运脾气，恢复其转输津液的功能，故温复中阳即所以调津液，理中（丸）正合其治，并列加减法于后。"吐多者，去术加生姜三两"，以化饮降逆而止呕；"下多者，还用术"，以健脾运湿而升津止利；"悸者，加茯苓二两"，以淡渗分利，使水从小便而去，不致凌心而为悸；"渴欲得水者，加术，足前成四两半"，以加强健脾运湿之功，使津液升腾上达而渴止。又如"大病瘥后，喜唾，久不了了"，为脾阳不振，津液不布而留于膈上者，亦可温之以理中丸。若肺痿吐涎沫者用甘草干姜汤，仍以温中为法，是为培土生金。中宫强健，则摄津有权；肺气振复，则治节之令行。水道通，津液输布复常，则吐涎沫等自除矣。可见甘草干姜汤甘温守中，培土生金，乃理中之另一方法。

（五）少阴病

少阴者，心与肾也。一为君主之官，主血脉而为君火；一为先天之本，水火之宅，真阴真阳寄寓其中。唯其水火二气，相互蒸腾，则水升火降，上清下温而津液运行不息。若病至少阴，损伤心肾，在阳气虚衰、阴血不足的同时，常见严重的津液输布紊乱。

1. 病理变化

若少阴寒化，真阳衰微，则阳气失却温化之职，既不能固津液，复不能推动津液之正常运行，故少阴阳虚之证除有脉微细，但欲寐，畏寒蜷卧，四肢厥逆等表现外，多伴见呕吐下利或小便清长，甚或汗出等津液输布紊乱之象。如《伤寒论》第 282 条云："少阴病，欲吐不吐，心烦，但欲寐，五六日自利而渴者，属少阴也，虚故饮水自救。若小便色白者，少阴病形悉具。小便白者，以下焦虚有寒，不能制水，故令色白也。"《伤寒论》第 283 条云："病人脉阴阳俱紧，反汗出者，亡阳也，此属少阴，法当咽痛而复吐利。"《伤寒论》第 300 条云："汗出不烦，自欲吐，至五六日自利。"《伤寒论》第 325 条云："下利，脉微涩，呕而汗出。"皆是真阳式微，津液无阳气之固摄，输布紊乱，不循常道所致。又如《伤寒论》第 316 条之真武汤证有"腹痛，小便不利，四肢沉重疼痛"等，则是肾阳虚，气化不行，津停为水，泛溢全身所致，故仲景谓"此为有水气"。

若少阴热化，灼伤真阴，亦可影响肾脏的主水功能而致津液输布异常。如《伤寒论》第 319 条云："少阴病，下利六七日，咳而呕渴，心烦不得眠者，猪苓汤主之。"此为少阴热化伤阴之证。因热邪亦可阻滞其气化功能，故仍以小便不利为主症。因其小便不利，知津停为水，不能为人身所用，反为其害。真阴为热邪所耗，复因水停津少，不能制其亢阳，则水热互结更为显著。其注于肠道则利；逆于肺则咳；渍于胃则呕；津不上承则渴；肾水不能上奉于心，则心烦不眠。若少阴热化太过，邪以归阳明，燥化成实者，便是急下之证。如《伤寒论》第 321 条云："少阴病，自利清水，色纯青，心下必痛，口干燥者，可下之，宜大承气汤。"此与阳明急下证虽来路不同，然则腑实已成，津伤而又不能正常输布是其所同，从直观而论，则上述诸证皆有津伤，从原理而论，则皆因燥热。唯其燥热，则既可伤津，又可致津液输布异常。

2. 治疗大法：回阳救阴以调津

少阴病以虚损为本，少阴病之津液输布异常亦不外阳衰阴损，故少阴调津须回阳护阴，兼顾水火，方属治本之图。

少阴阳衰致津液输布异常者，应视其轻重缓急，分别选用温阳化气和回阳救逆等，救少阴之火而调津液。前者可用真武汤温肾壮阳，化气行水，则津液可随阳气恢复而输布复常，故服后腹痛、四肢沉重疼痛、自下利及咳、呕、小便不利，或利等症可除；后者如四逆汤类，服之阳回厥止，则固摄有权，蒸化有力，气化水行，津液得以正常输布，故吐利、汗出、小便频数等症可愈。《伤寒论》第324条云："少阴病……若膈上有寒饮，干呕者，不可吐也，当温之，宜四逆汤。"便明确指出了四逆汤调津液、治水饮的功能。

若少阴阴虚热化，水热互结致津液输布异常者，又当育阴清热利水以调津，方如猪苓汤。方中阿胶养阴，滑石清热利水而不伤阴，茯苓、猪苓、泽泻淡渗分利，因而热清阴复，气化水行，诸症得愈。

（六）厥阴病

厥阴者，肝与心包之谓。肝主疏泄，性喜条达，与胆为表里，调节一身之气机，故津液的正常输布有赖于气机的调畅；心包为心之宫城，代心用事，与三焦为表里，心包之火以三焦为通路，可达于下焦，使肾水温暖以涵养肝木，如是则上焦清和，下焦温暖，气机调畅，津液输布，而人体健康。若病入厥阴，破坏其生理平衡，致气机郁滞，阴阳气不相顺接，虽变证百出，各有重点，然其影响津液之输布者亦复不少。

1. 病理变化

《伤寒论》第326条厥阴病提纲证云："厥阴之为病，消渴，气上撞心，心中疼热，饥而不欲食，食则吐蛔。下之利不止。"厥阴与少阳为表里，共主疏泄，上承心火、下接肾水，具有交通上下水火之功能。若邪入厥阴，功能受损，不能交通上下，则心包之火上炎而为上热。火不下达，不能温暖肾水以涵养肝木而为下寒，即成上热下寒之候。此证寒热相干，阴阳不调较为显露，然则水火者，阴阳之征兆也，阴阳既不协调，则水火运行亦反常态。如消渴、心中疼热等，除因上热灼津外，还与下焦寒冷，津液不化，不得升腾上达有关。再看《伤寒论》第359条之干姜黄芩黄连人参汤证："伤寒本自寒下，医复吐下之，寒格更逆吐下，若食入口即吐，干姜黄芩黄连人参汤主之"。其病因于寒热格拒，上热则胃气不降而吐逆；下寒则脾气不升，津液不布，水趋肠道而成下利。又如《伤寒论》第378条云："干呕吐涎沫，头痛者，吴茱萸汤主之。"是寒客肝经，肝气不舒，夹寒邪横逆犯胃，不得游溢精气，上输于脾，寒饮聚胃，胃失和降，则干呕吐涎沫；循经上犯颠顶，则为头痛。

《伤寒论》第318条云："少阴病，四逆，其人或咳，或悸，或小便不利，或腹中痛，或泄利下重者，四逆散主之。"以肝郁不舒为主要病机。本条虽曰"少阴病"，但实与少阴无涉，故《伤寒论选读》注曰："虽然冠名少阴病，但与心肾阳衰阴盛的少阴病根本不同。"乃肝气郁结，气机不利，阳气郁闭不达，津液输布异常所致。如气郁致水道不利，津停为水，凌心则悸；射肺则咳；阻碍膀胱气化则小便不利；注于肠道，加之肝木乘脾，故泄利下重。

2. 治疗大法：交通阴阳以调津

厥阴病之证候表现虽然复杂纷繁，但究其病机，不外"阴阳气不相顺接"，如《伤寒论选读》说："从病机而论，'阴阳气不相顺接'是多数厥阴病的一个共同点。"所以，厥阴病津液输布异常之机尽寓其中，若言其治，则当交通阴阳之气，以恢复津液之正常输布。

若寒热错杂致津液输布异常者，则清温并用，和调阴阳，得阴阳贯通，气机调畅，而津液输布自可复其常态，如乌梅丸、干姜黄芩黄连人参汤等方可随证选用；若厥阴寒证而致津停为饮为浊，上犯清空者，应温阳祛寒，暖肝降浊，则阴阳气自然贯通，方用吴茱萸汤；如厥阴热利，是热损脉络，腐败气血，气血津液杂下而呈便脓血之证，故当清热凉肝，坚阴止利，热清利止，津液必能输布如常，白头翁汤是其代表方剂；又有厥阴气郁者，因气郁而致阴阳阻隔，津液输布异常，则宜疏肝为要，通达阴阳而调津，方如四逆散。总之，治疗厥阴病应交通阴阳，纠正其偏，以平为期。

三、关于调津液的另外几个问题

《伤寒论》中津液输布异常病变辨证用药的基本规律已如上述，下面再就《伤寒论》中关于调津液的另外几个问题进行简述。

（一）扶正祛邪是其总原则

中医治疗原则，总括起来，不外扶正祛邪两端，《伤寒论》调津液各种具体治法，亦不能超越这一范围。三阳病之津液输布异常，因于病邪阻滞，故以祛邪为主，祛邪即所以调津，如太阳病之解表散邪调津，阳明病之清热祛实调津，少阳病之和解枢机调津等，大体上是寓调津于祛邪之中。三阴病之津液输布异常缘于正气虚损，故以扶正为主，扶正即所以调津液。如太阴之温中健脾以调津，少阴之回阳或救阴以调津，厥阴病之交通阴阳以调津等，大法总以扶正为务。此言三阴三阳之常，然常中有变，如太阳病篇中第 20 条之漏汗不止，用桂枝汤虽属治太阳之常法，然加附子（炮）其间，则是其变，观其宗旨，对于温阳固表止汗，是复阳之所以固表，固表之所以止汗，止汗即所以调津液。阳明中寒，欲作固瘕之证，若论治法，必待温运中宫而调津，盖以阳明病从中见之化，与燥化异歧，因胃中有寒不能蒸化津液，但得胃阳康复，则能游溢精气而转四旁。

是阳明主燥之所以有用温运而调津者，此与清、下二法当相反相成。复以三阴病言之，虽以扶正温补为主，然病邪多变，亦有不得不用祛邪之法者。如《伤寒论》第301条、第302条之少阴感寒，恶寒发热，无汗，脉反沉者，以麻黄细辛附子汤、麻黄附子甘草汤温阳发汗，是一方之中而见扶正祛邪二义，盖不祛邪则风寒稽留，舍扶正则少阴不复。唯二者互补，则能通阳气，调津液，汗出邪解。又如少阴病见"口燥咽干""自利清水，色纯青""腹胀不大便"等，急下之以大承气汤。此法看似祛邪，无补法可言，而寓存津液之哲理。盖以水竭土燥之证，津液既伤而又运行失常，若唯见津伤便予滋液，不啻杯水车薪，旋复干涸。须知病本在于燥结，此时投急下之法，虽有一定风险，然则燥结得通，病原得去，则津液之腑无所加害，自有渐复之机。若舍此而他求，无异于弃本逐末，为医家所忌。因知病有变例，则医有变法，知常还须达变，方可曲尽辨证论治之妙。故仲景于垂示诸证治法之后，复申"观其脉证，知犯何逆，随证治之"之义。并曰《伤寒论》"虽未能尽愈诸病，庶可以见病知源，若能寻余所集，思过半矣"。

（二）防医药不当致津液输布异常

伤寒若能如法而治，多可邪去正复，津液输布复常而病解；若治不如法，每能进一步加重津液失调。仲景谆谆教诲，辨病脉证治之规律，不可或乱。亦恐"相对斯须，便处汤药"，故复申其治禁，历述其变逆。因病致逆者，出乎自然；因医药致逆者，乃医家之咎。《伤寒论》中此类记载颇多，兹举数条，以示其端。如《伤寒论》第90条之"本发汗而复下之，此为逆也"，既是明辨汗法、下法之运用，亦是对妄施汗下者之针砭；桂枝汤须"遍身漐漐微似有汗者益佳，不可令如水流漓，病必不除"，从正面看，是阐述正确之汗法，从对面看，实有妄汗致变之意。用小承气汤者，"一服谵语止者，更莫复服"，则预免妄下之变，已十分明显。更有发汗后，心下悸、腹胀满；吐下后之结胸、痞证，以及《伤寒论》第91条"伤寒医下之，续得下利清谷不止"等，既示医药致误，津液输布异常，亦明救逆之法，医者慎之。他如涌吐、利水、温针等法之运用，莫不谨慎备至，意皆同此。王叔和将可汗、不可汗、可下、不可下等附于仲景正法之后，深得经义。

（三）重视人体的调节功能

疾病的发生与否及既病之转归，多取决于人体正气的强弱，对津液输布异常病证的治疗，仲景也非常重视人体自身的调节功能。《伤寒论》第203条云："阳明病……当问其小便日几行，若本小便日三四行，今日再行，故知大便不久出。今为小便数少，以津液当还入胃中，故知不久必大便也。"是阳明既病之后，仍当动态观察其变化，若燥结不解，津液消亡，自当攻下。若脾约津亏者，以润下为宜。亦有腑实成与未成，尚难定论，津液复与不复，有待转变者，此时人体自身调节功能的强弱，将是疾病预后之关键。如小便本来日三四行，说明燥热以致津液偏渗，是正不胜邪，必然燥结。若津液偏渗并不严重，而小便转为日再行，知津液当还入胃中，乃"津液自和"之佳兆，而有热释便通之望。即令可攻之证，犹须视正气强弱，病情之轻重而立峻下、急下、缓下、和下、润下等法，以适应体质及病情之需要。如此，则《伤寒论》重视人体自身调节阴阳之功能，可见一斑。他如急温之证而投大剂姜附者，犹须咸苦反佐；峻攻之法常配人参、甘草、生姜、大枣等，均是祛邪之时不忘扶助人体自身调节功能。

（四）控制津液的代谢过程

人体是一个不断与外界进行物质、能量、信息交换的开放体系。

津液代谢是物质交换的重要方面。在生理情况下，人体通过自身的调节功能控制其交换过程，维持津液的正常输布。在病理情况下，由于病邪的影响和正气的偏颇，可致调节功能减弱，极易引起津液输布失调。因而，控制津液的交换过程，是防治津液输布异常的重要措施，这一治疗思想也是《伤寒论》所倡导的。如《伤寒论》第71条云："太阳病，发汗后，大汗出，胃中干，烦躁不得眠，欲得饮水者，少少与饮之，令胃气和则愈。"此因太阳病发汗太过，邪虽除而津随汗泄，胃中津液不足，故病者渴欲饮水。因其病后，胃气未复，既乏水津以润，又难以游溢之，调理之法，在于少量频饮，既润津之涸，又适合胃气尚弱之状态。若因其渴而恣意饮水，无所节制，必使饮停难化，反生他变。如"饮水多必喘"（第75条），"以饮水多，必心下悸"（第127条），或水流于下，致"小便少者，必苦里急"（第127条），或气激水升，而成水入则吐之水逆。凡此种种，仲景早已设法御变，故"少少与饮之"，控制其入量，则胃气因和，津乃自调。当津液输出过多时，又当控制其出量以调津。若"少阴病，二三日至四五日，腹痛，小便不利，下利不止，便脓血者"，是中焦虚寒、大肠滑脱之证，不唯脉络损伤，脓血杂下，而且津液随泄利而伤，故小便不利。津液环流，宛如水系之网络，常涨则俱涨，枯则俱枯，故可从小便少而知津液之输布异常，此时塞其流，便是调其津，故用桃花汤温涩止利，利止而小便自通。此与津液停聚为水，水道壅塞，旁溢微流而需疏浚者，病证治法完全相反，而调津之意则同。综上以观，控制津液代谢过程约有三大法则，即开源（包括生津滋液、与水自救等）、塞流（包括止利、敛汗等）、疏浚（包括利尿、发汗等），至于具体治法，则需根据脏腑之寒热虚实而定，种类繁多，难以枚举。

（五）善于运用针灸疗法以调津

此外，仲景对于针灸疗法的运用也得心应手。《伤寒论》第 109 条云："伤寒发热，啬啬恶寒，大渴欲饮水，其腹必满。自汗出，小便利，其病欲解，此肝乘肺也，名曰横，刺期门。"是肝邪太盛，反侮肺金，影响肺之宣降，不得输津于皮毛，亦不能下输膀胱，见发热恶寒无汗、小便不利、口渴腹满等一派津液输布异常之象。刺肝之募穴期门，泻肝邪以复治节功能，则津液可调。另据《伤寒论》第 216 条阳明病热入血室者刺期门，考血室附于阳明而隶于肝，而期门为肝之募穴，故刺之以解血室之实热，而能"濈然汗出则愈"。或问，此与调津之义何属？观热入血室亦用小柴胡汤可知，而此方有"上焦得通，津液得下，胃气因和，身濈然汗出而解"之效。以上两法固有不同，盖小柴胡汤在于疏利枢机，"提出所陷热邪"，刺期门则从少阳之里直泄其实热，然二者均可清热邪，祛瘀滞，行气血，利疏泄。与此同时，则津液布达，上下环流，不唯病证可除，而且气化津生，人体和畅，故有异曲同工之妙。灸法具有温阳固摄的功能，能复阳气而调津液，故灸法多用于阳虚津液输布异常之证。《伤寒论》第 325 条云："少阴病，下利，脉微涩，呕而汗出，必数更衣，反少者，当温其上，灸之。"此为阴寒重证，因阳虚欲脱，不能正常输布津液，而见汗出、吐利、脉微等津液上越下脱之象，故急用温灸回阳，阳复则津调，诸症可愈。

本文对《伤寒论》津液输布异常的病理变化及其治疗方法进行了初步探讨。第一部分是全文的概述，表述了津液的定义，明确了津液之衍生物、病理产物与津液的联系与区别；说明了津液的正常输布及其意义；划分了《伤寒论》中津液病变的类型。第二部分按六经分证讨论了《伤寒论》中津液输布异常的病理变化、表现特征及其治疗法则。第三部分归纳了《伤寒论》中有关调津液的另外几个问题。总之，《伤寒论》津液输布异常的病理变化及其治疗方法是仲景学说的重要组成部分，有进一步研究之必要。

《伤寒论》柴胡类方药对研究

仲景"勤求古训，博采众方"，刻苦研读《素问》《九卷》《八十一难》《阴阳大论》《胎胪药录》等古代医书，结合当时医家及自己的临床经验，最终完成《伤寒杂病论》这部著作。由于历史的原因，《伤寒杂病论》被分为《伤寒论》和《金匮要略》两部书，前者主论外感广义伤寒，后者主论杂病；前者以六经辨证为主，后者以脏腑辨证为主。其内容和辨证方法虽有不同，而学术思想彼此贯通。如《伤寒论》方既可治疗外感热病，又可治疗内伤杂病，便是具体例子。这一点已为后世医家广为认可，即《伤寒论》实则是一部辨证论治的书，以六经辨证统摄诸病。六经乃经脉、脏腑及运行其间的气血阴阳之总括，故六经辨证原理，自张仲景开始，已经向杂病领域渗透，时至今日，六经辨证原理在向更多领域渗透，如眼科、妇科、儿科等。明代伤寒大家方有执在《伤寒论条辨·序》中就指出："读之者皆知其为《伤寒论》也，而不知其乃有所为于伤寒而立论，所论不啻伤寒而已也……所以法而世为天下则，方而世为万病祖。"这说明《伤寒论》为理、法、方、药均有之全书，而不局限于治疗伤寒病，其辨证治法还可拓展其外延，用于诸多病证。方氏见解深得后人赞同，清代程郊倩在《伤寒论后条辨·辨伤寒论一》中云："仲景名论，虽曰伤寒，实是法之总源也。"又柯琴《伤寒来苏集》、尤在泾《伤寒贯珠集》、沈金鳌《伤寒论纲目》、钱璜《伤寒溯源集》、包兴言《伤寒审证表》等，各自从不同角度探讨了《伤寒论》的辨证论治原则和规律，逐渐由外感伤寒辨证发展为内伤杂病辨证。近代伤寒大家普遍接受《伤寒论》主论外感伤寒，兼论内伤杂病这一观点。梅国强教授亦多次提及，《伤寒论》中方药，就临证而言，用于杂病者七，用于外感者三。由是可知，学习一部《伤寒论》，不单是为了治疗伤寒，更准确地说是用来指导外感、内伤等各种疾病的辨证施治。

既然《伤寒论》中详述外感伤寒之辨证论治，而兼涉内伤杂病，则其所列诸方自然亦可广泛应用于外感或内伤疾病的治疗。此种观点为临床医家放开了手脚，拓展了经方运用途径，灵活巧妙地治疗各种疾病。同一方剂治疗外感和内伤杂病的根源何在？若用异病同治来解释，则有笼统之嫌，毕竟外感病与内伤病发病机制不同，况且两者可以先后或相兼为病，何以一方起效？单味药物多具有多功效性，其在复方中功效的发挥亦是如此，事实证明，药对同样存在这样的情况。当然，有些药对主要用于外感热病，而有些药对则主要用于内伤杂病，也有相当多的药对在两类病证的处方中均可见到。这些药对之所以能在外感及内伤杂病中发挥不同的功效，起到治疗作用，原因是多方面的，值得进一步探究。

药对的研究方法可谓多样，人们往往热衷于对其进行功效推导，临证经验总结及某一药对实验数据的搜集，但由于都比较片面，缺乏系统性，其指导临床的直接价值自然有限。纵观古籍文献，鲜有将同一方剂在外感及内伤疾病中的运用进行比较，更不用说是药对在其中的运用异同。探寻柴胡类方中的药对在外感及内伤疾病中的运用规律，借助搜集历代医家的理论和实践经验，以验证之；挖掘药对在不同的配伍环境下、用量用法不同时其功效发挥的异同点，这些规律的研究正是临床的研究方向。

选择柴胡类方中的药对作为研究对象，是因为柴胡类方被后世广泛应用于临床。梅国强教授从事《伤寒论》教学、科研及临床多年，善用经方治疗各种疑难杂症，尤其擅长运用柴胡类方，颇具心得，亦善用药对。《伤寒论》中有柴胡类方6首，共计使用不同药物18味，临床常用药对40余对（限于篇幅只选择其中23对），研究这些药对的使用规律，揭示药物配伍规律和使用技巧，能提高中医临床思辨和动手能力，具有较大的实用价值。研究的结论势必会对临床有直接的指导作用，对教学和科研也将会有积极的帮助。

开展本课题研究的工作基础在于：①本课题根据中医相关理论及已有的药对研究成果立题，理论依据充分，设计合理，可行性强。现已掌握与本课题有关的大量资料，具备研究能力和条件，为进一步研究提供了良好的基础。②文献的收集和整理已具备条件。本课题研究中，需要以下两类文献：其一，《伤寒论》中柴胡类方中常用药对的确定，以及其在《伤寒论》《金匮要略》中的运用。其二，后世医籍对这些药对的认识和运用（包括外感病和内伤杂病两方面）。前一类资料相对容易汇总，后一类文献资料则相对困难，原因主要是历代医籍数目繁多，重复、遗漏不在少数，且缺乏系统记载。笔者将以电子版《中华医典》检索为主线，基本可以满足课题的需要，其不足或有疑问者，可依据现有线索逐步补充完善。

一、研究思路和方法

（一）研究思路

1. 横向比较

以药对主治为主线，对《伤寒论》及《金匮要略》中同一药对的运用进行比较、归纳和总结。前人认为《伤寒论》主论外感，《金匮要略》主论杂病，也是有一定道理的。研究《伤寒论》某一药对在外感或内伤疾病中的异同点，自然少不了对比《金匮要略》进行研究。据统计，两书同有的方剂达40余首，占《伤寒论》方的1/3，《金匮要略》方的1/5。本课题所有药对在两书中均有出现，所属方剂有同有异。同一方剂可以在两书中分别出现，有可能分别涉及外感或是内伤疾病，那该方同一药对在两书中的运用是否因外感或内伤而出现功效差别？这是横向比较的目的。

2. 纵向比较

从历代本草、医论、方书等资料中寻找名家对药对中各药的功效、配伍规律、临床应用及其影响功效发挥的因素（如用量用法等）的认识，以时间为序，对其进行比较整理，可视为纵向比较。

3. 得出结论

汇集纵横比较的结果，得出结论。

（二）研究方法

1. 资料收集

收集《伤寒论》《金匮要略》以后的医书；《神农本草经》之后的本草著作（以《重修政和经史证类备用本草》影印本、《中华本草》为主）；《黄帝内经》以后的名家论著、医话、医案；查阅近现代相关名家论著和期刊，综合参考。

具体如下：①收集和整理《伤寒论》《金匮要略》中柴胡类方常用药对配伍运用的规律。②查阅古籍文献，探讨柴胡类方中常用药对配伍运用的经验积累过程。③参考采方广博、选方严谨、影响广泛的《中医方剂大辞典》之精华本《中华医方精选辞典》、历代有影响的医家和近现代名家著作，以及近几十年期刊尤其是中国期刊网数据库中 1996~2007 年可查阅的文献资料，从中筛选有关柴胡类方中常用药对运用的大量方剂及医家经验总结，再经整理分类，获得柴胡类方中常用药对在外感病和内伤杂病中的运用依据。

2. 资料处理

（1）所选方剂组成中的药物名称及分类，参考《中药学》和《中华本草》进行规范。

（2）横向比较时以《伤寒论》《金匮要略》原书剂量为准，讨论用量用法时药物用量以《中医方剂大辞典》第十一册上的"古今度量衡对照"为主要参考标准，并参照《方剂学》折算为国际单位"g"；药物常用剂量参考《中药学》。

（3）对于功效的描述，以《中药学》《中华本草》和《方剂学》为准。

3. 资料分析

对所有搜集的资料进行比较、分析、归纳和总结。

4. 研究内容的确定

柴胡类方是以小柴胡汤为主，经过加减化裁而发展形成的一个方剂系列。小柴胡汤有疏解少阳、调和枢机、宣通内外、运行气血之功，为"枢机之剂""和解表里之主方"（《伤寒来苏集》），故其所治病证涉及外感、内伤，与气血、神情诸方面。此外，少阳病证还可能涉及肝胆、脾胃、血室、三焦等脏腑。《伤寒论》中的柴胡类方共有 6 首：小柴胡汤、大柴胡汤、柴胡桂枝汤、柴胡桂枝干姜汤、柴胡加芒硝汤、柴胡加龙骨牡蛎汤。而后世医家对本方应用更是有颇多发挥，如柴陷汤、柴平煎、柴苓汤、柴胡四物汤等均是传世名方，明代张景岳所制五首柴胡饮更是独树一帜，为临床运用柴胡类方广开思路。

正是因为柴胡类方的多用，本课题从其药对入手，按上述方法汇集资料，开展研究，具体药对选择标准如下。

（1）**纳入标准**　①柴胡类方中配对使用≥2方次（《伤寒论》及《金匮要略》总计，下同），且后世医书或近现代文献报道中≥2次，将其作为药对论及的药物组合。②柴胡类方中配对使用≥2方次，且梅国强教授作为药对使用的药物组合。

（2）**排除标准**　①柴胡类方中配对使用≥2方次，但后世医书或近现代文献报道中<2次，作为药对论及的药物组合。②柴胡类方中配对使用≥2方次，但梅国强教授不作为药对使用的药物组合。③柴胡类方中配对使用<2方次的药物组合。

选择的药对必须同时符合选择标准的第①和②条，药对只要符合任意一条排除标准即排除。根据以上标准，本课题收纳的药对有柴胡-黄芩等共计40余组药对。由于时间精力及论文篇幅有限，本课题最后仅选择性地完成了柴胡-黄芩、柴胡-芍药、柴胡-桂枝、柴胡-大黄、柴胡-枳实、柴胡-人参、柴胡-牡蛎、桂枝-芍药、桂枝-甘草、桂枝-半夏、桂枝-茯苓、桂枝-人参、桂枝-大黄、桂枝-干姜、桂枝-生姜、人参-甘草、人参-大枣、人参-茯苓、人参-干姜、半夏-生姜、半夏-干姜、半夏-茯苓、芍药-甘草等23组药对。

二、柴胡类方药对研究

（一）柴胡-黄芩药对

柴胡、黄芩作为单味药，早在秦汉时期已被广泛应用于临床。柴胡最早在医方中的记载，见于《五十二病方》，书中以单味柴胡煎服治疗头痛，而二药均首载于《神农本草经》。柴胡为上品，《神农本草经》云："味苦，平，无毒。主心腹，去肠胃中结气，饮食积聚，寒热邪气，推陈致新。久服轻身，明目，益精。"黄芩为中品，云其能"主诸热，黄疸，肠澼泄利，逐水，下血闭，恶疮疽蚀，火疡"。可见当时已经比较准确地认识并载录了柴胡和黄芩的部分功用。

对于柴胡，《滇南本草》称其为"伤寒发汗解表要药"，现代药学著作均将其列入解表药，这主要是受仲景方药的影响。后世医家还拓展了其功效的认识，如在益气升阳方中运用本品，《本草纲目》谓之"治阳气下陷"，即具有升举阳气的功效。黄芩的运用同样延续仲景之法，取其苦、寒，用治各种湿热、温热或暑湿病证。柴胡黄芩合用，外透内清，故可广泛应用于外感或内伤疾病。

《伤寒论》中用柴胡者7方，用黄芩者17方，而柴胡-黄芩药对在《伤寒论》中可见于6方，见表1。

《金匮要略》中用柴胡者7方，用黄芩者20方，而两药合用者亦为6方，除重复之方外，尚有柴胡去半夏加栝楼汤（柴胡八两：黄芩三两，下同。其方与《伤寒论》小柴胡汤加减法"若渴，去半夏，加人参合前成四两半，栝楼根四两"略同）及鳖甲煎丸（柴胡六分：黄芩三分）。

1. 张仲景对柴胡-黄芩药对的运用

表1 《伤寒论》柴胡-黄芩药对方源

方名	剂量		主要配伍用药
	柴胡	黄芩	
小柴胡汤	半斤	三两	半夏、生姜、人参、大枣、炙甘草
大柴胡汤	半斤	三两	半夏、生姜、枳实、芍药、大枣（大黄）

方名	剂量		主要配伍用药
	柴胡	黄芩	
柴胡加芒硝汤	二两十六铢	一两	半夏、生姜、人参、大枣、炙甘草、芒硝
柴胡加龙骨牡蛎汤	四两	一两半	半夏、生姜、人参、大枣、龙骨、牡蛎、大黄、茯苓、桂枝、铅丹
柴胡桂枝汤	四两	一两半	半夏、生姜、人参、大枣、炙甘草、桂枝、芍药
柴胡桂枝干姜汤	半斤	三两	炙甘草、桂枝、干姜、牡蛎、栝楼根

由表1可知，《伤寒论》仅柴胡类方见柴胡和黄芩配伍，由此可见，此药对在《伤寒论》中主要治疗伤寒少阳证及其兼证。

柴胡与黄芩合用，首见于《伤寒论》小柴胡汤方中，为和解少阳方剂中最具有代表意义的配伍。《伤寒论》中柴胡类方6首，均见柴胡、黄芩的配伍。《金匮要略》中有柴胡者7方，有柴胡-黄芩药对者6方（除与前重复的大柴胡汤、小柴胡汤、柴胡桂姜汤、柴胡桂枝汤外，还有柴胡去半夏加栝楼汤及鳖甲煎丸）。后世柴胡类方亦层出不穷，其中柴胡-黄芩的配伍多予保留，足以说明此意。现今二药的配伍仍沿袭前人之旨，被视为和解少阳之基本药对。《本草汇言·卷一》云："清肌退热，柴胡最佳，然无黄芩不能凉肌达表。"柴胡苦凉而气轻清，性主升散，善于疏散少阳之邪，开气分之结，解表而和里；黄芩苦寒，善清气分之热，清泄少阳郁火。二药配伍，是疏散与清泄并施，则少阳之邪，内外分消，枢机因而和畅，这种配伍功效屡试不爽，为医家所遵从，具体运用如下。

（1）治少阳病发热　由于柴胡类方均为少阳病证的主治方，主治病证有同有异，在确定病机的前提下，其相同的病证（如发热）是否可视为柴胡-黄芩药对的作用？笔者将通过以下分析，从而做出回答。柴胡类方论及症状的条文共计 19 条，出现发热性症状的条文有 14 条，另有 12 条描述了胸胁或上腹部症状，见表 2。

表 2 《伤寒论》柴胡类方主治病证

方剂	条文	症状
小柴胡汤	96	"往来寒热，胸胁苦满，嘿嘿不欲饮食，心烦喜呕"
	97	"往来寒热，休作有时，嘿嘿不欲饮食""呕"
	99	"身热恶风，颈项强，胁下满，手足温而渴者"
	100	"腹中急痛"
	144	妇人寒热"如疟状，发作有时"
	149、379	"呕而发热者"
	394	"伤寒差以后，更发热"
	37	"胸满胁痛者"
	229	"阳明病，发潮热，大便溏，小便自可，胸胁满不去者"
	231	"脉弦浮大而短气，腹都满，胁下及心痛，久按之气不通，鼻干不得汗，嗜卧，一身及目悉黄，小便难，有潮热，时时哕，耳前后肿"
	266	"胁下硬满，干呕不能食，往来寒热，尚未吐下，脉沉紧者"
大柴胡汤	104	"胸胁满而呕，日晡所发潮热"
	165	"伤寒发热，汗出不解，心中痞硬，呕吐而下利者"
	103	"呕不止，心下急，郁郁微烦者"
	136	"热结在里，复往来寒热者"

方剂	条文	症状
柴胡加芒硝汤	104	"伤寒十三日不解，胸胁满而呕，日晡所发潮热"经误下后，又发生"微利""先宜服小柴胡汤以解外，后以柴胡加芒硝汤主之"
柴胡加龙骨牡蛎汤	107	"胸满烦惊，小便不利，谵语，一身尽重，不可转侧"
柴胡桂枝汤	146	"发热微恶寒，支节烦疼，微呕，心下支结"
柴胡桂枝干姜汤	147	"胸胁满微结，小便不利，渴而不呕，但头汗出，往来寒热，心烦者"

由表2可知，6首柴胡类方中有5首均出现发热，柴胡加龙骨牡蛎汤原文虽未言发热，但从"伤寒八九日，下之，胸满烦惊，小便不利，谵语，一身尽重，不可转侧者"推测，其发热可能在误下之前。误下之后，若有余热未尽者，未必不能使用本方，况且烦惊、谵语，亦是胆火内郁、上扰心神所致；加之三焦枢机不利，决渎失职而水停（小便不利），胆火炼津成痰，亦可加重烦惊、谵语之证，提示本方与其他5方同样有木郁化火的病理机转，或有余热未尽之发热，亦有"热"象可征。

具体而言，诸症所见之发热绝非仅"往来寒热"。少阳发热，当以往来寒热为典型，如第96、97、266、147、136条均是如此。而第144条见寒热"如疟状"，第149、379条见"呕而发热"，第230、231、104条见"潮热"，第99条"身热恶风"，第165条"发热"，第394条"差以后，更发热"（瘥后劳复发热）等，这样看来，柴胡-黄芩药对所治之发热可理解为以往来寒热为主，但亦可出现上述其他热型。《苏沈良方》曾指出小柴胡汤可以治疗烦热、潮热、往来寒热、瘥后劳复发热、呕而发热等五种热，是本于仲景学说。目前众多临床医家亦多认为往来寒热不能概括少阳证之发热特点，如南京中医药大学黄煌教授指出："所谓往来寒热，主要指患者的自我感觉，即一种寒热交替感。"即患者可以发热为主症，忽而自觉恶风怕冷，或上热下寒，或心胸热而四肢寒，或半身热半身寒，或对温度、气压、湿度、声音、气味乃至心理过敏等。梅国强教授擅长运用经方，对柴胡类方的运用颇有心得，曾在《加减柴胡陷胸汤临证思辨录》一文中指出"发热，或恶寒发热，或往来寒热，或寒热起伏不定，或午后热甚，以其病有兼夹，故其寒热未可一言而终故也"。由此可知，临床上的发热性疾病或因外感，或因内伤，但凡病及少阳，胆火内郁，枢机不利者，均可使用柴胡-黄芩药对。以柴胡之微寒疏散，可使少阳之热向外疏解，以黄芩之苦寒使少阳之热从内清降，故柴胡、黄芩是退少阳之热的有效药对。需要说明的是，中药学著作多将柴胡归属解表药中，是因为柴胡有多种功效，而归类只能归于一处所致。就单味柴胡而言，确有透汗解表作用，因而将其归入解表药中，未尝不可。若在药对中，特别是柴胡、黄芩为伍，则不能以解表论之。纵观解表名方，若针对单纯表证者，多无柴胡-黄芩药对，若病有兼夹则另当别论。如《伤寒六书·卷三》之柴葛解肌汤虽有此药对，但所治之病，乃三阳同病，而非表证。由此加以引申，柴胡虽有解表作用，然其对少阳发热当为首选之药。

前言内伤而病涉少阳，因胆火内郁，枢机不利，而有发热者，可用柴胡-黄芩药对。然而内伤杂病涉少阳，病机同上，却有不发热者，亦可使用柴胡-黄芩药对，将作何解？笔者以为此类病者虽不发热（体温不高），但可出现口苦咽干目眩，心烦而神情默默，或胸闷胁痛等，仍是少阳热象，故可用此药对。此为清泄不见于体温升高之热，是早已不争之事实。至于柴胡-黄芩药对还较多地出现在清肝火之方中，乃肝胆属木，风木易从火化之故。

以上分析正确与否，不妨参考相关文献，以便相互印证。如《太平惠民和剂局方·卷九》论逍遥散云："治血虚劳倦……及血热相搏，月水不调，脐腹胀痛，寒热如疟。"此处之寒热如疟，显非外感所致。杨运明认为寒热往来，可见于内分泌失调性疾病，如甲状腺功能减退、更年期综合征等，并且指出在外感疾病中，寒热往来是正邪交争的一种反映；而在内伤疾病中，寒热往来主要与气机失常、阴阳失调有关。

（2）**治疟病发热**　方中有柴胡黄芩而不以柴胡名具方者，在《伤寒论》《金匮要略》中，唯鳖甲煎丸一方，该方治疟母（《金匮要略·疟病脉证并治》）。又同篇附方柴胡桂姜汤"治疟寒多微有热，或但寒不热"，柴胡去半夏加栝楼汤"治疟病发渴者，亦治劳疟"，此三方均用于治疗疟病。三方共同的药物仅柴胡、黄芩两味。疟病的主要症状为恶寒发热，定时而发，由此对三方所主之症加以分析，其中柴胡桂姜汤虽曰"治疟寒多微有热"，此微有热，是病者的主观感受，非指低热。"或但寒不热"亦为病者之主观感受，若确实不发热，但凭恶寒，何以为疟？由此可知，柴胡桂姜汤所治之疟，必有发热恶寒。柴胡去半夏加栝楼汤"治疟病发渴"，知热盛伤津，并且恶寒。鳖甲煎丸治疟病既久，而成疟母。考疟母之病，有邪已去而疟母难消者，固可用本方，有疟母已成而邪未去者，此时仍有发热恶寒，以致疟母愈结愈痼。由上述分析可知，三方中所共有的柴胡-黄芩药对，为治疗疟病寒热而设，已十分明了。还需说明的是，《素问·疟论》曰："邪气客于风府，循膂而下。""横连募原。"脊胁、募原从病位深浅划分，属半表半里，然则异于少阳病之半表半里，说明柴胡-黄芩药对治疗发于膜原之半表半里而寒热明显者。再参酌吴又可之柴胡达原饮，则不解自明。

（3）**治胸胁苦满**　胸胁及上腹部症状是柴胡类方的共有症。如小柴胡汤证"胸胁苦满""胸满胁痛""胁下（硬）痛"，大柴胡汤证"心中痞硬""心下急"，柴胡加龙骨牡蛎汤证"胸满"，柴胡桂枝干姜汤及柴胡加芒硝汤证"胸胁满"，柴胡桂枝汤证"心下支结"等。由是可知，少阳病之"胸胁苦满"既是一个明确的症状，又能涵盖性质相同的其他症状，如胸闷、胸痛、胁痛或心下痞结疼痛，或兼胸胁疼痛，或少阳经经脉循行之处酸楚疼痛。这些症状的由来主要因于邪犯少阳，枢机不利，或经气不利所致，而柴胡善疏透少阳之邪，又可疏畅气机；黄芩苦寒，入少阳经，善清泄少阳之热，二者合用，疏畅气机，清泄郁热，经脉因而和利，故可除胸胁之苦满。

2. 后世医家对柴胡-黄芩药对的运用

后世医家在仲景柴胡类方的启发下，也积累了不少柴胡-黄芩药对运用的经验。略述如下：

（1）**治外感热病**　刘渡舟治疗湿温，认为热重于湿者，以苍术白虎汤加柴胡、黄芩配伍施治，比之单用苍术白虎汤疗效明显提高。董晓初和董廷瑶治疗湿温，凡见少阳证均参用柴胡和黄芩。黄煌用小柴胡汤治疗急症发热，柴胡 30g，黄芩 20g，一服大汗而热退。市售成药"柴黄片"，即柴胡、黄芩二味组成，有清热散邪的功效。韩俭等用醋酸诱发腹腔毛细血管通透性增加小鼠模型研究柴黄片的抗炎作用，用小鼠耳异种被动皮肤过敏反应研究柴黄片的抗过敏作用，用血清药理学方法观察柴黄片的抗菌作用。结果表明，柴黄片能减少醋酸诱发小鼠腹腔蛋白的渗出量，明显抑制小鼠 I 型超敏反应发生时的毛细血管通透性增加，抑制革兰阴性菌的生长，说明柴黄片有抗炎、抗过敏作用。

（2）**治肝胆诸疾**　焦树德以柴胡、黄芩配伍为常用之药，组方治疗急慢性肝炎、肝硬化等难愈之病和胆囊炎、胆石症。他认为柴胡苦平入肝胆，条达疏解，畅郁阳而化滞阴，解心腹肠胃间结气，推陈致新。黄芩苦寒入肝胆，降泄清热，治自里外达之热，尤其是协柴胡更可清解气分郁结之热。二药相伍，柴胡升清阳，黄芩降浊阴，能燮理阴阳升降之枢机。

（3）**其他** 此药对还可广泛应用于内、外、妇、儿及五官科，如《济生方》中用柴胡、黄芩各等分，半酒半水煎服治疗积热下痢。章次公将柴胡、黄芩合用通大便，甚为独到。张镜人治疗慢性胃炎体会"中焦如衡，非平不安"，柴胡升清阳，黄芩苦降而泄胆热，升降同用，治胆汁反流。蒋立基认为疏解枢机，柴胡是首选药，配伍得当，有利无弊。治疗慢性盆腔炎，用当归芍药散去泽泻加琥珀，并配伍柴胡、黄芩为主以疏解枢机，行气祛湿，和营化瘀，有较好疗效。此外，在中医眼科常用柴胡、黄芩配伍治疗急性炎症，清热消炎效果好，又如张子述善用二药配伍四物汤加味治疗聚星障早期，取得较好疗效。这不仅拓展了柴胡–黄芩药对的运用范围，同时也拓展了柴胡类方的运用范围。

梅国强教授凡见有胸胁满闷、心烦喜呕等症，辨证属少阳，即取柴胡、黄芩与他药或他方合用，确有良效。外感表证常有恶寒、发热，而用于内伤杂病，则不必强求发热一证，梅国强教授曾在《加减柴胡桂枝汤临证思辨录》中明确指出此意。

3. 用量用法

《伤寒论》六首柴胡类方，柴胡与黄芩的用量之比均为 8:3，即柴胡用量明显大于黄芩。考其原理，一则少阳病证，多从太阳表证传来，且胆火内郁，化燥而更行传变堪忧，故治之宜速。二则欲使其速，必重柴胡，辛苦微寒，疏散宣透有力之品，散其邪则胆火难以内郁。鳖甲煎丸治疗疟母，由疟邪久羁不去所致。疟不愈，不仅正气渐虚，而且脏腑气血为之结聚，有结块可征，是虚实互见之病。有邪不去，自宜宣散；内有郁热，法当清泄，然病程已久，正气受损，故升散及清泄之药俱应减量。况且疟母内结，更应缓行攻伐。现代柴胡常用剂量 3~10g；黄芩常用剂量 5~15g，用治外感病证，多承仲景之法，重用柴胡，有突破常用量者。治内伤杂病，尤其病邪久羁者，多为常用量。

柴胡有南、北之分，南柴胡药力比较柔和，适用于疏肝解郁。北柴胡主要用于和解少阳，退热，升阳，疏肝，截疟。另外一种竹叶柴胡（北柴胡的嫩枝、叶、茎及根）药力最薄，多用于轻证、小儿或体弱患者。

现代研究表明，柴胡经醋炙后能明显增加胆汁分泌作用，故用柴胡疏肝理气时，宜用醋柴胡。其醋炒品和醋拌品对 CCl_4 所致的肝损伤有明显保护作用，能抑制转氨酶的升高。柴胡炮制后粗皂苷含量：酒柴胡>醋柴胡>生柴胡，而挥发油含量：生柴胡>酒柴胡>醋柴胡。提示柴胡疏散退热宜生用，用量可酌情加重；疏肝解郁宜醋炒，升阳可生用或酒炙，其用量均宜稍轻。而黄芩生用清热燥湿力强，止血、安胎多炒用。故两药合用，解表退热时多生用，量宜大；疏泄肝胆时柴胡多制用，两药多较轻。

梅国强教授运用此药对，多等量使用，均用 6~10g，但并非一成不变。若发热则适当加大柴胡剂量至 15~20g，或并用青蒿及银柴胡等；而若肺热或痰（湿）热甚者多重用黄芩，恐苦寒太过伤肺或败胃，此时多用炒黄芩，量为 15~25g。

4. 使用禁忌

柴胡性升散，有劫肝阴之说，故阴虚内热、肝阳易亢者慎用柴胡。虚寒证忌用黄芩。

（二）柴胡-芍药药对

芍药首载于《神农本草经》，列为中品，谓之"主邪气腹痛，除血痹，破坚积，寒热疝瘕，止痛，利小便，益气"。其功用与仲景运用芍药的规律十分契合。但仲景时期尚未区分赤芍、白芍。唐代以后，赤芍、白芍逐步分用。宋代《太平圣惠方》《太平惠民和剂局方》中，祛邪多用赤芍，补虚多用白芍，此时才明确分用。后世医籍柴胡配赤芍、白芍均有，唯柴胡配白芍的较为常见，本文谨按仲景之例，讨论柴胡配芍药。

就芍药酸收之性而言，似不适用于外感病，恐其碍邪故也，然本药在《伤寒论》《金匮要略》中已广泛应用，含芍药之方多达 53 首，其中《伤寒论》33 方，可见芍药经适当配伍，同样可以治疗多种外感热病，柴胡-芍药药对亦是如此。

此药对在《伤寒论》中可见于 3 方，见表 3。

表 3 《伤寒论》柴胡-芍药药对方源

方名	剂量		主要配伍用药
	柴胡	芍药	
四逆散	十分	十分	枳实、炙甘草
大柴胡汤	半斤	三两	黄芩、半夏、生姜、大黄、枳实、大枣
柴胡桂枝汤	四两	一两半	黄芩、桂枝、半夏、生姜、人参、大枣、炙甘草

《金匮要略》用芍药者 35 方，而两药合用者 4 方，除与《伤寒论》之大柴胡汤、柴胡桂枝汤重复外，还可见于薯蓣丸（五分∶六分）及鳖甲煎丸（六分∶五分）。

1. 张仲景对柴胡-芍药药对的运用

由上表可知，柴胡与芍药配伍在《伤寒论》中出现频次虽不高，但病及少阳及阳郁病证，病位与肝胆脾胃相关者，实为恰当配伍。大柴胡汤与柴胡桂枝汤均属少阳兼证，一为少阳不解又兼阳明热结，一为太少同病。四逆散中二药等量，针对外邪传经入里，风木失于条达，郁遏阳气所致之气郁厥逆证。从经典著作加以分析，柴胡芍药的运用如下。

(1) 治外感热病 柴胡之性味功效，在柴胡-黄芩药对中已有明确讨论，兹从略。芍药酸苦微寒，主治功效见前《神农本草经》所载，亦从略。芍药之酸具有双重性，即酸敛与酸泄，就酸敛而言，一般不宜于外感病早期，然则经恰当配伍，仍可使用。如桂枝汤中桂枝、芍药为伍，便是其例。就酸泄而言，经恰当配伍，在经方中已成经典药对。以柴胡、芍药相配，而治疗少阳病中的某些证候，医家常用不衰，疗效确切。如大柴胡汤治疗少阳病证未解，又兼热结阳明，症见发热或往来寒热，心下急，或心中痞硬等。大柴胡汤中的柴胡-芍药药对，主要是因为热势已盛，于祛邪之中必防伤阴，故需柴胡、芍药相配祛邪而不伤阴。同时，芍药还有酸泄及缓急止痛作用，故大柴胡汤中有芍药。小柴胡汤有胸满胁痛，或腹痛而不用芍药者，是不兼热邪内结阳明，且疼痛不重之故。柴胡桂枝汤主治太阳少阳同病，病程略长，而太阳、少阳症状均轻，故用小柴胡汤、桂枝汤剂量之半而成方，每味药剂量均小。分析此方，有柴胡-芍药药对，可理解为芍药助柴胡以祛邪而不伤阴。更应注意桂枝、芍药相配，乃病情所需；组方不可或缺，如此方能全面理解柴胡桂枝汤中柴胡、芍药二味的配伍功效。

(2) 治肝郁证 柴胡类方被后世医家称为和解枢机之剂、和解表里之剂、调和阴阳之剂，因而为拓展其运用打开了思路。其中柴胡-芍药药对的应用，后人主要从四逆散得到启示，常将其作为疏肝解郁的常用药对。柴胡轻清升散，主入肝经，为疏肝解郁之佳品。芍药味酸入肝，既可养血和营，又能柔肝平肝。二药配伍，一散一收，相互制约，使疏散得度，敛而不滞；血充则气易和，气舒则血易生，是深得肝为将军之官、体阴用阳之旨。

然而此药对中更为精当的是芍药一味。其一，《金匮要略》曰："见肝之病，知肝传脾，当先实脾。"芍药除入肝外，尚可入脾，是柔肝理脾的常用药，再与茯苓、白术等药配伍，可防肝病传脾。其二，肝郁日久易暗耗阴血，而芍药养血敛阴，与当归等药合用可弥补之。其三，肝为风木之脏，久郁易于化火，而芍药苦、微寒之性，若与牡丹皮、栀子等同用，可凉肝泄热，如《医学启源》谓："白芍药泻肝火。"当然，肝郁化热也易灼伤阴血或迫血妄行，芍药既可养血敛阴，又可泄热和营。《罗氏会约医镜》即称白芍"泻肝火……止血虚腹痛……凡一切肝血不足之证"。其四，肝郁气滞必兼见有胀满疼痛，而芍药甘缓之性与柴胡合用又可柔肝止痛。芍药合柴胡，配伍精妙，刚柔相济，动静结合，体用兼顾，桴鼓相应。

2. 后世医家对柴胡-芍药药对的运用

（1）治发热　其一，可用于外感热病。后世医家继承并发展了仲景学说，而创立诸多新方，谨举例言之。《景岳全书·新方八阵》有一柴胡饮（柴胡、黄芩、芍药、生地黄、陈皮、甘草），治"凡感四时不正之气，或为发热，或为寒热……以致寒热如疟等证"。三柴胡饮（柴胡、芍药、炙甘草、陈皮、生姜、当归），治"素禀阴分不足，或肝经血少，而偶感风寒者……或病后产后感冒"。五柴胡饮（柴胡、当归、熟地黄、白术、芍药、炙甘草、陈皮），治"中气不足而外邪有不散者"。正柴胡饮（柴胡、防风、陈皮、芍药、甘草、生姜）治"外感风寒，发热恶寒，头疼身痛，疟疾初起等证"。以上三方之柴胡、芍药，其功效可概括为芍药助柴胡散邪，助他药以补虚，仍未离仲景学术思想。另有疏邪饮（柴胡、芍药、紫苏叶、荆芥穗、炙甘草）治"痘疹初起发热"。柴葛煎（柴胡、干葛、芍药、黄芩、甘草、连翘）治"痘疹表里俱热，散毒养阴及瘟疫等证"。上二方治痘疹初起，或表里俱热，虽属温疫范畴，但方中选用柴胡-芍药药对，据"散毒养阴"四字，与笔者前所概括之语基本一致。另有《伤寒六书·卷三》之柴葛解肌汤（柴胡、葛根、黄芩、白芍、白芷、桔梗、生石膏、羌活、生姜、甘草、大枣）、《宣明论方·卷四》之柴胡饮子（柴胡、人参、黄芩、大黄、当归、芍药、甘草）、《医学入门·卷四》之人参三白汤（人参、白术、白芍、白茯苓、柴胡、川芎、天麻）等，其选用柴胡-芍药药对者，除前所概括者外，无非兼治他症，是法宗仲景，而佳方辈出。

其二，可用于内伤发热。白芍酸苦微寒，又可养血敛阴，能"退热除烦……天行热疾""主时疾骨热"，对发热而兼肝阴不足者尤宜。如《圣济总录·卷四十三》之柴胡饮（柴胡、芍药、桑白皮、防风、玄参、黄芩、炙甘草），即具有清心降火、敛汗除蒸之效，用于治心热多汗，骨蒸盗汗，咳嗽，五心烦热者。

《症因脉治·卷一》即有柴胡清肝饮两首，一者由柴胡、白芍、山栀、黄芩、牡丹皮、当归、青皮、钩藤、甘草组方，清肝泻火，治肝胆有火，头胀痛；或少阳风热上扰，牙齿松动者。二者由柴胡、黄芩、山栀、白芍、青皮、枳壳组成，具清肝理气止痛之功，疗肝经郁火，胁肋疼痛者。由是可知，发热无论外感或内伤，病及少阳或肝胆，柴胡-芍药药对通过适当配伍均可运用。

（2）**治肝郁诸证**　后世疏肝解郁诸方，多从四逆散演变而来。

如《太平惠民和剂局方·卷九》之逍遥散、《万病回春·卷二》之柴胡汤（柴胡、白芍、龙胆草、当归、青皮、山栀、连翘、甘草）等。

以柴胡、芍药为主，适当配伍，可用于肝气郁滞引起的多种病证。

其一，用于多种痛证。柴胡长于疏肝解郁，而芍药可"治腹痛"，亦长于柔肝止痛，故两药配伍治疗多种因肝血亏虚，肝气不和，筋脉失养而致之胁肋、脘腹等肝经循行部位的疼痛证。如《伤寒论》中之四逆散，将此药对配伍枳实、炙甘草治疗肝脾气滞之脘腹胀满疼痛。用治肝郁血虚脾弱所致之胁肋疼痛，或见妇人乳房胀痛，月经不调者，以本药对配伍当归、白术、茯苓等，如《太平惠民和剂局方》之逍遥散。以此药对配伍厚朴、枳实等理气止痛，治疗急性胰腺炎之腹痛有效；用利胆和胃汤（本药对合郁金、陈皮等）治疗慢性胆囊炎之胁肋疼痛有效。胰胆合剂（此药对配大黄、黄芩等）治疗急性胆囊疾病有效。何子淮用此药对配香附、八月札、郁金、橘叶等用治经期乳房胀痛、乳房结块疼痛、肝郁乳汁不行均有较好疗效。若肝气郁滞，血行不畅者，可配活血化瘀药，如《万病回春》之柴胡芎归汤，主治肝火盛而木气实之胁下痛。方中用柴胡、枳壳、青皮、香附、木香、砂仁以疏肝理气；白芍、当归、川芎养血活血化瘀；甘草调和诸药，肝气条达，血行通畅，通则不痛也。

其二，用于与肝郁相关的月经带下病。古人提出女子以肝为先天，以血为用，月经正常与否与之密切相关。柴胡疏肝解郁，芍药敛阴和营，二药合用有良好的调经作用，如前述之逍遥散。由于两药均性偏寒，皆入肝经，对血虚有热或肝郁血虚有热者尤宜。此时柴胡芍药多需斟酌的配伍他药。如《素问病机气宜保命集·卷下》之柴胡四物汤（川芎、熟地黄、当归、芍药、柴胡、人参、黄芩、甘草、半夏曲），以四物汤协柴胡-芍药药对，养血清热，可用于虚劳日久，血虚阴亏，微有寒热，脉沉而浮……经枯发热，脉虚弦数者。梅国强教授亦常用此药对治疗女子月经病，如用柴胡、芍药配伍荔枝核、橘核等治疗经期乳胀。《傅青主女科》之完带汤治脾虚肝郁、湿浊带下证，方中以土炒白术、山药、人参等治脾虚为主，而以柴胡、芍药疏肝为辅，疗脾虚带下如神。

其三，用于治泻痢证。肝脾不和者，或肝郁乘脾，或脾虚肝旺，临证常见泄泻、痢疾，尤其泻痢日久兼见脱肛者，多可考虑用本药对。芍药能"安脾经""治腹痛""收胃气""止泻利"。《伤寒论》中四逆散即可治疗肝郁乘脾之腹痛下利，用此药对配伍枳实、炙甘草疏肝理气，行滞止泻。

其四，其他。如《重订通俗伤寒论·卷二》之柴胡四物汤（柴胡、仙半夏、当归、生白芍、黄芩、炙甘草、生地黄、川芎），原治妊娠妇女邪陷足厥阴肝经，寒热如疟，胸胁窜痛。梅国强教授常以之为基础加玫瑰花、月季花、梅花等，治疗痤疮、面部色素斑，疗效显著。

当然，柴胡-芍药药对临床运用还有很多，不能一一详述。现代医家常将其用于迁延型肝炎、慢性肝炎、乳腺增生、更年期综合征及精神抑郁症的治疗。

3. 用量用法

柴胡芍药配伍可见于《伤寒论》中大柴胡汤和柴胡桂枝汤，剂量之比均为8∶3，而另一方四逆散中出现的柴胡芍药配对剂量之比为1∶1，薯蓣丸（五分∶六分）与鳖甲煎丸（六分∶五分）剂量亦相近。笔者认为其剂量与此药对所属方剂的剂型显然有关，丸、散剂中两药多等量或相近，而汤剂中则柴胡剂量远大于芍药，即无论外感、内伤，病势急者以汤剂，祛邪为主，重用柴胡；病势缓者用丸、散剂，祛邪扶正并施。肖森茂则指出柴胡芍药配伍组合应根据肝气郁结或横逆之轻重不同，酌定二药剂量。清代名医陈士铎治疗内伤杂病，多重芍轻柴，而治疗外感疾病，邪入少阳，则重柴轻芍。

金代成无己《注解伤寒论》芍药甘草汤方后注云："白补而赤泻，白收而赤散。"临证可根据患者实际情况，随证选用赤芍或白芍。一般养阴、补血、柔肝，多用生白芍；和中缓急多用酒炒白芍；安脾止泻用土炒白芍。

梅国强教授运用此药对，多等量用之，柴胡、芍药各10g，但气郁有热者加大柴胡用量有助退热，气滞疼痛者加大芍药之量以缓急止痛。

4. 使用禁忌

二药配对，阳衰虚寒之证，或阴虚阳浮者忌用，另白芍反藜芦，二药组方时应注意。

（三）柴胡-人参药对

人参入药历史悠久，西汉时期已有记载。《神农本草经》将其列为上品，功能"补五脏，安精神，定魂魄，止惊悸，除邪气，明目，开心，益智，久服轻身延年"。历代本草基本认可其补虚之力，无论虚寒、虚热或是气虚、血虚，均可使用，《本草纲目》更明确指出其"治男妇一切虚证"，因而多涉及内伤杂病，外感发热性疾病则较少用之。然仲景亦善用人参，《伤寒论》中有人参者22方，与表药配伍亦可扶正祛邪。另外，清代吴仪洛《本草从新》言其治"虚咳喘促，心腹寒痛，伤寒，瘟疫""外科阴毒，小儿痘证"，可兹参考。

《伤寒论》中有人参者22方，而柴胡-人参药对在《伤寒论》中出现4方，见表4。

表4 《伤寒论》柴胡-人参药对方源

方名	剂量		主要配伍用药
	柴胡	人参	
小柴胡汤	半斤	三两	黄芩、半夏、生姜、大枣、炙甘草
柴胡加芒硝汤	二两十六铢	一两	黄芩、半夏、生姜、大枣、炙甘草、芒硝
柴胡桂枝汤	四两	一两半	黄芩、半夏、生姜、桂枝、芍药、大枣、炙甘草
柴胡加龙骨牡蛎汤	四两	一两半	黄芩、半夏、生姜、大枣、桂枝、龙骨、牡蛎、茯苓、大黄、铅丹

《金匮要略》中有人参者29方，有柴胡-人参药对者5方，除小柴胡汤、柴胡桂枝汤重复外，尚有柴胡去半夏加栝楼汤（此方与《伤寒论》小柴胡汤加减法中，"若渴，去半夏加人参合前成四两半，栝楼根四两"略同，故仍作重复看待），另有薯蓣丸（五分：七分）及鳖甲煎丸（六分：一分）含柴胡-人参药对。

1. 张仲景对柴胡-人参药对的运用

由表4可知，柴胡类方中除大柴胡汤、柴胡桂枝干姜汤外均有柴胡、人参的配伍。柴胡类方主要治少阳病证。外邪传入少阳，不外两种原因：其一，病情较重或延误失治；其二，正气亏虚。故方用柴胡散邪，人参扶正，构成扶正祛邪的常用药对。若病邪久羁，既未离表，又未完全入里，更兼正气不足，祛邪乏力者，可于所用方中酌加人参、柴胡，实为得当之法。《金匮要略·血痹虚劳病脉证并治》曰："虚劳诸不足，风气百疾，薯蓣丸主之。"该方由薯蓣、当归、桂枝、干地黄、神曲、豆黄卷、甘草、人参、川芎、芍药、白术、麦冬、杏仁、柴胡、桔梗、茯苓、阿胶、干姜、白蔹、防风、大枣组成。"虚劳"即虚损劳伤，"诸不足"指脏腑气血俱虚，其中当以肺脾肾虚损为主。综观此方，山药、白术、人参等补脏腑之虚而益气，当归、白芍、地黄、阿胶等滋阴养血，柴胡、桂枝、防风等祛风散邪，杏仁、桔梗、白蔹理气开结。可见薯蓣丸中，柴胡-人参药对是为扶正祛邪而设，与柴胡类方中使用此药对的思想是一致的，与鳖甲煎丸之用柴胡、人参意同。

2. 后世医家对柴胡-人参药对的运用

（1）**治气虚外感**　后世医家基本继承了仲景用法。如败毒散（《小儿药证直诀》）之治小儿外感风寒湿邪引起的憎寒壮热，头项强痛，肢体酸痛，无汗，胸膈痞满等症。又医家常用治气虚外感。一般认为，柴胡苦、辛，微寒，有解表之力，但虚人宜慎。若不顾体虚，而纯用疏散，一则邪气易于内陷，二则正气更虚，三则易于复感外邪，因而配人参入表药中"少助元气，以为祛邪之主，使邪气得药，一涌而出"。笔者认为上述认识虽然符合仲景心法，但仍有深入探讨的必要。细味败毒散所用之药，显然以解表为主体，而小儿为稚阴稚阳之体，或成人之体弱者，解表中必顾其虚，故加人参是合理的。然而是否必加柴胡？当酌情而定，如败毒散所主症状，有胸膈痞满，此少阳之证，而非太阳之证，于是方中有柴胡是得仲景之法，而非为增强解表之力。荆防败毒散由败毒散变化而成，指出体未虚者，可去人参，而加荆芥、防风。由此可见，荆防败毒散若用于虚者，可不去人参，是方中仍有柴胡、人参配伍。反之，荆防败毒散证若无"胸膈痞满"者，去柴胡似无大碍。

（2）**治气虚下陷**　此药对也常用于益气升阳方中，功能益气补虚，升阳举陷，治疗因中气不足，清阳不升，甚至下陷诸疾。柴胡入肝、胆经，质轻升散，辛香解表，苦凉清热，善辛散以调达肝气之郁滞。王好古《汤液本草》记述了李东垣对柴胡的认识："能引清气而行阳道……又能引胃气上行升腾，而行春令是也。"说明金元时期已明确了升阳举陷方中使用柴胡的作用和意图，即柴胡还有升达清阳的作用。当然这种作用的理想发挥，一则与补气药同用，再则常配升麻以增强之。与补气药同用，常用药物之一为人参，即为柴胡-人参药对。人参甘温，大补元气，与柴胡配伍，益气升阳举陷，相得益彰，方如补中益气汤（《内外伤辨惑论·卷中》）。肝气升于左，脾气升于右，脾虚无力，脾之清气不从右升反而下陷者，以柴胡所禀春夏之性，升肝气于左，并助脾气右升。人参大补元气以升清阳，故二药相配，有益气升阳之功。方中升麻、柴胡发挥升阳举陷的功用必须与甘温益气的药物配伍，已经为实验研究所证实。又如该书卷中之升阳益胃汤，以羌活、独活、防风、柴胡升举清阳之气，半夏、白术燥湿，茯苓、泽泻渗湿，搜百节之湿，黄连苦寒清热燥湿，陈皮辛温平胃气，人参、黄芪、甘草甘温补益脾胃。其方治湿淫于内，体重节痛，口干无味，大便不调，小便频数，饮食不消，洒淅恶寒，面色不乐。上方皆用柴胡-人参药对以益气升阳，用于饮食劳倦之中虚（气陷）证。

（3）治慢性肝胆疾病 因肝病久留不去，也易伤正。柴胡疏肝，人参扶正，用于慢性肝胆疾病甚是合拍。

3. 用量用法

《伤寒论》中仅柴胡类方中见柴胡人参组合，且剂量之比均为8：3。以药测证，外感病中以祛邪为主，故重用柴胡散邪。薯蓣丸中人参、柴胡剂量之比为5：7。因是丸剂，每服一丸（如弹丸大），故实际用量甚小，此为治疗杂病的一种用法。另外，治杂病若用汤剂，则两药用量多相接近。梅国强教授柴胡常用 6~10g，人参常用 3~6g，其剂量之比例，接近薯蓣丸。若以之益气升阳者，人参常重于柴胡。若以之疏肝补虚者，常轻用二药，以期久病缓图。

柴胡用法同前。人参品种较多，根据患者个体差异有很大调整空间。若气虚或气阴不足，或脾胃虚弱者，梅国强教授喜用生晒参，以其性相对平和，况且类同仲景用人参（未经炮制）之效。冬天或气虚阳弱者，多用红参。夏天或津伤甚者常用西洋参。

4. 使用禁忌

柴胡用药禁忌已于前述。人参反藜芦，故使用此药对当忌之。柴胡类方原有用人参与不用人参两类，即使用人参之小柴胡汤证，若见"胸中烦而不呕者""不渴身有微热"者，则宜去人参。可见用人参与否，必权衡邪正虚实，不便做出统一规定。

（四）柴胡-桂枝药对

桂枝为樟科乔木植物肉桂的嫩枝。桂枝之名，在医学著作中首见于《伤寒论》，在本草学中则首见于《新修本草》。桂枝在《伤寒论》中出现的频次仅次于甘草，与不同药物配伍可发挥不同功效，柴胡桂枝配伍就是其中之一。

桂枝在《伤寒论》中有 41 方（未计理中丸、四逆散等加减法），而柴胡-桂枝药对在《伤寒论》中见 3 方，若包括小柴胡汤加减法"若不渴、外有微热者，去人参，加桂枝三两"，四逆散加减法"悸者，加桂枝五分"，则共计 5 方，参见表 5。

《金匮要略》有桂枝者 56 方，此药对则出现于 4 方。除柴胡桂枝汤、柴胡桂姜汤重复外，还有薯蓣丸（五分：十分）及鳖甲煎丸（六分：三分）。

表5 《伤寒论》柴胡-桂枝药对方源

方名	剂量		主要配伍用药
	柴胡	桂枝	
柴胡桂枝汤	四两	一两半	黄芩、半夏、生姜、人参、芍药、大枣、炙甘草
柴胡加龙骨牡蛎汤	四两	一两半	黄芩、半夏、生姜、大枣、人参、龙骨、牡蛎、茯苓、大黄、铅丹
柴胡桂枝干姜汤	半斤	三两	黄芩、干姜、栝楼根、牡蛎、炙甘草
小柴胡汤加减	半斤	三两	黄芩、半夏、生姜、炙甘草、大枣
四逆散加减	十分	五分	枳实、芍药、炙甘草

1. 张仲景对柴胡-桂枝药对的运用

（1）治太阳少阳证　柴胡味辛，透散之力强，善祛少阳之外邪，使之向外宣散；桂枝辛温，祛风解表，善解太阳之邪，《金镜内台方议》云：“桂枝能治表邪也，若以伤寒发散风邪，必用桂枝也。”二药配伍，可解太阳少阳之邪，而治二经同病之证，柴胡桂枝汤即为范例，小柴胡汤加减法可为佐证。《伤寒论》第146条曰：“伤寒六七日，发热，微恶寒，支节烦疼，微呕，心下支结，外证未去者，柴胡桂枝汤主之。”柯韵伯曰：“表证微，故取桂枝之半；内证微，故取柴胡之半。”以解太阳少阳之邪。

柴胡性味功效已于前述。桂枝辛、甘、温，归肺、心、膀胱经，能发汗解表，温经散寒，温阳化气，属于表药。柴胡、桂枝相伍，则太、少之病同治，就柴胡桂枝汤而言，是取小柴胡汤剂量之半、桂枝汤剂量之半，合而成方，从组方原理分析，当属君二之方（柴胡、桂枝为君）。就小柴胡汤证之“不渴，外有微热者，去人参加桂枝三两"而言，是病证偏在少阳，并兼太阳之微邪未罢，故用桂枝一味，兼治太阳证。既是兼治，则桂枝应属佐药地位。此二方所用柴胡-桂枝药对相同，然病情及组方小有差异，剂量亦不相同，因此，桂枝在二方中的作用虽同，但所处的配伍地位是不同的。病情既有外感风寒表证，或有太阳未尽之微邪，如微热、自汗、头痛等，又有少阳经枢机不利之寒热往来，或发热微恶寒，肢节烦疼，心下支结，或自汗等。故用桂枝辛温解表，发汗解肌，以祛在表之风寒；用柴胡以解少阳之郁热。作为外感热病，涉及太、少两证者，此为最佳药对。

（2）治少阳兼水饮证　《伤寒论》第147条云："伤寒五六日，已发汗而复下之，胸胁满微结，小便不利，渴而不呕，但头汗出，往来寒热，心烦者，此为未解也，柴胡桂枝干姜汤主之。"观其证，往来寒热，胸胁满，心烦等，属病传少阳，而太阳表证不复存在。胸胁微结，小便不利，渴而不呕，是兼水饮为患。既无太阳之证，何以方中有桂枝？此时用桂枝者，不在于协同柴胡以解太阳之表，而在于协同柴胡，更配干姜，以温化水饮。可见柴胡-桂枝药对，在不同方中其作用有差异性。

（3）治疟病　《金匮要略·疟病脉证并治》附《外台秘要》柴胡桂姜汤："治疟寒多微有热，或但寒不热。"其方与柴胡桂枝汤之药味相同而剂量有所差别，在讨论柴胡-黄芩药对时已经提到。这里讨论柴胡-桂枝药对在方中的作用，不应再是双解太阳少阳之邪，而是治疟。为此特说明以下两点：其一，在讨论柴胡-黄芩药对时曾说，疟病非少阳病，然疟邪循胁而下，横连募原，病位属半表半里，故可拓展少阳类方用途以治疟病。其二，疟病寒多有微热或但寒不热，则用柴胡、桂枝既治疟邪（柴胡有治疟作用）又散寒气，同时桂枝协柴胡而配干姜、栝楼根、牡蛎，温化寒饮而散结，这是在治疟之中顾及兼证。

（4）治少阳兼烦惊证　《伤寒论》第107条云："伤寒八九日，下之，胸满烦惊，小便不利，谵语，一身尽重，不可转侧者，柴胡加龙骨牡蛎汤主之。"此证属邪入少阳，邪气弥漫，表里同病，虚实互见。胸满，心烦，谵语，惊惕，既是少阳见证，又与痰火上扰有关。方中柴胡-桂枝药对的作用，主要是协柴胡配茯苓、半夏以通阳化气，祛痰行饮。少阳之邪得解，痰饮得化，则烦惊等症可除，是以本方用桂枝并解少阳之邪，因为已无太阳之邪可解。

（5）治疟母　《金匮要略·疟病脉证并治》云："病疟，以月一日发，当以十五日愈，设不差，当月尽解；如其不差，当云何？师曰：此结为癥瘕，名曰疟母，急治之，宜鳖甲煎丸。"此方用柴胡-桂枝药对，一则可解未尽之邪，二则疏肝通络，三则桂枝配白芍及其他活血化瘀药，可以软坚散结。

（6）治虚劳风气百疾　《金匮要略》有薯蓣丸方，在补虚方中，用柴胡-桂枝药对，并配防风，旨在祛散风邪。

2. 后世医家对柴胡-桂枝药对的运用

（1）治疟病　明代秦景明《症因脉治·卷四》之桂枝柴胡汤（桂枝、柴胡）"治寒伤少阳，寒多热少之疟"。类同前述柴胡桂姜汤，从略。

（2）治肝气郁结　桂枝、柴胡配伍尚用于治疗肝气郁结病证，功能调畅肝气。《素问·脏气法时论》云："肝欲散，急食辛以散之。"二药味辛，桂枝辛散温通，可畅行血脉，有助疏肝利气。《神农本草经疏》在"桂"下谓之"主温中，利肝肺气，心腹寒热冷疾"。柴胡辛散，功能疏肝解郁，柴胡、桂枝配伍则能疏肝利气。张锡纯善用此药对治疗肝气不舒者，如培脾疏肝汤，用柴胡-桂枝药对与生麦芽、陈皮、厚朴等配伍，治因肝气不舒、木郁克土，致脾胃之气不能升降，胸中满闷，常常短气。张锡纯认为桂枝、柴胡能助脾气之升，桂枝、柴胡与麦芽又皆为疏肝之妙品。

（3）**治心腹卒中风** 《金匮要略·腹满寒疝宿食病脉证并治》附《外台秘要》柴胡桂枝汤，主治"心腹卒中痛者"，方药与《伤寒论》柴胡桂枝汤相同而剂量小异。其所治"心腹卒中痛者"，为治疗各种急腹症提供了理论依据。临证时无论外感还是内伤所致心腹诸痛，均可酌情使用。如张心夷等将柴胡桂枝汤在原书基础上扩大4倍，即柴胡48g，桂枝、黄芩、党参、半夏、白芍、大枣、生姜各18g，甘草12g，使之由表里双解之轻剂衍化为重治之方，功能燮理阴阳气血，调和脾胃肝胆，顺肠胃，止疼痛，为治里之重剂，主治因阴阳失调、气血郁滞所致之多种脘腹急性痛证。

（4）**其他** 由于柴胡桂枝汤应用范围广泛，故柴胡-桂枝药对运用亦广，在内、妇、儿、皮肤、五官科均常用。其中治疗内科病为最多，内科病中又以消化系统疾病最常用。消化系统疾病又以胃脘痛、胃炎最常用，亦用于肝胆疾患、胰腺炎等。其次是精神神经系统疾病，包括头痛、三叉神经痛、癫痫等。感染性疾病如病毒性感冒、肠伤寒，呼吸系统疾病如支气管哮喘、大叶性肺炎、肺结核及肢体经络疾病则相对较少。妇科疾病以经期外感、产后发热最为常用。儿科疾病亦占一定比例，其中小儿癫痫多见。五官科疾病可用治鼻衄、过敏性鼻炎、乳蛾。皮肤病见荨麻疹等。

彭有祥认为柴胡-桂枝药对可用于治疗脏腑、器官、经络、阴阳、精神、气血、津液等自身功能失调或相互功能失调所致的多种病证。柴胡-桂枝药对也有医家用于治疗亚健康状态，如用柴胡桂枝干姜汤基本方（柴胡15g，桂枝12g，栝楼根10g，黄芩9g，牡蛎20g，干姜、甘草各6g）治疗亚健康病者有效。西医学研究发现，柴胡有调节动物睡眠电生理，增强机体免疫力的作用，已被用于某些精神疾病，或作延缓衰老之用。对桂枝研究发现其有对体温及胃肠双向调节作用，能增加家兔的心肌血流量，直接兴奋心脏，稳定血压，并能明显抑制副流感病毒细胞作用。上述运用多以柴胡配桂枝的疏肝调气之功起效，由于应用前景广泛，值得今后进一步研究。

3. 用量用法

由上表可知，柴胡-桂枝药对在《伤寒论》中剂量之比相对恒定，小则为 2.6∶1，大则为 8∶3，即柴胡剂量大于桂枝。但从张锡纯运用经验及临床文献报道看，二药剂量多相等或相近。笔者以为二药剂量比例，若用于外感热病发热盛者，则柴胡剂量宜大，若用于内伤杂病，可用相近或相等的剂量。当然，还须从邪正虚实如何，而斟酌其量。梅国强教授运用此药对多见于太少同病病证，临床如颈心、颈胃综合征等，常等量使用，各 10g。

柴胡用法同前。桂枝在《伤寒论》中炮制法较为简单，即去皮（39 方），1 方用桂枝为另切，后下，《金匮要略》7 方有桂枝，亦去皮。历来对桂枝去皮问题有所争议，笔者认为，若确实去皮，则是桂枝木，不得称为桂枝。所谓去皮者，应是去掉最表层附着之脏物，类似今日炮制法——搓洗桂枝外附之脏物，然后切片使用。因为若真去其皮，则桂枝的辛温通阳宣散作用，将衰其大半。叶氏提出："去皮者取其气薄，增发泄之功；不去皮者，取其气厚，增温阳之功。"可供参考。

4. 使用禁忌

柴胡苦辛微寒，桂枝辛温，二药合用易伤阴血，凡阴虚火旺者当慎用或适当配伍，以佐制之。

（五）柴胡–枳实药对

枳实首见于《神农本草经》，谓之："除寒热结，止痢，长肌肉，利五脏。"《名医别录》称枳实："除胸胁痰癖，逐停水，破结实，消胀满，心下急，痞痛，逆气，胁风痛，安胃气，止溏泄，明目。"其功效与《伤寒论》中运用不谋而合。

《伤寒论》有枳实者7方，而柴胡–枳实药对在《伤寒论》中仅见于2方，见表6。

表6 《伤寒论》柴胡–枳实药对方源

方名	剂量		主要配伍用药
	柴胡	枳实	
四逆散	十分	十分	芍药、炙甘草
大柴胡汤	半斤	四枚	黄芩、半夏、生姜、大枣、大黄、芍药

《金匮要略》中柴胡–枳实药对也出现不多，仅见于大柴胡汤，与《伤寒论》重复。

1. 张仲景对柴胡–枳实药对的运用

本药对虽然在《伤寒论》中出现频次不高，但用意明确，可用于治疗如下病证。

（1）治气郁厥逆 《伤寒论》四逆散是治疗阳郁厥逆证之名方。方中虽只有四味药，但却包含多个药对组合，如柴胡–芍药、芍药–甘草、芍药–枳实、柴胡–枳实。柴胡–枳实药对在该方中出现，其意义在于：柴胡辛散，有升发少阳、透达郁邪、疏利气机之功；枳实辛开散结，质重下气，二药合用，一升一降，调畅气机。柴胡得枳实，疏肝理气见长，枳实得柴胡，通阳达郁，尤善调理气机。仲景用此药对治疗外邪所致之阳郁证，后世不拘于此，无论外感或是内伤（如情志不畅）所致之气厥，均可运用柴胡-枳实药对。

（2）**治肝脾（胃）不调，气机郁滞** 《伤寒论》中第318条除"四逆"证外，"或腹中痛，或泄利下重"，尤宜深思。据原文剖析，腹痛泄利下重当责之肝气郁结，横逆犯脾（胃），故于疏肝解郁之中，兼破气行滞，以复中焦升降职能，而用柴胡-枳实药对。

（3）**治少阳兼阳明腑实** 大柴胡汤用柴胡枳实意在少阳、阳明两腑，该方治疗少阳兼阳明腑实证，故用柴胡辛散少阳之邪，枳实下气导滞，有助大黄通泻阳明积滞。两药合用，针对胆胃不调，热盛气滞，不论外感或内伤所致，均可使用。

《本经疏证》对上二方中用枳实有精辟论述："观夫表证方盛，里复不和者，恃以降，泄其里而表亦和（大柴胡汤）……病属于阴，邪系夫阳者，恃以泄其阳而阴自达（四逆散）。"基本概括了柴胡-枳实药对的配伍真谛。

2. 后世医家对柴胡-枳实药对的运用

汉以后医家多沿用仲景之法，将柴胡-枳实药对应用于多种原因所致气机郁滞病证。或因外感邪气而使阳气内郁，不能外达四末；或因情志不畅，或因饮食内伤而致肝脾（胃）不和，气机郁滞，症见脘腹胀满疼痛、便溏泄泻等多有应用。分述如下：

（1）**治肝气郁结** 《证治准绳·类方》之柴胡疏肝散（柴胡、陈皮、川芎、枳壳、芍药、香附、炙甘草）治疗胁肋疼痛，胸闷喜太息。此方及许多同类方剂为四逆散加味变化而成，后者被称为疏肝解郁之祖方，其中柴胡-枳实药对便是经典药对之一。《珍珠囊补遗药性赋》称其"消心下痞塞之痰，泄腹中滞塞之气，推胃中隔宿之食，削腹内连年之积"，故二药并用可疏理肝脾气机。从气机升降理论来看，柴胡疏发少阳之气，则胆火自能游行于三焦；枳实可降肺胃之气，则脾肾之清阳可升，此药对具有恢复正常气机升降的作用，可用于气郁诸证。

（2）**治外感发热** 前述之败毒散治憎寒壮热，头项强痛，肢体酸痛等。方中柴胡-枳实药对，意在散邪于外，行气于内，使内外之邪互无关联，则易于解散。清代名医章次公认为儿科表里同病最多，柴胡、枳实同用，深得推陈出新之妙。

（3）**治脏器下垂** 自李东垣创补中益气汤之后，其方使用甚广，临床多有报道，后人将补中益气汤配枳实治胃扩张、胃下垂、子宫脱垂、脱肛等脏器下垂之证，效果较单用该方更好，这是事实。若问其原理，则似乎费解——补虚升陷方中，何以用行气破滞之枳实？若从表面看，是有矛盾之嫌，若深究其机制，则毫无滞碍。因为此方补虚升陷，是对正气而言，唯其正气虚陷，清阳不升，则必浊气壅滞，故所主之证除虚象外，多有坠胀疼痛等。既有浊气壅滞，则清阳更加难升，此时破除浊气，必有利于升阳。方中原有陈皮，应是祛除浊气之举。当浊气较重时，加用枳实则破除浊气之力增强。因此，补虚方中适当配伍行气化浊之品，则与补虚诸药相反相成。现代药理研究表明，枳实煎剂，可兴奋胃肠平滑肌和子宫平滑肌，使其收缩力增强，张力增加，收缩频率加快。这种实验结果与中医学理论固然不同，但可说明一个事实，即柴胡、枳实配伍是可行的。谭同来亦认为柴胡透邪升阳以舒郁，枳实下气降浊而理滞；二药相配，能升能降，有开有泄，故能升清降浊。

3. **用量用法**

柴胡用量用法同前，但对于枳实多有争论。后世有学者根据

《名医别录》"九月、十月采"及《伤寒论》《金匮要略》使用枳实诸方各药的用量比例，认为仲景诸方之"枳实"应为后世之"枳壳"，使用时多生用或麸炒用。《本草纲目》说："枳实、枳壳气味功用俱同，上世亦无分别。魏、晋以来，始分实、壳之用……大抵其功皆能利气。气下则痰喘止，气行则痞胀消，气通则痛刺止，气利则后重除。故以枳实利胸膈，枳壳利肠胃。"

《本草衍义》曰："枳实、枳壳一物也。小则其性酷而速，大则其性详而缓。"梅国强教授赞成此观点，认为枳实与枳壳同出一物，仅采摘时间有异，故性味、功效相近。就行气之力来看，枳实辛散苦降，气锐性猛，破气导滞力远强于枳壳。善行心下胃脘之结气，消除痞满，凡气滞脘痞者均可使用。至于选用枳实、枳壳，则应视正气强弱、邪气微甚而定。梅国强教授常用剂量为柴胡 10~15g，枳实 15~25g。

4. 使用禁忌

柴胡、枳实二药配对，有散有破，易损正气。《伤寒论》中使用枳实，多属实证。若非体壮邪实胀满疼痛者，不宜用之，孕妇忌用；用于虚证，须与补益之品同用。

（六）柴胡-大黄药对

大黄首见于《神农本草经》："主下瘀血，血闭，寒热，破癥瘕积聚，留饮宿食，荡涤肠胃，推陈致新，通利水谷，调中化食，安和五脏。"仲景基本沿用前人对大黄的认识，充分运用了其泻下通便、下瘀泄热之功。

《伤寒论》有大黄者 14 方（不含枳实栀子豉汤加减法），而柴胡-大黄药对在《伤寒论》中可见 2 方，参见表 7。

表 7　《伤寒论》柴胡-大黄药对方源

方名	剂量		主要配伍用药
	柴胡	大黄	
大柴胡汤	半斤	二两	黄芩、半夏、生姜、大枣、枳实、芍药
柴胡加龙骨牡蛎汤	四两	二两	黄芩、半夏、生姜、大枣、人参、龙骨、牡蛎、茯苓、桂枝、铅丹

《金匮要略》有大黄者 23 方，而含柴胡-大黄药对也有 2 方，除大柴胡汤外，还有鳖甲煎丸（六分：三分）。

1. 张仲景对柴胡-大黄药对的运用

柴胡-大黄药对在《伤寒论》中出现不多，首见于大柴胡汤，该方治疗"伤寒发热，汗出不解，心中痞硬，呕吐而下利者"（第165 条）；"呕不止，心下急，郁郁微烦者"（第 103 条）；"热结在里，复往来寒热者"（第 136 条）；"按之心下满痛者"（《金匮要略·腹满寒疝宿食病脉证并治》）。其主治病证病位在少阳、阳明，而柴胡主入少阳，大黄主入阳明，故笔者认为大柴胡汤重要的配伍即为柴胡-大黄药对。

纵观仲景之用大黄，多发挥泻下、泄热、活血之功，《伤寒论》中大黄主要适用于里实证或里热证，如三承气汤之治阳明腑实证、大黄附子汤之寒积实证、大黄牡丹汤之肠痈证等。就归经而言，柴胡主入肝胆，大黄主入胃肠，加之两药均性寒，合而为用，以祛邪攻积为主，常见于治疗以下病证。

（1）治少阳兼阳明腑实证　以大柴胡汤为代表，柴胡-大黄可视为少阳阳明同病的重要药对。少阳证以往来寒热，呕不止，胸胁苦满等为主要见症；阳明证则以心下急，心中痞硬，或腹痛，便秘或热结旁流为主要见症。分析上述病情，使用柴胡-大黄药对的意

133

义，有以下两点：其一，《伤寒论》大柴胡汤证，是少阳兼阳明腑实，故两经热实征象明显，故用柴胡意在宣透少阳郁热；用大黄意在攻泻阳明腑实，内外双解之意亦为明显。然则少阳郁热（胆火）已盛，而阳明腑实初成，加之痞硬疼痛部位偏高，故攻泻不宜峻猛，观大柴胡汤中大黄用量（二两）为小承气汤中大黄剂量之半可知。其二，《金匮要略·腹满寒疝宿食病脉证并治》云："按之心下满痛者，此为实也，当下之，宜大柴胡汤。"此属杂病范畴证候，并非少阳兼阳明腑实，故此条原文并未涉及往来寒热，胸胁苦满等。于是对方中柴胡的诠释便不能以宣透少阳郁热为言，而应以疏利枢机、调和胆胃功能为言。大黄虽然仍属攻下，但以泻实为主，泄热次之。可见同一方中的同一药对用在不同证候时，其作用和意图将有所区别。

（2）**治少阳兼烦惊证**　　《伤寒论》第107条柴胡加龙骨牡蛎汤证，前已述及，乃病入少阳，邪气弥漫，表里同病，虚实互见之证，以胸满烦惊，小便不利，一身尽重等为主症。方中柴胡之作用，虽同其他柴胡类方，但柴胡剂量则由八两减为四两，是其病已虚实互见，故以减量为佳。大黄亦为二两，又无枳实配伍，仅为泄阳明之热而已。前述大柴胡汤，有柴胡八两，大黄二两，枳实四枚，是因为少阳热郁，阳明腑实初成，又无虚象，故用大黄，旨在攻泻阳明之实热。

2. 后世医家对柴胡-大黄药对的运用

（1）**治杂病肝热实证**　　后世医家也将本药对用治杂病肝热实证。周学海《读医随笔·卷四》分析了肝热的成因，认为"肝郁而力不得舒，日久遂气停血滞，水邪泛滥，火势内灼而外暴矣"。此外，肝郁则脾失健运，脾气不升则胃气不降，以致肠中陈垢壅滞，郁而生热。柴胡疏肝，解肝热之因，《滇南本草》亦云柴胡"除肝家邪热"；大黄可清热活血，如《本草易读》云大黄："泄热行瘀，决壅开塞，除阳亢之谵语，解实结之满痛，下阳明之结燥，除太阴之湿蒸，通经脉而破癥瘕，消痈疽而排脓血。"而"泄热行瘀"有助解郁，故此药对配合，可用于肝经实热、伴热结便秘之证。

（2）**治急腹症**　现代运用，两药常见于治疗急腹症的方剂中。《神农本草经》谓柴胡"去肠胃中结气，饮食积聚，寒热邪气，推陈致新"，又称大黄"荡涤肠胃，推陈致新"，《药性论》亦云大黄"主小儿寒热时疾，烦热，蚀脓"，两药合用，推荡积滞，有斩关夺门之功。中国工程院院士吴咸中使用大黄治疗急腹症40余年，认为大黄有五个方面的作用：一是调整胃肠运动；二是改善血液循环；三是清洁肠道，减少毒素吸收；四是保护肠屏障；五是调整免疫功能，保护器官。大黄用于急腹症临床多见，而以柴胡、大黄为基本配伍的大柴胡汤临床也多用治多种急腹症，如急性肠梗阻、急性胰腺炎、急性胆囊炎等。

（3）**治瘀血疼痛**　《药性论》即谓大黄"破留血"，可见其活血之功由来已久。《医学发明》之复元活血汤中重用酒制大黄荡涤留瘀败血，引瘀血下行。柴胡疏肝理气，《滇南本草》谓其"行肝经逆结之气"，气行则血行，兼引诸药直达病所。两药合用，攻散胁下瘀滞，并有疏肝通络之功，用治跌打损伤，瘀血留于胁下，痛不可忍者。大黄酒制，且加酒煎药，均为借酒行散之功以增强活血通络之力。胁下实属肝经之分野，用柴胡-大黄药对实至名归，治疗胁肋部外伤或肋间神经痛、肋软骨炎等病证，现在临床应用又有拓展，广泛应用于治疗各种外伤、软组织损伤等属于血瘀气滞者。

3. **用量用法**

柴胡用量用法前已详述。大黄在《伤寒论》和《金匮要略》中用量差别较大，大剂量者意在攻逐实邪，如厚朴大黄汤中用六两，有泻支饮之用。大承气汤、小承气汤、调胃承气汤、大黄甘草汤、大黄牡丹汤、大黄甘遂汤、大黄硝石汤均为四两；主要用于清热泻火、利湿退黄、活血祛瘀等。抵当汤、大黄附子汤中用三两，下瘀血汤、茵陈蒿汤、泻心汤、大柴胡汤均用二两。小剂量者，用于清热除烦，如栀子大黄汤用一两。现代研究证明，0.3g 的微量大黄，不仅无泻下作用，反有健胃之功。用以通便为主的常规用量当为 6~12g。黄煌认为大黄用量可分为三段：大量（6 两，18g 以上），重在攻下；中量（3~4 两，10~12g），偏于活血通经；小量（1~2 两，3~6g），除痞退黄。

分析仲景使用大黄的规律，凡攻下热结成实者，必定后下，如大承气汤、厚朴三物汤等；若非急下，以泄热为用则多与他药同煎，如泻心汤、栀子大黄汤；《伤寒论》大黄黄连泻心汤，药味与剂量同《金匮要略》泻心汤，为清泄无形之热而用，故用沸汤浸渍法；若取其活血化瘀则多酒服（浸），如下瘀血汤、抵当汤、大黄䗪虫丸等。现代研究认为，大黄的泻下作用与其煎煮时间密切相关，煎煮少于 5 分钟或久煎者泻下力弱，其最佳的泻下力当为煎煮 10~15 分钟。大黄的炮制表明，生大黄（或大黄粉）泻下，熟大黄泄热，酒大黄活血，大黄炭止血，这些均与仲景所用大黄制剂一致。其具体服法如"顿服""分温再服""得下止服""分温三服"等不同应用。大黄苦寒，易伤元气，中病即止，脾胃虚弱者慎用。

4. 使用禁忌

本药对理气活血力强，多用于急腹症或跌打损伤，故非邪气实者不宜用，或慎用。

（七）柴胡-牡蛎药对

牡蛎首载于《神农本草经》，并列为上品。《神农本草经》曰：

"主伤寒，寒热，温疟洒洒，惊恚怒气，除拘缓、鼠瘘，女子带下赤白。"仲景经方中有 10 方应用牡蛎。对其功效的认识，历代本草书籍都有不断扩充。至《名医别录》称其可"止汗"；《海药本草》谓之"能补养，安神"。而《本草纲目》引成无己言："牡蛎之咸，以消胸膈之满，以泄水气，使痞者消，硬者软也。"并称其："化痰软坚，清热除湿，止心脾气痛，痢下赤白浊，消疝瘕积块，瘿疾结核。"此即软坚散结、咸以泻下之功效。实则《伤寒论》一书对牡蛎的这些功效早有运用。

《伤寒论》有牡蛎者 6 方，而柴胡-牡蛎药对在《伤寒论》中出现于 2 方，若计小柴胡汤加减法则有 3 方，见表 8。

表 8 《伤寒论》柴胡-牡蛎药对方源

方名	剂量		主要配伍用药
	柴胡	牡蛎	
柴胡加龙骨牡蛎汤	四两	一两半	黄芩、半夏、生姜、大枣、人参、龙骨、大黄、茯苓、桂枝、铅丹
柴胡桂枝干姜汤	半斤	二两	黄芩、干姜、栝楼根、桂枝、炙甘草
小柴胡汤加减法	半斤	四两	黄芩、半夏、生姜、人参、炙甘草

《金匮要略》有牡蛎者 9 方，而柴胡-牡蛎药对仅入柴胡桂姜汤。

1. 张仲景对柴胡-牡蛎药对的运用

由表 8 可知，《伤寒论》中出现柴胡-牡蛎药对，一为伤寒误下而致"胸满烦惊，小便不利，谵语，一身尽重，不可转侧"，方用柴胡加龙骨牡蛎汤。方中牡蛎一则助柴胡疏利少阳以除胸满，再则配龙骨以重镇安神。二为伤寒经过汗下后，少阳枢机不利，胆火内郁，三焦决渎失职，水饮内停，症见"胸胁满微结，小便不利，渴而不呕，但头汗出，往来寒热，心烦"等，此为少阳兼水饮证，方用柴胡桂枝干姜汤。方中牡蛎配柴胡作用同上，另有牡蛎配栝楼根，以化饮散结。三为少阳病或然症，"胁下痞硬"，故去大枣之壅滞，加牡蛎咸以软坚，散结消痞。

2. 后世医家对柴胡-牡蛎药对的运用

汉代以后，随着对两药的充分认识，医家论述颇多，两药合用也日趋广泛。柴胡芳香辛散，主入气分，宣畅气血，疏肝解郁；牡蛎性寒味咸、涩，寒有清热益阴之功，咸可软坚散结化痰，涩可潜敛浮阳，收敛固涩。二药伍用，有升有降，散收得度，使气血调和。其常见应用如下。

（1）**治瘰疬、瘿瘤** 牡蛎味咸，《本草纲目》明确指出其"化痰软坚"，能治"瘿疾结核"，张锡纯谓之"能软坚化痰，善消瘰疬"，即功能化痰软坚散结。以柴胡、牡蛎配伍夏枯草及黄药子等为基本方，治甲状腺瘤及甲状腺囊肿效佳。临床多将柴胡-牡蛎药对配伍栝楼根（天花粉），开痰散结之力更著。

（2）**治乳房疾病** 乳房与肝、胃功能相关，并与其经脉循行相近，而柴胡可疏肝解郁，牡蛎可软坚散结，故二药合用可治疗乳房硬结、肿块、胀痛等症。治疗肝气郁结，气机阻滞，痰浊凝结于乳房而致乳癖、乳癌等，亦可用本药对配瓜蒌、贝母、半夏同用，方如《中医外科学》逍遥蒌贝散。

（3）**治肝脏疾病** 《得配本草》称牡蛎"得柴胡，治腹痛"，《本草纲目》则引王好古言："牡蛎入足少阴，为软坚之剂。以柴胡引之，能去胁下硬。"借此药对疏肝化痰散结之力，临床常将其用于治疗肝病。梅国强教授亦常用此药对，认为二药升降同用，散收并行，可疏肝软坚，调畅气血，若另加泽泻，则有化痰散结之功。故常以柴胡、牡蛎配伍为主治疗慢性肝炎、早期肝硬化等。

（4）治精神疾病 牡蛎质重性寒，可清热益阴，潜阳，镇惊。《得配本草》云："凡肝虚魂升于顶者，得此降之，而魂自归也。"《海药本草》则谓之："能补养，安神，治孩子惊痫。"肝藏魂，与胆互为表里。梅国强教授认为，一旦胆郁化火妄动，肝魂不安则惊悸而烦。故常以此药对治疗肝魂不藏之失眠、惊悸甚者癫狂，如神经衰弱、精神分裂症等。陈苏生亦善用二药，常同时配伍香附、乌药、郁金、石菖蒲、苍术、厚朴、夜交藤、合欢皮组成柴牡十味汤，以调节食、眠、泄三大生活环节，用治神经衰弱等有较好疗效。

（5）治闭汗、自汗、盗汗 陈苏生善用柴胡-牡蛎药对治疗闭汗证。闭汗一证，治宜开腠理，使营卫调和，毛窍开合有度。本配伍用牡蛎收敛，似与闭汗不合，但此时用牡蛎配柴胡，其意不在收，而在制。二药相伍，升降相因，终使气血营卫调和，表里融达。陈苏生治疗闭汗证，喜用二药配伍加于辨证方中，每得奇效。

梅国强教授曾运用柴胡加龙骨牡蛎治疗一因车祸后自汗、盗汗患者，疗效较为理想。因思其机制，《伤寒论》第107条之柴胡加龙骨牡蛎汤证，原文并无自汗、盗汗之记述，何以能治？此例病起于车祸之后，虽无重伤，然惊魂未定，常于寐中惊醒而惶惶然，胸胁不适，当与胸满烦惊机制略同，乃从整体上把握病情。唯其惊吓太过，必心神不安，胆气受其惊扰，故自汗盗汗，俗称吓出一身冷汗者是也。方中柴胡-牡蛎药对有舒畅胆气、重镇安神的作用，同时牡蛎确有敛汗功效，《名医别录》称其可"止汗"，《药性论》谓其"止盗汗"也可旁证，故患者治疗后，自汗、盗汗得止，而诸症自安。

（6）治崩漏、带下 牡蛎以归肝肾二经为主，味咸而涩，有收敛固涩、固崩止带之功。可"治女子崩中",主"女子带下赤白"。带下一证,从部位来看,属于肝经,故治带下用柴胡-牡蛎药对,是为得法。

(7) 其他 柴胡-牡蛎药对临床运用远不及上述病证。陈苏生善用二药配伍有独特的经验。除用治肝病及神经衰弱外,还将此药对用治慢性结肠炎及咳喘证:其一,取其软坚疏肝、调和气血的作用,自拟柴牡四煨汤(北柴胡9g,煅牡蛎30g,煨葛根9g,煨防风15g,煨木香9g,煨肉豆蔻9g,苍术9g,厚朴6g,大腹皮10g,泽泻9g,黄连3g,乌药9g)治疗慢性结肠炎,获得满意疗效。其二,自拟二麻四仁汤,开合相济平咳喘。当痉咳剧烈时,加南柴胡9g,生牡蛎30g,取其疏敛平肝、调和气血、缓痉咳之用。

3. 用量用法

柴胡用量用法同前。牡蛎宜打碎先煎,收敛固涩宜煅用,其他多生用。近代名医张锡纯亦认为生用牡蛎可以"存性",指出若作丸散可煅用,若入汤剂则以不煅为佳,并强调牡蛎煅用只宜于两种情况:一是意欲专取其收敛固涩之力,收一时之功;二是意欲使其质稍软,与脾胃相宜。

梅国强教授常用剂量:柴胡6~10g,牡蛎15~30g。

4. 使用禁忌

此药对性寒,肾虚火衰,精寒自出及虚而有寒者忌之;煅牡蛎入温剂中,仍是良药。

(八) 桂枝-芍药药对

桂枝-芍药药对在《伤寒论》中较为多见,出现于19首方,参见表9。

此药对在《金匮要略》中有21方,与《伤寒论》不重复的方

剂有附《千金》内补当归建中汤（三两∶六两）、小青龙加石膏汤
（三两∶三两）、桂枝茯苓丸（等分）、桂枝芍药知母汤（四两∶三
两）、桂枝加黄芪汤（三两∶三两）、黄芪建中汤（三两∶六两）、
黄芪桂枝五物汤（三两∶三两）、温经汤（二两∶二两）、薯蓣丸
（十分∶六分）、鳖甲煎丸（三分∶五分）等 14 方。

表 9　《伤寒论》桂枝–芍药药对方源

方名	剂量		主要配伍用药
	桂枝	芍药	
桂枝汤	三两	三两	生姜、大枣、炙甘草
柴胡桂枝汤	一两半	一两半	柴胡、黄芩、半夏、生姜、人参、大枣、甘草
小建中汤	三两	六两	饴糖、生姜、大枣、炙甘草
小青龙汤	三两	三两	麻黄、干姜、细辛、半夏、五味子、炙甘草
当归四逆汤	三两	三两	当归、细辛、木通、大枣、炙甘草
当归四逆加吴茱萸生姜汤	三两	三两	当归、细辛、木通、大枣、炙甘草、吴茱萸、生姜
桂枝加大黄汤	六两	三两	生姜、大枣、炙甘草、大黄
桂枝加芍药汤	三两	六两	生姜、大枣、炙甘草
桂枝新加汤	三两	四两	生姜、大枣、炙甘草、人参
桂枝加附子汤	三两	三两	生姜、大枣、炙甘草、附子
桂枝加厚朴杏子汤	三两	三两	生姜、大枣、炙甘草、厚朴、杏仁
桂枝加桂汤	五两	三两	生姜、大枣、炙甘草
桂枝加葛根汤	二两	二两	生姜、大枣、炙甘草、葛根

方名	剂量		主要配伍用药
	桂枝	芍药	
桂枝麻黄各半汤	一两十六铢	一两	麻黄、杏仁、生姜、大枣、炙甘草
桂枝二麻黄一汤	一两十七铢	一两六铢	麻黄、杏仁、生姜、大枣、炙甘草
桂枝二越婢一汤	十八铢	十八铢	石膏、白术、生姜、大枣、炙甘草
麻黄升麻汤	六铢	六铢	麻黄、升麻、当归、知母、黄芩、葳蕤、炙甘草、天冬、茯苓、石膏、白术、干姜
葛根汤	二两	二两	麻黄、葛根、生姜、大枣、炙甘草
葛根加半夏汤	二两	二两	麻黄、葛根、生姜、大枣、炙甘草、半夏

1. 张仲景对桂枝-芍药药对的运用

桂枝-芍药药对主要集中在桂枝类方中，仲景用桂枝共计76方，《伤寒论》中有41方，而桂枝与芍药的配伍就接近一半，可谓常用，其主治病证概括如下。

（1）治太阳中风证 桂枝、芍药之功效前已详述。两药配伍使用，桂枝辛甘通阳，解除肌表之风寒，攘外以调卫；芍药酸苦敛阴，固护阴液，安内以和营，发挥解肌祛风、调和营卫之功。《医宗金鉴·订正仲景全书·伤寒论注》认为："桂枝君芍药，是于发汗中有敛汗之旨；芍药臣桂枝，是于和营中有调卫之功。"二药相制为用，解表而不伤阴，敛阴而不碍邪，表证得解，营卫自和。从这个意义上讲，使用本药对的代表方，首推桂枝汤，旨在治疗太阳中风证及其兼证，如桂枝加芍药汤、桂枝加厚朴杏子汤、桂枝加葛根汤、桂枝二越婢一汤等。

（2）**治杂病发热自汗**　以桂枝、芍药配伍为主的桂枝汤，被后世广泛尊崇并誉为"汤液之祖"（孙思邈）、"群方之魁"（柯琴）、"和剂之祖"（王子接）。邹澍说桂枝"其功之最大，施之最广，无如桂枝汤，则和营其首功也"。营卫不和是众多疾病的基础，无论外感或是内伤都可导致这种结果。如《伤寒论》第53条云："病常自汗出者，此为营气和，营气和者，外不谐，以卫气不共营气谐和故尔，以营行脉中，卫行脉外，复发其汗，营卫和则愈，宜桂枝汤。"此条以"病常自汗出者"冠首，固不可断然排除太阳中风，然内伤杂病之汗出，亦可概括其中。说明或因虚损劳伤等因素，以致营卫不和之自汗，桂枝汤亦为佳方。《伤寒论》第54条云："病人脏无他病，时发热自汗出而不愈者，此卫气不和也，先其时发汗则愈，宜桂枝汤。"此多指内伤杂病，其病不在脏，外无太阳中风迹象，乃营卫不和所致，用桂枝汤疗效恒佳。这种用法，实开桂枝汤治疗杂病之先河。方中桂枝–芍药药对，调和营卫，使营卫和谐则诸症自止。

（3）**治腹痛**　前言之桂枝、芍药配伍，调和营卫，用于太阳中风证、杂病发热自汗时多等量使用（1∶1）。若增加芍药剂量则以调和营卫，缓急止痛见长，如桂枝加芍药汤、桂枝加大黄汤（桂枝、芍药剂量比为1∶2），出自《伤寒论》第279条："本太阳病，医反下之，因而腹满时痛者，属太阴也，桂枝加芍药汤主之；大实痛者，桂枝加大黄汤主之。"太阳病误下之后，病离其表而涉及太阴，若腹满时痛者，乃脾伤气滞、络脉不和所致，故宜桂枝加芍药汤通阳益脾，和络止痛；若大实痛，或兼拒按，便秘等，为脾伤气滞，络瘀较甚，尚兼有形实邪，故于桂枝加芍药汤中更加大黄二两，以增活血化瘀、通经活络之功。又于桂枝加芍药汤中加饴糖，以其甘温补养之性，而使桂枝、芍药配伍，发挥甘温补中、和脾养血、缓急止痛之效。气血为脾所生化，若因心脾不足而气血虚损，以致心中悸而烦等，是方不变，药对不变，而治不同。其他如黄芪建中汤、内补当归建中汤等，皆从其例。

（4）**治奔豚** 平冲降逆以治奔豚之名方桂枝加桂汤的药味，与桂枝汤同，但将桂枝剂量增至五两，则其方变为温通心阳、平冲降逆之功效。或问既有奔豚上冲胸，方中又增桂枝用量，将作何解？回答是本证因烧针令其汗，针处被寒而起，是必心阳发越太过而虚损，故下焦寒气乘虚上僭阳位而发奔豚证。治宜温通心阳（正阳）以降寒逆（邪气），故加重桂枝用量，通阳气于虚损之际，降寒逆于妄动之乡，一举两得。故方中桂枝-芍药药对，重用桂枝，有温通心阳、平冲降逆之功。

（5）**治身痛** 《伤寒论》第62条云："发汗后，身疼痛，脉沉迟者，桂枝加芍药生姜各一两人参三两新加汤主之。"此为发汗太过，损伤营阴，筋脉失养，以致汗后身痛不休，故桂枝剂量不变，加芍药一两，则其方氤氲温和，以养营阴来复，并加人参三两，辅以益气生阴，则其力更胜。桂枝芍药知母汤用桂枝四两，芍药三两，因有其他配伍不同而治历节病。此方桂枝、芍药之功效，应是调和营卫之中，增强祛风寒作用。

（6）**治寒凝血瘀** 《伤寒论》第351条云："手足厥寒，脉细欲绝者，当归四逆汤主之。"该方由桂枝汤加减变化而成，就桂枝-芍药药对而言，其义有二：一者，调和营卫以通利血脉。二者，当归、细辛等与之配合，则增强祛寒养血、活血通络之效，温经汤、土瓜根散、桂枝茯苓丸中之桂枝-芍药药对，当从此例。

在桂枝汤里桂枝、芍药的用量都是三两，剂量之比为1∶1。桂枝为血分阳药，主走表；芍药为血分阴药，主走里。二药相配，则桂枝得芍药，而不任性走表；芍药得桂枝，而不任性走里。走于不表不里，而行于营卫，揭示了配伍用量的独具匠心。历代伤寒医家多以之为准绳，但在临证时可以根据病情，视配伍的其他药物而灵活变通，如患者属阳热之体或方中配伍的温热药较多时，桂枝用量又未尝不可低于芍药，桂枝新加汤之意莫不如此。又如患者阳气素虚或方中阴柔之品较多时，桂枝用量也可多于芍药，只要方药能够纠偏，达到治疗的目的便可。

2. 后世医家对桂枝-芍药药对的运用

（1）治脾胃虚寒诸证 桂枝与芍药配伍还具有温中健脾、缓急止痛的作用，用于治疗中焦脾胃虚寒证。《伤寒论》桂枝加芍药汤，治疗太阳病误下，伤及太阴，脉络不和之腹满时痛等。前方加饴糖，即小建中汤，用于治疗腹中急痛。究其病机，是中焦虚寒、气血不足之人感受寒邪，寒主收引而腹中拘急而痛，故以桂枝三两、芍药六两，更君以饴糖，而成温养中焦气血、缓急止痛之方。此方亦治气血两虚之心中悸而烦。《金匮要略》用此方治疗"虚劳里急，悸，衄，腹中痛，梦失精，四肢酸疼，手足烦热，咽干口燥"。两方中均有桂枝、芍药配伍。这一基本原则后人悉遵古训，而运用病证之广，则超出前贤。《经方实验录》曰："盖桂枝汤一方，外证治太阳，内证治太阴。"对桂枝-芍药药对的运用也有启迪作用。在现代临床应用方面，对于虚人外感、内伤杂病，对小建中汤运用甚广，如内、外、妇、儿、皮肤、男科及老年病方面都有广泛应用。内科较为多见用于消化系统疾病，如慢性胃炎、慢性胃及十二指肠溃疡、慢性结肠炎、血管神经性腹痛、慢性乙型肝炎等；妇科多见用于痛经、先兆流产、崩漏、恶露不绝等，不胜枚举。然究其病机，都为中焦虚寒，气血两虚，阴阳失和，关键在于中气虚寒。

《金匮要略·血痹虚劳病脉证并治》黄芪建中汤，治疗"虚劳里急，诸不足"，是在小建中汤的基础上加黄芪而成，后世除溯源使用外，还在很大程度上拓展了临床运用。如李寿山用桂枝 10g，黄芪 30g，炒白芍 30g，炙甘草 10g，生麦芽 30g，生姜 10g，大枣 6 枚，组方治疗慢性胃炎及消化性溃疡之胃气虚寒，脘腹冷痛。夏翔用桂枝 12g，黄芪 24g，白芍 15g，白术 15g，枳壳 12g，蒲公英 30g，牡蛎 30g，白花蛇舌草 30g，八月札 12g，佛手片 9g，陈皮 9g，组方治疗胃炎及消化性溃疡。马连珍用桂枝 10g，杭芍 18g，黄芪 30g，炙甘草 10g，甘松 10g，延胡索 10g，川楝子 10g，组方治疗胃脘痛。由此可知，对于脾胃虚寒及脾胃虚弱而出现的气血不足等病，临证常以桂枝-芍药药对合黄芪等药物。

（2）**治血脉瘀滞病证** 芍药和营理血，充养血脉，《神农本草经》《名医别录》谓之："除血痹。""通顺血脉，缓中，散恶血，逐贼血。"桂枝温通阳气，以推动血脉运行，《经方配伍用药指南》云桂枝："温阳以宣畅气机，通经而化瘀行滞。"此桂枝、芍药相配，温、补、通、调并用，不仅可以调和营卫，还能起到调畅气血、通利血脉的作用。针对气虚血滞、营卫不和的血痹不通，肌肤麻木不仁，甚则酸痛等亦有良效，此用实源于《金匮要略》黄芪桂枝五物汤。若舌质紫暗，血瘀较重，加当归、红花、鸡血藤养血活血；若下肢症状明显，加杜仲、牛膝、木瓜引药下行；上肢不仁，加善行上部的羌活、姜黄；腰部酸痛者，加续断、桑寄生、肉桂补肾强腰。《伤寒论》方之当归四逆汤类、金匮方之温经汤等，当从其例。两药协温通之品，尤其适用于血虚寒凝、脉络瘀阻之证。

（3）**治肝病** 桂枝-芍药药对调和营卫、气血，还能柔肝止痛，对于厥阴肝寒者尤为适宜。《素问·脏气法时论》云："肝欲散，急食辛以散之。""肝苦急，急食甘以缓之。"桂枝辛香发散，又味甘和缓，可疏通肝寒之凝，合芍药可补肝血之虚，对肝血虚、阴寒凝滞证，甚为合拍。两药配伍也体现了气血配伍的特点，温中有补，补中有行，通阳行血，使血虚得濡养，瘀滞得行，寒邪得温。

（4）**治妇科病**　现代临床，在妇科领域运用桂枝-芍药药对，所用方药大体根据仲景当归四逆汤、温经汤而变，不过所治病种甚多。如李炳文治疗冲任虚损、血虚有寒所致的各类妇科病，均用当归 10g，白芍 10g，桂枝 10g，配伍川芎 9g，生姜 6g，牡丹皮 10g，半夏 10g，麦冬 10g，炙甘草 6g，阿胶 10g，吴茱萸 6g 等。赵国章也用等量的桂枝、芍药、当归各 10~15g，治疗冲任虚寒、瘀血阻滞之痛经及月经不调。女子以血为用，故桂枝-芍药药对用治妇科疾病，多与当归合用，以增其养血和血之功。

（5）**治肝郁脾虚病证**　桂枝与芍药的配伍结构还有"杀肝而益脾"的作用，明清以后医家常用。桂枝利肝气，一指其能平降肝气，以制肝气横逆；二指其能疏肝使之条达。以上两种作用是对桂枝芍药配伍而言，非桂枝能独擅其功。治肝方中，常有芍药，然芍药亦难包揽肝病。李时珍谓桂枝："能抑肝风而扶脾土。""杀肝而益脾。"张锡纯认为桂枝"味辛属金，故善抑肝木之盛使不横恣……又善理肝木之郁使之条达也"。李时珍为古代著名的医药学家，张锡纯乃现代名家，其语能有不实者？实固实，然则阐发桂枝、芍药功效之语，是指桂枝的配伍功效，不能当作直接功效看待，否则《本草纲目》收载治肝阳上亢方中，用桂枝者盖寡，又当作何解释？张氏名方——镇肝熄风汤中无桂枝，亦是有力的证据。若从病情分析，有肝气郁结，而中焦虚寒者，方中用桂枝（肉桂、桂心），仍属上乘用法。如《本草纲目·木部》"桂"下"发明"引《医余录》云："有人患赤眼肿痛，脾虚不能饮食，肝脉盛，脾脉弱。用凉药治肝则脾愈虚，用暖药治脾则肝愈盛，但于温平药中倍加肉桂，杀肝而益脾，故一治两得之。《传》云'木得桂而枯'是也。"可见这是因肝郁而脾家虚寒，则于甘平药中用桂枝。又如当今临床治疗乙肝等肝脏疾病，当肝郁而脾虚，气血生化之源不旺者，用当归建中汤加减，常获良效。由是言之，不得一见李氏、张氏之言，便于肝病治疗中妄用桂枝。芍药苦酸甘，微寒，归肝脾二经，具有养血平肝、敛阴和营止痛的功效。《本草纲目》谓之："白芍益脾，能于土中泻木。赤芍药散邪，能行血中之滞。"《本草备要》谓之"补血，泻肝，涩，敛阴。苦酸微寒，入肝脾血分，泻肝火，安脾肺"。对芍药入肝脾、泻肝木、益脾气的功能，历代医家的认识是一致的。但是必须深刻意识到芍药之益脾，重在"于土中泻木""泻肝火，安脾肺"，说明芍药益脾有较大的适应范围。两药配伍能够泻肝平木，达到利肝气的目的，其中桂枝辛温通畅肝气，能使肝郁得解，气不横逆；桂枝得芍药之酸收和营，则辛散而不耗肝阴；芍药以其酸苦微寒，既泻肝气之亢，又养肝血之亏，得桂枝辛甘温之助，则伐肝而不致"伐生发之气也"。以上讨论均与《素问·至真要大论》中"厥阴之胜，治以甘清，佐以苦辛，以酸泻之"相符。历代名医朱丹溪、叶天士、吴鞠通、张锡纯、曹颖甫等均有妙用。曹颖甫认为"桂枝汤功能能疏肝补脾者也"。

（6）**治风湿病** 桂枝辛甘温属阳，芍药酸苦寒属阴。桂枝善通阳气，能升能散，以入气分为主，兼入血分；芍药善和营益阴，能收能敛，平抑肝阳，利水气，主入血分，兼入气分。桂枝、芍药相配之所以相反相成，就在于通过两者对立的功能，对人体的营卫、气血、阴阳起调节作用。娄多峰教授在此基础上随证加减，用于营卫不和的风湿病患者。白芍用量20~30g，桂枝用量9~12g。

（7）**其他** 现代临床报道桂枝配伍芍药组成的桂枝汤可用于治疗内外妇儿五官各科疾病200余种，而以内科各系统的疾病为主；对于一些疑难杂症，桂枝汤尤显奇功。由此可窥见桂枝-芍药药对之运用。如祝谌予用桂枝 10g，芍药 10g，甘草 6g，生姜 3 片，大枣 5 枚，治疗外感发热自汗、十二指肠溃疡、雷诺病等。施今墨则将川桂枝、杭芍药同炒并用，治疗营卫不和，时有躁汗，表虚寒证不解者。滕宣光对于小儿心血不足，引起脾肺虚的自汗、盗汗证，用桂枝 6g，白芍 10g，启发心阳，敛阳和血，一启一闭，汗证立愈。此配伍还可外用，如《中医外治法类编》实表膏，以桂枝、白芍与黄芪、白术、羌活等同用，制为膏剂，外贴心口，主治外感风寒，表虚自汗。

3. 用量用法

常用剂量：桂枝 6~9g，白芍 10~15g，大剂量则 15~30g。如前所述，两药调和营卫、气血、阴阳，或是温经和血时多等量使用，若缓急止痛时多重用芍药。张氏等曾对仲景并用桂枝、芍药的规律加以探讨，从等量、小量、大量及其他配伍等加以分析认为等量用者（不论常量或小量）均调和营卫；重用桂枝则主平冲降逆，重用白芍则主缓急止痛。桂枝、芍药用法同前。

梅国强教授使用桂枝-芍药药对调和营卫者多等量，各 10g；若汗出较多或是津伤明显，或取白芍缓急，则加大其剂量，多为 12~20g。

4. 使用禁忌

表实无汗，表寒里热，无汗烦躁，以及温病初起，发热口渴，咽痛脉数者忌用。

（九）桂枝-甘草药对

《神农本草经》将甘草列为上品，谓之"主五脏六腑寒热邪气，坚筋骨，长肌肉，倍力，金疮尰，解毒"，基本概括了甘草之功用。清代汪昂《本草备要》总结本品"生用气平，补脾胃不足而泻心火；炙用气温，补三焦元气而散表寒"。可知本品能广泛应用于外感或内伤杂病。"入和剂则补益，入汗剂则解肌，入凉剂则泄邪热，入峻剂则缓正气，入润剂则养阴血"，是对该药运用的精要概括。

《伤寒论》有甘草者 70 方，而桂枝-甘草组合是《伤寒论》中出现频次最高的药对，共计 37 方，参见表 10。

《金匮要略》中此药对也出现于 38 方（未计阳旦汤）。与上不同的有竹叶汤（一两：一两）、风引汤（三两：二两）、防己茯苓汤（三两：二两）等 24 方。

1. 张仲景对桂枝-甘草药对的运用

表 10 《伤寒论》桂枝-甘草药对方源

方名	剂量		主要配伍用药
	桂枝	甘草	
柴胡桂枝汤	一两半	一两	柴胡、黄芩、半夏、生姜、人参、大枣、芍药
柴胡桂枝干姜汤	三两	二两	柴胡、干姜、栝楼根、黄芩、牡蛎
大青龙汤	二两	二两	麻黄、杏仁、生姜、大枣、石膏
小建中汤	三两	二两	胶饴、生姜、大枣、芍药
小青龙汤	三两	三两	麻黄、干姜、细辛、半夏、五味子、芍药
半夏散及汤	等分	等分	半夏
甘草附子汤	四两	二两	附子、白术
当归四逆汤	三两	二两	当归、细辛、木通、大枣、芍药
当归四逆加吴茱萸生姜汤	三两	二两	当归、细辛、木通、大枣、芍药、吴茱萸、生姜

方名	剂量		主要配伍用药
	桂枝	甘草	
炙甘草汤	三两	四两	人参、生地黄、阿胶、麦冬、麻仁、生姜、大枣、清酒
茯苓甘草汤	二两	一两	茯苓、生姜
茯苓桂枝甘草大枣汤	四两	二两	茯苓、大枣
茯苓桂枝白术甘草汤	三两	二两	茯苓、白术
桂枝汤	三两	二两	生姜、大枣、芍药
桂枝人参汤	四两	四两	人参、干姜、白术
桂枝加大黄汤	三两	二两	生姜、大枣、芍药、大黄
桂枝加芍药汤	三两	二两	生姜、大枣、芍药
桂枝新加汤	三两	二两	生姜、大枣、芍药、人参
桂枝加附子汤	三两	三两	生姜、大枣、芍药、附子
桂枝加厚朴杏子汤	三两	二两	生姜、大枣、芍药、厚朴、杏仁
桂枝加桂汤	五两	二两	生姜、大枣、芍药
桂枝加葛根汤	二两	二两	生姜、大枣、芍药、葛根
桂枝甘草汤	四两	二两	无他药
桂枝甘草龙骨牡蛎汤	二两	一两	龙骨、牡蛎
桂枝去芍药汤	三两	二两	生姜、大枣
桂枝去芍药加附子汤	三两	二两	生姜、大枣、附子

方名	剂量		主要配伍用药
	桂枝	甘草	
桂枝去芍药加蜀漆牡蛎龙骨救逆汤	三两	二两	生姜、大枣、蜀漆、牡蛎、龙骨、生姜、大枣
桂枝附子汤	四两	二两	附子、生姜、大枣
桂枝麻黄各半汤	一两十六铢	一两	麻黄、杏仁、生姜、大枣、芍药
桂枝二麻黄一汤	一两十七铢	一两二铢	麻黄、杏仁、生姜、大枣、芍药
桂枝二越婢一汤	十八铢	十八铢	石膏、白术、生姜、大枣、芍药
桃核承气汤	二两	二两	桃仁、大黄、芒硝
麻黄汤	二两	一两	麻黄、杏仁
麻黄升麻汤	六铢	六铢	麻黄、升麻、当归、知母、黄芩、葳蕤、芍药、天冬、茯苓、石膏、白术、干姜
黄连汤	三两	三两	黄连、干姜、人参、半夏、大枣
葛根汤	二两	二两	麻黄、葛根、生姜、大枣、芍药
葛根加半夏汤	二两	二两	麻黄、葛根、生姜、大枣、芍药、半夏

仲景对桂枝-甘草药对使用较广，《伤寒论》方中有甘草者70方，其中有桂枝-甘草药对者占52.9%。有学者统计《伤寒杂病论》用桂枝的方剂中，有95%配用了炙甘草，不能不谓之重要。参看上述方剂，可知桂枝-甘草药对常用于治疗以下病证。

（1）**治心阳虚证** 《伤寒论》第64条桂枝甘草汤（桂枝四两，炙甘草二两），治疗"发汗过多，其人叉手自冒心，心下悸，欲得按者"。此为太阳病发汗太过损伤心阳所致的心悸证。徐大椿释云："发汗不误，误在过多。汗为心之液，多则心气虚。二味扶阳补中，此乃阳虚之轻者。"方中桂枝辛甘性温，色赤入心，与心同气相求，功能温阳助气，温通血脉，得炙甘草之甘温，益气补中，《日华子本草》亦称甘草能："安魂定魄，补五劳七伤，一切虚损，惊悸，烦闷，健忘。"二药相伍则如虎添翼，辛甘合化，温通心阳，正合《素问·阴阳应象大论》"辛甘发散为阳"之意。心阳得通，血脉得复，心悸自愈。本方仅二味以成方，时至今日，仍为温通心阳之祖方，后世治疗心阳虚损之证，多以此方作为基础方随证加减，以适应病情需要。另外，桂枝甘草龙骨牡蛎汤及桂枝去芍药加蜀漆牡蛎龙骨救逆汤均可视为桂枝甘草汤加味而成，或谓方中以桂枝-甘草药对为主。烦躁惊狂之证，何以用桂甘之类方药？此因误用火劫发汗，心阳受损，心神浮越所致。其机制类同桂枝甘草汤证而重于彼，盖火劫甚于发汗，烦躁甚于心悸，惊狂甚于烦躁，故速予温复心阳，不二之法也。然观桂枝、炙甘草之量变，发人深省。桂枝甘草汤证，为心阳虚，心神无所主持而悸动不安，其阳虚未至浮越程度，故用桂枝四两，炙甘草二两，速复其阳。桂枝甘草龙骨牡蛎汤证，因误下误火，而致心阳不足，心神浮越，故轻用桂枝一两，配炙甘草二两以温复心阳，并配龙骨、牡蛎以潜镇之，是不欲辛甘重剂之过度发越。桂枝去芍药加蜀漆龙骨牡蛎救逆汤证，则心阳虚损而浮越更重，以致惊狂，卧起不安。何以用桂枝三两，炙甘草二两？这是因为其证固重，而全方用意有所不同。该方用桂枝汤去芍药，其余药物剂量与桂枝汤同，知为温养、温通之剂，另加龙骨、牡蛎以镇摄，加蜀漆以化痰。可见病情轻重，全方用意不同，而使桂枝、甘草剂量比例发生变化。

同时，观麻黄汤类方、桂枝汤类方及柴胡桂枝汤、柴胡桂枝干姜汤等，仲景多用来治疗外感发热性疾病，今人已拓展了应用范畴，但其运用的基本原理仍与仲景学说一致。就外感热病而言，汗而发之，理所当然。在这类方剂中的桂枝-甘草药对，笔者提出以下看法：该药对并非作为一个单元发挥作用，而是在某个方剂中随其君臣佐使不同而分别发挥作用。如在麻黄汤类方中，桂枝主要协同麻黄发挥解表作用；炙甘草配麻黄、桂枝以辛甘发散，同时益脾胃以资汗源。在桂枝汤类方中，桂枝为君，芍药为臣，而甘草与桂枝相合，有辛甘发散之意，亦有安奠中焦之意。在柴胡桂枝汤中，桂枝为君药之一，于是桂枝-甘草药对应同于桂枝类方中该药对之意。至于温通心阳问题，因其证并无心阳不足，故虽桂枝-甘草药对，亦难发挥其作用。是否能预防汗出而造成心阳不足，还需临床观察。

细看《伤寒论》中其他几首方，发现也有一定的规律，见表11。表中诸方证均见"悸"或"气上冲"，且均少不了桂枝、甘草两味，用量也颇重，可见此药对可宁心定悸，治疗动悸有一定专长。治心阳虚奔豚的桂枝加桂汤之桂枝-甘草药对，显然意在温通心阳。而茯苓桂枝甘草大枣汤则同中有异。所同者，温通心阳；所异者，苓桂甘枣汤证兼下焦水气上逆，故重茯苓。

表11　含桂枝-甘草药对并用于治疗动悸的方证

方名	条文	主症
桂枝甘草汤	64	发汗过多，其人叉手自冒心，心下悸，欲得按者
苓桂术甘汤	67	心下逆满，气上冲胸，起则头眩，脉沉紧，发汗则为动经，身为振振摇者
苓桂甘枣汤	65	发汗后，其人脐下悸者，欲作奔豚
桂枝加桂汤	117	气从少腹上冲心者

方名	条文	主症
茯苓甘草汤	73、127、356	汗出不渴；厥而心下悸
小建中汤	102	心中悸而烦
炙甘草汤	177	伤寒，脉结代，心动悸

（2）治中虚里寒证（脾胃阳虚证）　茯苓桂枝白术甘草汤、茯苓甘草汤及小建中汤等。上述诸方所治病证或因吐下伤中，或因素体脾胃阳虚而见水气上冲之心下逆满，气上冲胸，起则头眩等，或水停中焦之不渴，心下悸或四肢厥逆等症。上三方同有桂枝-甘草药对，桂枝虽未云其入中焦，但与甘草合用后可以认为其产生了新的功效。

桂枝辛甘而温，有辛散温通之力；而甘草亦可"主腹中冷痛"。今二药相伍，亦有温里之效，首开辛甘化阳之先河。且辛从甘化，使阳中有阴，对某些病证而言，内补营气而养血，或可留恋中宫而载运阳气，益心脾，温养气血，或温化水饮。

（3）治风湿痹证　《素问·痹论》曰："风寒湿三气杂至，合而为痹。"痹证初起，与太阳表证相类似，但因其身重而"不能自转侧"，不同于太阳表证之身体疼痛；"脉浮虚而涩"，也不同于太阳表证之脉浮（虚），临证对于风寒湿邪痹阻肌肉经脉之证可考虑使用。由桂枝附子汤、甘草附子汤等可知，仲师运用桂枝-甘草药对治疗风寒湿痹多与附子同用。若桂枝3两，则附子2～3枚，以通阳祛风，温经散寒，除湿止痛。

上为桂枝-甘草药对出现较多之方，所主病证虽有不同，但总归与其温通血脉、温助阳气相关。桂枝辛甘温，归心经，能温通助阳，炙甘草性味甘平，归心肺脾胃经，能补中益气，缓急和中，甘草

"火炙之则温，能补三焦元气"，两药合用，正合"辛甘发散为阳"（《素问·阴阳应象大论》）之意。故桂枝与炙甘草相配伍的机制在于：辛温发散的桂枝，温通心阳的同时也解肌发表，可助汗出。"心主汗"（《灵枢·九针论》），故有汗为心之液的说法，多汗自有暗耗心阴之虑，配伍炙甘草，资其汗源，可防伤阴损阳之弊。炙甘草养营生血，守而不走，与桂枝相配则无壅滞之忧。柯韵伯评桂枝甘草汤说："桂枝本营分药……得甘草，则补营气而养血，从甘也。故此方以桂枝为君，独任甘草为佐，以补心之阳，汗虽多而不至于亡阳，甘温相得。斯血气和而悸自平……乃补心之峻剂也。"

2. 后世医家对桂枝-甘草药对的运用

（1）**治心血管系统疾病**　现代多在此药对基础上加味治疗心血管疾病，如冠心病、肺心病等属心阳虚者。临床亦见报道以桂枝20g、炙甘草10g为基本方，治疗原发性低血压，如以本方加五味子治疗体质性低血压；加肉桂，以开水冲泡，频频代茶饮，治疗低血压及用本药对加味治疗心源性哮喘和自主神经功能紊乱等疾病的报道。奚凤霖善用桂枝、炙甘草治心气心阳虚心悸怔忡，获得了满意疗效。

朱锡祺常用桂枝治心脏病。当心阳不展，浊阴弥漫，胸膺清旷之区，顿成迷雾之乡，投桂枝犹离照当空，阴霾自散。历来多以舌质红及血证为桂枝之禁忌，但朱氏认为，舌红只要舌上有津，具桂枝适应证照样可用。血证禁用桂枝不可一概而论。如风心病，肺部淤血而致咳血，用桂枝改善肺部血液循环，减轻肺部淤血而起止血作用，但血热妄行当禁用。桂枝和炙甘草对心阳虚之心悸怔忡有较好疗效。

（2）**治中虚里寒证**　茯苓桂枝白术甘草汤、小建中汤等经方被后世广为运用。如对腹中急痛者，常用桂枝-甘草药对配白芍、饴糖、大枣、生姜等同用，治疗虚寒性的腹痛。近人研究证明，甘草有缓解胃肠平滑肌痉挛的作用，这对桂枝-甘草药对的温里缓急止痛作用有了进一步的认识。

（3）治风湿痹证　娄多峰教授认为桂枝辛温，温通升浮，甘草甘平，益气内守。两药相配，走而不散，通行十二经。本药对通中有补，宣通而不耗散，且治疗作用是全身性的（如体表、肌肉、筋骨、肺、脾胃、心、肾等），而不限于一脏一腑。在此基础上随症加减，多用于治疗上肢为主的风寒湿痹。桂枝用量 12～15g，甘草 9～12g。梅国强教授亦云，痹证用桂枝也可，如白虎加桂枝汤治疗风湿热痹者可见，虑其初感，尚可用桂枝辛散外邪，温通经脉，若日久伤阳当配伍附子，大辛大热以助阳散久羁之阴寒凝滞，倘若痛甚，可以乌头易附子。

（4）其他　除上述运用之外，后世对此药对也有所发挥。如《圣济总录·卷一五九》用甘草汤（甘草、桂各一两），治疗妊娠颠仆内损，致子死腹中。

临床亦有报道用本药对配伍芍药，可治疗绝育术后低热自汗。余有报道治疗癫痫、耳聋等病证，使用桂枝甘草汤均以心阳虚为辨。

3. 用量用法

由表 11 诸方药物剂量可知：桂枝-甘草组合用于温心阳、平冲逆时剂量多重。方如桂枝甘草汤用 4 两，桂枝加桂汤用 5 两，都重于甘草。柯氏说桂枝甘草汤为补心之峻剂，是以桂枝为君，用量较大。周岩说："桂枝不以利小便而亦用四两者，心气虚甚，非多不济，且轻扬之性，上虚则即归上，势固然也。"同时，桂枝用大量也是因为发汗过多，有亡阳之势，无形之阳所当急固，所以重用桂枝温补心阳，并得和中生血以为后继。炙甘草汤也有桂枝-甘草药对，且以炙甘草为君，其量大于桂枝（4：3），是以其补中益气，"通经脉，利血气"功效见长，而配桂枝等，可温补心阳。同时，炙甘草与方中养阴药同用，则益心阴，是一物而二任。故治疗心阳虚而见心悸时，重用桂枝，用量大于甘草；用于外感病证则两药等量或用量相近；若见心阳心阴俱虚时，应以甘草为主，甘草用量适当加大。常用剂量：桂枝6~10g，炙甘草6~10g。

朱良春认为桂枝温通心阳，治心动过缓有效。与炙甘草同用，则治阳虚心悸有显著疗效。用桂枝复心阳，治缓慢型心律失常，关键在于桂枝用量是否得当。若拘泥于常规剂量，药力不及，则难以取得显效或无效。治心动过缓用桂枝从10g开始，常用至24g，量多可用30g，直服至心率接近正常，或有口干舌燥时，则将已用之剂量略减2~3g，续服以资巩固。

煎服，或入丸、散。桂枝、炙甘草用法同前。

梅国强教授运用此药对多遵循仲师之法，用于心阳虚证多以桂枝为主，用之治疗冲气上逆则重用桂枝（12~15g），在炙甘草汤中运用则重用炙甘草（15~20g），余多为常量。

4. 使用禁忌

二药配伍，性味辛温，血热妄行之血证忌用。又甘草不宜与大戟、芫花、甘遂及海藻伍用，组方时应避免。久服大剂量甘草，每易引起浮肿，故不宜久服。

（十）桂枝-半夏药对

半夏首见于《神农本草经》，称其"主伤寒寒热，心下坚，下气，喉咽肿痛，头眩，胸胀，咳逆，肠鸣，止汗"。《名医别录》谓其"消心腹胸膈痰热满结，咳嗽上气，心下急痛坚痞，时气呕逆，消痈肿，堕胎，疗痿黄，悦泽面目"。历代本草都对半夏化痰散结、和胃止呕的功效详加论述，而这在《伤寒论》中早已得到淋漓尽致的运用。

《伤寒论》中有半夏者 18 方，而桂枝和半夏的配伍则出现于 6 方，占 1/3，见表 12。

表 12 《伤寒论》桂枝-半夏药对方源

方名	剂量		主要配伍用药
	桂枝	半夏	
柴胡加龙骨牡蛎汤	一两半	二合	柴胡、黄芩、生姜、人参、大枣、龙骨、牡蛎、茯苓、大黄、铅丹、
柴胡桂枝汤	一两半	二合半	柴胡、黄芩、生姜、人参、大枣、炙甘草、芍药
小青龙汤	三两	半升	麻黄、干姜、细辛、炙甘草、五味子、芍药
半夏散及汤	等分	等分	炙甘草
黄连汤	三两	半升	黄连、干姜、人参、炙甘草、大枣
葛根加半夏汤	二两	半升	麻黄、葛根、生姜、大枣、芍药、炙甘草

《金匮要略》中有 36 方中出现半夏，而桂枝-半夏药对则可见于 7 方，除与《伤寒论》重复者外，还包括小青龙加石膏汤(三两：半升)、外台黄芩汤（一两：半升）、泽漆汤（三两：半升）、温经汤（二两：半升）及鳖甲煎丸（三分：一分）。

1. 张仲景对桂枝-半夏药对的运用

（1）治水饮（寒痰）证 含有桂枝-半夏药对的小青龙汤在《伤寒论》及《金匮要略》中均有出现，前者治疗太阳伤寒兼水饮内停证之"伤寒表不解，心下有水气，干呕，发热而咳，或渴，或利，或噎，或小便不利、少腹满，或喘者"；后者用之治疗溢饮，当见身体疼重，无汗等。上述病证可因外感风寒引起，也可因寒湿闭阻肌肤而成，故表证可有可无，但凡表实无汗之寒痰水饮均可考虑使用。《伤寒论》中治疗少阴客寒咽痛的半夏散及汤、《金匮要略》用治外寒内饮夹热之咳嗽上气证的小青龙加石膏汤、治疗痰浊壅肺之咳而脉沉的泽漆汤，其用桂枝、半夏之意同前。两药同用，无论外感或是内伤之寒痰水饮均可使用。

桂枝与半夏配伍温化痰浊的结构，上述经方都有体现，后世也多沿用。如《医醇賸义·卷三》桂枝半夏汤（桂枝、半夏、茯苓、陈皮、白芥子、厚朴、紫苏、白术、贝母、甘草、生姜），功能温化痰饮，治伏饮，痰满喘咳。

桂枝辛温散寒解表，又能温阳化饮；半夏辛温，辛可散结，温能化饮，且具降逆之功。两药同用治疗寒痰水饮的主要机制在于：一者，辛温相配，相须为用，又同入肺经，则温肺化痰，降逆止咳；二者，能辛开散结，宣散喉痹咽痛；三者，性温，同入脾经，可温中健脾，燥湿化痰，杜绝生痰之源。半夏直接治痰，《汤液本草》引《药性论》谓："半夏能泄痰之标……咳无形，痰有形，无形则润，有形则燥，所以为流湿润燥也。"《本草纲目》谓："半夏能主痰饮及腹胀者，为其体滑而味辛性温也。涎滑能润，辛温能散亦能润……所谓辛走气，能化液，辛以润之是矣。"《本草备要》亦谓："燥湿痰，润肾燥，宣通阴阳。"辛能润，金生水，润肾燥，则燥湿化痰而津液不伤。桂枝虽无化痰的直接功效，但在温化寒饮（痰）方中加用本品，可提高疗效，从这个意义来讲，应有化痰的配伍功效。

（2）**治胃寒呕逆证** 桂枝辛温散寒，温助阳气，而半夏降逆和

160

胃止呕的作用，本草著作均已肯定，如《药性论》谓其"消痰涎，开胃健脾，止呕吐"。两药可用于胃寒呕逆证，《伤寒论》之黄连汤即为代表方。该方用于"伤寒胸中有热，胃中有邪气，腹中痛，欲呕吐者"。因热邪在上，寒邪在胃，上热下寒，故而腹痛欲呕吐。柯韵伯阐释本方，认为："姜桂以驱胃中寒邪……半夏除呕。"

《金匮要略》之外台黄芩汤用治干呕下利，方中还用干姜、人参各三两，可知必有胃寒，而桂枝半夏的配伍用意同黄连汤。

两方对比，一为外感，一为杂病，然桂枝、半夏之配伍同，发挥之功用也如出一辙，故用治胃寒而导致的呕逆病证，可用于外感病，也可用于内伤病。

《金匮要略》温经汤，亦有桂枝和半夏。该方治疗冲任虚寒、瘀血阻滞之崩漏，桂枝温经散寒，通利血脉；半夏合人参、甘草补中益气，降逆和胃。其证虽无明显胃寒呕逆，但用此药对，散寒和胃，以利冲脉荣和，实为妙法。此方对痛经证属冲任虚寒，瘀血阻滞，痛甚呕逆者，也有显著效果。

（3）**治胸痹证**　胸痹的成因多种多样，其有胸阳不振为本，阴乘阳位，津液停聚，内生痰浊为标者，用桂枝、半夏正合其治。桂枝辛温散寒，能温肺化痰，温通阳气而振奋胸阳；半夏辛开散结，燥湿化痰，又能降逆和中，是一味化痰散结降逆的常用药。桂枝与半夏辛温相配，相须为用，两药皆入肺经，则温肺化痰，通阳散结，降逆止咳（呕），能疗胸痹。《金匮要略》有栝楼薤白半夏汤，为治胸痹的经典方，若遇胸阳虚损较重者，加入桂枝，不仅于理不悖，而见诸报道者甚多。

（4）**治咽痛证**　半夏散及汤，出自《伤寒论》第313条："少阴病，咽中痛，半夏散及汤主之。"方用桂枝、半夏，以甘草为佐使，治疗寒客痰阻，郁闭咽喉，致咽痛，恶寒，气逆欲呕，痰涎多，咳吐不利者。《神农本草经》谓半夏主"喉咽肿痛"。喉痹者，一阴一阳结也。方中半夏涤痰散结，桂枝散寒解表，桂枝辛温可助半夏之辛散，通阳气、散结气而止咽中痛。甘草炙用，和中止痛。对于少阴咽痛，配伍着实精当。上述病证外感、内伤均有，故桂枝-半夏药对之使用，不分外感内伤，但以寒痰凝结是求。

2. 后世医家对桂枝-半夏药对的运用

后世医家对桂枝-半夏药对的运用多不出仲景之法，具体应用如下：

（1）治寒痰水饮证　《太平惠民和剂局方·卷四》有养中汤（半夏、甘草、肉桂、罂粟壳），治肺胃受寒，咳嗽多痰，胸满短气，语声不出，昼夜不止，饮食减少者。《太平惠民和剂局方》中除麻黄汤用桂枝外，于所有仲景方（如小青龙汤、麻黄杏仁甘草石膏汤）均用肉桂，笔者认为此处之肉桂当可用作桂枝。

现代临床常用之成药小青龙冲剂（合剂、口服液、糖浆等，药物组成：麻黄、桂枝、白芍、干姜、细辛、五味子、半夏、甘草），治疗外感风寒，肺有停饮所致慢性支气管炎急性发作、支气管哮喘、过敏性鼻炎等病。市售桂龙咳喘宁（桂枝、龙骨、制半夏、黄连等），功能止咳化痰，降逆平喘，用于风寒或痰湿阻肺引起的咳嗽、气喘、痰涎壅盛等。

（2）治胃寒呕逆证　《太平惠民和剂局方·卷三》有七气汤（人参、炙甘草、肉桂、半夏），治虚冷上气，以及寒气、热气、怒气、恚气、喜气、忧气、愁气，内结积聚，坚牢如杯，心腹绞痛，不能饮食，时发时止，发即欲死者，此属胃寒腹痛。临床亦有报道以疏肝和胃镇痛为原则自拟柴桂汤（基本药物组成为柴胡、白芍配伍桂枝、半夏），治疗胃脘痛，有效率达97%。

（3）**治胸痹证** 《圣济总录·卷十九》紫苏子汤（紫苏子、半夏、陈橘皮、桂枝、炙甘草、人参、白术），功能降气化痰，培土生金，治疗胸痹，胸心满塞，上气不下，方中桂枝和半夏是沿用仲景之法。

（4）**治咽痛证** 仲景半夏散及汤，后世医家也有论述。清代王好古认为少阴之邪，逆于经脉，不得由枢而出，用半夏入阴散郁热，桂枝、甘草达肌表，则少阴之邪由经脉而出肌表，悉从太阳开发，半夏治咽痛，可无劫液之虞。谷松认为，仲景对此证之所以用半夏散主之，是因为半夏辛散郁热，桂枝透达肌表，二者配伍可使少阴之邪从经脉而出肌表，共奏宣散郁阳之功。谈博认为本方证属咽部气结，血脉不通，不通则痛，但无郁而化热之势。或以风寒郁闭为诱因，或痰涎附着为果，均可存其论；然气结不通，且气不行而血不畅，才是本方证的着眼处。

3. 用量用法

由表12可知，桂枝、半夏同用，经剂量折合后，多为相等或相近。具体运用可据病证不同而适当调整剂量。如若以外感为主，需要发散外邪，桂枝、半夏之比多为三两：半升，如小青龙汤、小青龙加石膏汤等。若以内伤呕逆为主，可加大半夏用量，轻用桂枝，如外台黄芩汤等。常用剂量：桂枝 3~10g，半夏 3~10g。

梅国强教授运用此药对治疗痰嗽、痰喘属寒或胸痹证多见，常等量使用，各6~10g。

煎服，或入丸、散。半夏一般宜制过用，制半夏有姜半夏、法半夏等。姜半夏长于降逆止呕，法半夏长于燥湿，可根据病情选择应用。梅国强教授治疗痰嗽、痰喘属寒或胸痹证多使用法半夏，而以呕吐为主症者多使用姜半夏。

4. 使用禁忌

两药性温偏于燥烈，故热证及阴虚火旺者不宜使用。半夏反乌头，使用时当注意。

（十一）桂枝-茯苓药对

茯苓入药历史悠久，早在《诗经》中就已有记载。《神农本草经》将其列为上品，谓："主胸胁逆气，忧恚，惊邪恐悸，心下结痛，寒热烦满，咳逆，口焦舌干，利小便，久服安魂养神。"基本上描述了其主要功用。仲景方中加减法，加茯苓者有"小便不利""腹满""悸"三项，当与其功效有关。现代多认为其味甘、淡，性平，主入心、脾、肾经，具有利水渗湿、健脾补中、宁心安神之功。

《伤寒论》中含茯苓的有 11 方，而桂枝-茯苓药对则出现于 6方，占全书茯苓用方的 54.5%。见表 13。

表 13 《伤寒论》桂枝-茯苓药对方源

方名	剂量		主要配伍用药
	桂枝	茯苓	
柴胡加龙骨牡蛎汤	一两半	一两半	柴胡、黄芩、半夏、生姜、人参、大枣、龙骨、牡蛎、大黄、铅丹
五苓散	一两半	十八铢	泽泻、猪苓、白术
茯苓甘草汤	二两	二两	生姜、炙甘草
茯苓桂枝甘草大枣汤	四两	半斤	炙甘草、大枣
茯苓桂枝白术甘草汤	三两	四两	白术、炙甘草
麻黄升麻汤	六铢	六铢	麻黄、升麻、当归、知母、黄芩、葳蕤、芍药、天冬、炙甘草、石膏、白术、干姜

另外，《金匮要略》中含茯苓的有 24 方，含此药对的有 12 方，占茯苓用方的 50%。除与《伤寒论》方重复者外，还有木防己去石膏加茯苓芒硝汤（二两∶四两）、防己茯苓汤（三两∶六两）、肾气丸（一两∶三两）及桂枝茯苓丸（等分）等 9 方。

1. 张仲景对桂枝-茯苓药对的运用

桂枝-茯苓药对是《伤寒论》中较为有特色的药物配对，其运用不外痰饮水湿或蓄水病证。痰饮水湿俱为机体水液代谢异常所致，湿为水之渐，水为湿之积。水湿聚久不化，皆可成痰成饮，此类证候临床表现纷纭，兹概述于下。

（1）治水肿、小便不利　桂枝功效见于前述。茯苓在《伤寒论》方中多处用治小便不利，如《伤寒论》第 96 条小柴胡汤下有"若心下悸，小便不利者，去黄芩，加茯苓四两"；《伤寒论》第 40 条小青龙汤下有"若小便不利，少腹满者，去麻黄，加茯苓四两"；《伤寒论》第 318 条四逆散有"小便不利者，加茯苓五分"；真武汤条下有"若小便利者，去茯苓"，足以证明小便不利是使用茯苓的主要指征，与桂枝配伍其效尤佳。代表方剂如五苓散、肾气丸等。

如五苓散，《伤寒论》用之治疗太阳表证已罢或未罢，邪入膀胱，气化不利之发热，烦渴，水肿、小便不利者。方用桂枝化气行水，内助膀胱气化，外解太阳表邪；茯苓协泽泻、猪苓利水祛饮，两药合用，表里之证俱除。若用于治疗皮水，四肢肿，此药对可与防己、黄芪合用，如《金匮要略》防己茯苓汤，桂枝茯苓可助诸药以祛四肢肌肤之水湿。

桂枝性温，其温助阳气之力虽不及肉桂，但也为历代医家所公认，被广泛应用于多种阳虚病证，如《金匮要略》肾气丸。茯苓功专利水健脾，《本草衍义》云"行水之功多"；《本草纲目》引王好古言之"虽利小便而不走气"。桂枝辛温，温通阳气，茯苓甘淡，渗利补脾。两药合用，既可祛邪，又可扶正，补而不峻，利而不猛，实为利水消肿之要药，可用于多种因阳气不足，气化失司之水肿、小便不利等病证。

上述病证或由外感引起，或由内伤导致，可见此药对外感内伤均可使用，发挥通阳利水之功，唯用于表证时，桂枝尚可辛散表邪。

（2）**治眩晕、心悸、咳喘** 原文中加桂枝者有"悸"的记载。仲师尤善用茯苓治"悸"，《伤寒论》第96条小柴胡汤下云："若心下悸，小便不利者，去黄芩，加茯苓四两。"《伤寒论》第386条理中丸云："悸者，加茯苓二两。"足以证明"悸"也是使用茯苓的主要指征，且常与桂枝同用。

痰饮多由湿聚而成，桂枝辛温，温扶脾阳，以助运化；茯苓甘淡，功专健脾渗湿，以杜生痰之患。茯苓又能宁心安神，尤宜于水饮停于心下，上犯阳位，出现心下逆满，气上冲胸，起则头眩等，如《伤寒论·辨太阳病脉证并治》茯苓桂枝白术甘草汤证，治疗水饮停于胃，见肢厥，胃脘不适，心悸等，治宜温胃化饮，温阳利水，方用茯苓甘草汤。《金匮要略·痰饮咳嗽病脉证并治》治水饮停于下焦，症见脐下有悸，吐涎沫而癫眩者，五苓散主之。若脐下动悸，欲作奔豚者，茯苓桂枝甘草大枣汤主之。其方桂枝、甘草同用，又重用茯苓等以培土制水。以上诸方均有桂枝-茯苓药对，以温阳化气行水，或平冲降逆见长。

另外，支饮咳喘胸满者属气虚饮结难消者，代表方如《金匮要略·痰饮咳嗽病脉证并治》之木防己去石膏加茯苓芒硝汤，方中桂枝协茯苓及木防己通阳利水，使饮邪去则喘满自除。

（3）**治吐泻** 桂枝有一定的温助中阳之功，前已详述。茯苓自可补脾渗湿，对于脾胃虚弱或是虚寒，运化不及所致生湿吐泻，以及饮阻气逆之吐泻，皆可考虑使用。如《金匮要略·呕吐哕下利病脉证治》云："胃反，吐而渴欲饮水者，茯苓泽泻汤主之。"该方用于饮阻气逆呕渴并见证，方中桂枝通阳，茯苓协泽泻利水祛饮，使气化水行，呕渴可止。又如治疗水逆证之五苓散。

（4）**治冲气上逆**　桂枝在经方中与茯苓等配伍除温阳化饮行水之外，还有平冲降逆之功，对于水饮上犯之证尤为适合，历代医家都推崇备至。盖桂枝辛甘温，归心、肺、膀胱经，能温通膀胱之阳，助其气化，使上逆的水气温散，而达平冲降逆之目的。《伤寒论·辨霍乱病脉证并治》第386条理中汤云："若脐上筑者，肾气动也，去术，加桂四两。"第117条桂枝加桂汤云："本云桂枝汤，今加桂满五两，所以加桂者，以能泄奔豚气也。"第318条四逆散云："悸者，加桂枝五分。"《金匮要略·痉湿暍病脉证并治》防己黄芪汤条下云："气上冲者加桂枝三分。"上述病证都有阳虚饮逆的共同特点，"其饮邪上冲膻中……驱饮开浊，辛通阳气等法"，是得仲景温化痰饮心法。《得配本草》云桂枝："得茯苓，御水气之上犯以保心。"《本草思辨录》云："惟辛温能止其冲，桂枝乃下冲妙药，仲圣屡用之……或桂枝加重，或外加茯苓，固可揣而知者。"均言桂枝能够平冲逆，并且可通过重用桂枝或加茯苓达平冲降逆的目的。茯苓甘淡平，归心肺脾肾经，能利水渗湿，健脾安神，历代本草认为茯苓有伐肾邪、利水、平冲等作用，《神农本草经》谓之："主胸胁逆气。"《名医别录》谓之能："调脏气，伐肾邪。"《本草纲目》谓："茯苓气味淡而渗，其性上行，生津液开腠理，滋水之源而下降，利小便。"说明茯苓性上行，能够开水之上源而引水下降，又能伐肾利水。茯苓配桂枝则能宣上导下，温化而降，故而有利水饮降冲逆的作用。《医方考》云："茯苓甘淡，可以益土而伐肾邪；桂枝辛热，可以益火而平肾气。"陈修园云："桂枝保心气于上，茯苓安肾气于下，二物皆能化太阳之水气。"此药对用以平冲降逆的典型方剂为茯苓桂枝甘草大枣汤（茯苓八两，桂枝四两，甘草二两，大枣十五枚），用于治疗欲作奔豚。《绛雪园古方选注》云："茯苓、桂枝通阳渗泄，保心气以御水凌，甘草、大枣补脾土以制水泛，甘澜水缓中而不留，入肾而不着，不助水邪，则奔豚脐悸之势缓。"《伤寒指掌》云："故重用茯苓以制肾水，桂枝以治奔豚。"《张氏医通·卷十六》桂苓丸，仅由桂枝一两、茯苓二两组成，其云："治肾气上逆，水泛为痰，逆冲膈上，及冒暑烦渴，饮水过多，腹胀，小便不利。"是二味以成方，彰显平冲降逆之作用。

桂枝用于平冲降逆，其适应证有夹水与不夹水之分。夹水者配茯苓，如茯苓桂枝甘草大枣汤、桂苓五味甘草汤；不夹水者单用桂枝并加大其用量，如桂枝加桂汤。成无己释曰："桂辛热，肾气动者，欲作奔豚也，必服辛味以散之，故加桂以散肾气也，经曰：以辛入肾，能泄奔豚气也。"

另外，《金匮要略·妇人妊娠病脉证并治》桂枝茯苓丸，以此药对配伍桃仁、芍药等活血药，治疗妇人血瘀之腹中癥块，已被广泛运用。

总之，桂枝辛温通阳，能够温助阳气，化气行水，是治疗痰饮、蓄水证不可缺少的药物。清代邹澍《本经疏证》谓其功有六："曰和营，曰通阳，曰利水，曰下气，曰行瘀，曰补中。"与茯苓配伍，桂枝重在温助阳气，气化行而津四布，犹如旭日当空，阴云自散。两药合用，具有较强的蠲除水湿（痰饮）作用。大凡水湿为患，多责之于中焦脾土。茯苓味甘淡而性平，甘以益脾培土，淡以利水渗湿，其补而不峻，利而不猛，理其生湿之源；水湿为阴霾之邪，又赖阳气以煦，桂枝辛甘而温，最善散阴霾之邪。桂枝得茯苓专于化气行水，茯苓得桂枝而通阳除湿，正合仲景"病痰饮者，当以温药和之"之意。凡水饮为患而见的各种证候，如心下逆满、心悸头眩、咳逆上气、消渴多涎、水肿腹胀、小便不利等均可选用。此外，本药对除具有温阳利水的功效外，还有益气宁心、平冲降逆的作用。

2. 后世医家对桂枝-茯苓药对的运用

(1) 治痰饮水湿病证　后世医家对此药对的运用多沿用张仲景之法。如治疗水肿病证，临证时桂枝-茯苓药对常与白术同用，三药是仲景常用于温阳化气、利水蠲饮的配伍结构。如苓桂术甘汤、五苓散和茯苓泽泻汤中都有以上三药，均用于阳虚或阳郁水停之证。《医学启源》之桂苓白术散也以此药对加白术、藿香、木香等，治脾虚湿盛之吐泻、腹胀。陈士铎《辨证录》通流饮（桂枝、白术、茯苓、茵陈、木通、车前子）也用此药对，温阳化气利水，疏利三焦，使津液运行不聚，水饮自除，故而有通流之意。梅国强教授亦常用桂枝 10g，茯苓 30~50g，配焦白术 10g 等，治疗痰饮水湿一类疾病。

与白术同用，多因脾阳不足或中焦受困，若因肾阳偏虚，寒水内盛者，可与附子等温补肾阳之品同用，如肾气丸、崔氏八味丸等。

(2) 治妇科疾病　后世医家沿用桂枝茯苓丸之组方，以桂枝-茯苓药对配伍桃仁、芍药等活血药，治疗妇人血瘀之腹中癥块。因其活血之力强，后人也有将本方改为汤剂作催生用。杨金萍认为该方在桂枝温通经脉、茯苓化湿利水的基础上，佐助活血化瘀之牡丹皮、桃仁、芍药而成祛瘀逐湿之方。钱铮认为桂枝温通血脉，以行瘀滞；茯苓渗湿祛痰，以助消癥；二者共奏活血化瘀、缓消癥块之功。常用于治疗妇人素有癥块，妊娠漏下不止，或胎动不安，或经闭腹痛，或产后恶露不止等，均有良效。临床用治妇女卵巢囊肿、盆腔炎、产后尿潴留、恶露不尽、更年期崩漏、经期综合征，以及其他内外科病证之属寒凝血瘀者，皆有效。

3. 用量用法

桂枝用于平冲降逆用量宜大，仲景用达四两至五两之多。苓桂草枣汤中桂枝四两，桂枝加桂汤中用桂枝五两，其作用机制前已述，不予重复。茯苓在此配伍结构中也宜重用，因其味淡而渗，重用以利水湿而伐肾邪。常用剂量：桂枝 3~9g，茯苓 5~15g。用于平冲降逆，桂枝可加至 12~15g。

梅国强教授运用此药对，桂枝多为常量，而对于茯苓习惯用大量，如桂枝 6~10g，而茯苓多 30~50g。

水煎，或入散剂。对于饮邪偏盛，茯苓可连皮使用。

4. 使用禁忌

若非痰湿水饮病证，两药较少同用。

（十二）桂枝-人参药对

桂枝-人参药对首见于《伤寒论》方者，共 7 方，见表 14。

《金匮要略》中桂枝-人参药对可见于 13 方，除柴胡桂枝汤、乌梅丸及炙甘草汤三方相同外，还有木防己汤、外台黄芩汤、竹叶汤、温经汤等 10 方。

1. 张仲景对桂枝-人参药对的运用

桂枝辛温，发汗解肌，温经散寒，功能扶助阳气；人参甘温，补五脏，益元气，仲师喜用其益气生津。两药合用，散中有补，寓补于散，人参既可益肺卫之气，有助桂枝透达肌表，发散风寒，以祛邪外出，又可益脾气，助桂枝温通四肢而散寒湿，二者相辅相成，共奏扶阳益气、发汗解表之功。

表 14 《伤寒论》桂枝-人参药对方源

方名	剂量		主要配伍用药
	桂枝	人参	
柴胡桂枝汤	一两半	一两半	柴胡、黄芩、半夏、生姜、大枣、炙甘草、芍药
柴胡加龙骨牡蛎汤	一两半	一两半	柴胡、黄芩、半夏、生姜、茯苓、大枣、龙骨、牡蛎、大黄、铅丹
乌梅丸	六两	六两	乌梅、细辛、蜀椒、黄连、黄柏、附子、干姜、当归
炙甘草汤	三两	二两	生地黄、阿胶、麦冬、麻仁、生姜、大枣、炙甘草
桂枝人参汤	四两	三两	干姜、白术、炙甘草
桂枝新加汤	三两	三两	芍药、生姜、大枣、炙甘草
黄连汤	三两	二两	黄连、干姜、半夏、大枣、炙甘草

《本草汇言》云人参："补气生血，助津养神之药也。故真气衰弱，短促气喘，以此补之。如荣卫空虚，用之可治也。"《医宗金鉴·订正仲景全书·伤寒论注》云："桂枝得人参，大气周流，气血足而百骸理；人参得桂枝，通行内外，补营阴而益卫阳。"《伤寒论》中桂枝人参汤用治"太阳病外证未除，而数下之，遂协热而利，利下不止，心下痞硬，表里不解者"。方中选用此药对，则为汗、补合法；而炙甘草汤治"伤寒，脉结代，心动悸"。方中桂枝协同其他温药以补心阳；人参既能协温药补阳，又能协同养阴药以养心阴。伤寒汗后营阴不足而表邪未解，身痛不休，脉沉迟者，桂枝-人参药对常与芍药、生姜等同用，如桂枝加芍药生姜各一两人参三两新加汤。太阳少阳同病，用此药对与柴胡、黄芩、半夏等配伍，即成柴胡桂枝汤。

总之，桂枝、人参相配，既可直入中州，鼓舞中阳以温中散寒，又能补气扶卫通阳以助解肌祛邪，且补而不滞。二者用量大多相等，临证可适当调整。若中虚明显者，人参用量则大于桂枝，如治膈间支饮之木防己汤、木防己去石膏加茯苓芒硝汤，以病得之数十日，又经吐下，中气虚自不待言，故桂枝用二两，人参用至四两。如需解表或通阳者，桂枝用量加大，如桂枝人参汤。

2. 后世医家对桂枝-人参药对的运用

（1）治气虚外感 后世沿用仲师之法，将桂枝-人参药对用于气虚外感者，如《症因脉治》之桂枝黄芪汤、桂枝续命汤等。若外感风寒，内有阴邪，内外俱为实寒，恶寒无汗，心腹冷痛者，常配厚朴、紫苏、人参同用，如桂枝四七汤（《仁斋直指方》）。

（2）治中虚内寒 桂枝既能解表和营，又温通助阳，其温经助阳作用在桂枝人参汤中就很明显，这也决定了此药对的运用不限于外感。人参是补中益气之要药，性味甘、微苦、微温，归脾肺心肾经，大补元气，补脾益肺，生津，安神，"主补五脏""疗肠胃中冷，心腹鼓痛，胸胁逆满，霍乱吐逆，调中"。桂枝主表复主里，人参主里。桂枝治内外之寒，人参治内虚，两药合用，温中有补，正可谓"内生之寒，温必以补""桂枝得人参调中益气"。共奏温中健脾、阳生阴长之功，而治肠冷腹痛、吐逆泻利、饮食不运等沉寒痼疾，以及倦怠乏力、少气懒言、面色无华等气血不足之候，对于脾胃虚寒者，无论外感或是内伤均可考虑使用。《圣济总录·卷一七七》之桂参汤（桂枝一两，人参一分）治疗小儿客忤危急欲绝者，吐青白沫，及饮食皆出，腹中痛，气欲绝等，当本于此。

（3）其他 桂枝配人参也可用于他病。若中风虚脱，猝然昏倒，半身不遂，常与当归、黄芪等同用，如《观聚方要补·卷一》之保元汤（桂枝、白术、人参、黄芪、当归、生附子）。若脾阳虚，寒疟日久，气血不足，形寒肢冷，嗜卧倦怠，发时不渴者，常与鹿茸、附子、当归、蜀漆同用，如《温病条辨·卷三》之扶阳汤。

3. 用量用法

常用剂量：桂枝 3~10g，人参 5~10g。桂枝人参用法同前，人参宜文火另煎兑服。

4. 使用禁忌

二药配伍甘温苦燥，凡骨蒸劳热、血热吐衄、肝阳上亢、目赤头眩等，一切实证、火郁证应忌用。人参反藜芦，使用时需注意。

（十三）桂枝-干姜药对

干姜首载于《神农本草经》，其云："主胸满，咳逆上气，温中，止血，出汗，逐风湿痹，肠澼下痢。"《医学启源》指出："干姜其用有四：通心气助阳一也，去脏腑沉寒二也，发散诸经之寒气三也，治感寒腹疼四也。"其论述将干姜在《伤寒论》中的运用概括无遗，仲景原文中，加干姜者有因"寒""咳者""下利"三项，当与其功效有关。

《伤寒论》中含干姜的有24方，而有桂枝-干姜药对者6方。见表15。

表15 《伤寒论》桂枝-干姜药对方源

方名	剂量		主要配伍用药
	桂枝	干姜	
柴胡桂枝干姜汤	三两	二两	柴胡、黄芩、半夏、生姜、大枣、炙甘草、芍药
小青龙汤	三两	三两	生地黄、阿胶、麦冬、麻仁、生姜、大枣、炙甘草

方名	剂量		主要配伍用药
	桂枝	干姜	
桂枝人参汤	四两	三两	人参、白术、炙甘草
乌梅丸	六两	十两	乌梅、细辛、蜀椒、黄连、黄柏、附子、人参、当归
麻黄升麻汤	六铢	六铢	麻黄、升麻、当归、知母、黄芩、葳蕤、芍药、天冬、炙甘草、石膏、白术、茯苓
黄连汤	三两	三两	黄连、人参、半夏、大枣、炙甘草

《金匮要略》用干姜者 32 方，有此药对者 10 方。其中柴胡桂枝干姜汤、小青龙汤及乌梅丸与《伤寒论》重复，另有风引汤（三两：四两）、外台黄芩汤（一两：三两）、侯氏黑散（三分：三分）等 7 方。

1. 张仲景对桂枝-干姜药对的运用

桂枝-干姜药对，多用于治疗以下病证。

（1）治寒饮喘咳 《伤寒论·辨太阳病脉证并治》小青龙汤之治"伤寒表不解，心下有水气，干呕，发热而咳"，宜发汗解表，温化水饮；《金匮要略·痰饮咳嗽病脉证并治》曰："病溢饮者，当发其汗，大青龙汤主之，小青龙汤亦主之。"说明溢饮有寒有热，其内外皆寒者，宜小青龙汤。溢饮虽不同于"伤寒表不解"，但其外有寒邪，其内有寒饮，与《伤寒论》略同，故"当发其汗"。即溢饮虽非表证，但因饮溢于表，治疗可以散其表寒，配干姜以温化寒饮。言"伤寒表不解"者，指发热、恶寒、无汗等症；言溢饮者，指内在之寒饮与外在之寒邪相结合，使饮邪溢于外，其证多不发热，故属杂病。观此二证，均以小青龙汤主之，说明小青龙汤既可治疗伤寒表不解，心下有水，亦可治疗杂病之溢饮。方中发挥重要作用的桂枝-干姜药对助阳化气，温肺化饮，有表证时，桂枝尚可解表散寒，无表证时，可温散内外之寒饮。干姜温肺化饮为主，当有表证时，辛散之性仍可协桂枝以解表。《伤寒论》中柴胡桂枝干姜汤、《金匮要略·肺痿肺痈咳嗽上气病脉证并治》小青龙加石膏汤等亦有类似之意。然本篇用治"咳而上气，喉中水鸡声"之射干麻黄汤，却不用干姜。《本经疏证》云："咳而上气，喉中水鸡声，是痰，非饮与水矣。观小青龙汤、小青龙加石膏汤、真武汤，皆曰心下有水，苓甘五味诸加干姜法，又皆隶于痰饮，则可见干姜所治，为在中之水饮，非在上之痰矣！"此说虽持之有据，然笔者以为，不妨从另一个角度理解问题，即小青龙汤、小青龙加石膏汤均为桂枝配干姜，是因欲散表寒，方中本有麻黄配桂枝，其力足矣，故不欲生姜使之走泄太过，而欲干姜配细辛等，以温化寒饮。真武汤治少阴阳衰阴盛，水气内停，无表证可言，故不用麻黄、桂枝之类，只需用生姜、附子等品温散水气，温而兼散自以生姜为宜。射干麻黄汤证亦无表证，方用生姜之理与真武汤略同。桂苓五味甘草汤类方均治寒饮为患，无表证可言，故温化寒饮为其正治，必以桂枝、干姜为妥。寒痰、寒饮、水气同源异派，治法大同小异，至于桂枝-干姜药对之运用，大抵据以下三种情况而定：其一，若有表证而所用方中又有麻黄、桂枝者，一般不宜生姜，而宜干姜。其二，若无表证，而病者喘咳，所用方中有麻黄而无桂枝者，一般宜用生姜。其三，若无表证，方中亦无麻黄，则桂枝、干姜相配为佳。

肺为金脏，"形寒饮冷则伤肺"（《难经·第四十九难》），"肺得水而浮，金得水而沉"（《难经·第三十三难》），都谓肺金不能耐受寒冷水邪的侵袭，一遇这些阴寒之邪，肺气易于受损，则肺失肃降而成咳喘。桂枝辛温通阳，既能温助阳气以温煦御寒，又能温肺化饮，散寒宣肺，而止咳喘，配伍干姜则桂枝的温散作用更强。因为二药皆为辛温（热）之品，温可以祛寒，对于寒痰水饮壅肺，而又兼有风寒者，两药配伍使用更能相得益彰。干姜之辛热，入脾、肺经，上能温肺散寒以化饮，中能温运脾阳以化水湿。对寒饮喘咳，形寒背冷，痰多清稀之证，尤为适宜。《神农本草经》谓之："味辛，温。主胸满，咳逆上气，温中止血。"《日华子本草》谓之："消痰，下气。"《本草崇原》曰："干姜气味辛温，其色黄白，乃手足太阴之温品也。"《本草纲目》亦引朱震亨曰："干姜入肺中利肺气。"可见干姜入手足太阴，具有很好的温脾肺作用，桂枝得干姜，则温化之力加强，能从源头上蠲除痰饮之邪，此药对常与细辛相配，是温肺化饮的常用组合。三药配伍，具有较强的温肺化饮之力，临床运用时还可配伍五味子、芍药，以防三药温散太过，两味酸涩收敛，五味子本身也有敛肺止喘咳的作用。

（2）治脾胃（肠）寒证 《伤寒论》许多方剂有桂枝-干姜药对，较突出的有黄连汤、桂枝人参汤、麻黄升麻汤和乌梅丸，在方中桂枝配伍干姜均体现了温中散寒的功效。桂枝温散寒凝，干姜温中散寒，对于中焦之寒证，无论实寒、虚寒，均可择而用之。

寒邪（湿）困脾，则中阳不振，脾运不化，遵《素问·至真要大论》"寒淫所胜，平以辛热"的原则，当温阳散寒，温运脾阳。干姜辛热，归脾胃经，能温中散寒。《神农本草经》谓之："味辛，温……温中。"《名医别录》谓之"大热，无毒"，主"寒冷腹痛，中恶，霍乱，胀满"，《汤液本草·卷下》谓："干姜味辛热，人言补脾……是泄脾中寒湿之邪。"陈修园云："干姜为脏寒之要药也。"桂枝虽未明言入中焦，但借其辛散温通之性，与干姜合用，当有增强后者温中散寒之功效。

2. 后世医家对桂枝-干姜药对的运用

（1）**治寒饮喘咳** 桂枝与干姜、细辛的配伍结构在内科呼吸系统疾病中运用非常广泛，梅国强教授常以之组成的小青龙汤治疗外感风寒，内有痰饮的支气管炎、支气管哮喘和慢性肺心病等呼吸系统疾病，并取得满意的疗效。关于三药的用量，在《伤寒论》小青龙汤中均为三两，梅国强教授认为，三药的用量不必很大，其中细辛之量尤当审慎，以 10g 以下为妥，梅国强教授常用量为桂枝 10g，干姜 10g，细辛 6g，可依病情变通。

（2）**治脾胃（肠）寒证** 桂枝、干姜温中散寒，临证若需加大温阳散寒之力，常与附子同用。宋代对温剂有较多的发挥，如《太平惠民和剂局方·卷五》治痼冷之方中，近60%的方剂都有桂枝-干姜药对，或配附子，如二气丹、崔氏乌头丸等。三者的用量在《太平惠民和剂局方》或为等量，或桂枝、干姜用量少于附子，以病情不同而权衡之。

王玉芝等将桂枝-干姜药对的临床应用归纳为四点：其一，表邪不解、里有寒邪的水饮证；其二，脾阳不足，寒邪内盛而致的呕吐、下利、腹痛、腹胀诸症；其三，寒湿内盛所致的四肢困重，疼痛，遇冷加重，舌淡苔白腻，脉弦诸症；其四，痰浊瘀阻引起的癫痫。

3. 用量用法

仲景运用桂枝-干姜药对，无论寒饮喘咳或是中焦虚寒，多为常规剂量，桂枝三两，干姜三两。现代常用剂量：桂枝 3～10g，干姜 3～10g。用于外感病，两药多用常量。若用于阳虚寒证，临床医家使用剂量范围较悬殊，梅国强教授多各用 10g，而某些医家则多用大量，如《吴佩衡医案》中单剂桂枝最大量用到 80g，干姜用到 150g。如此大剂桂枝、干姜，虽不便置评，但以谨慎为妥，因为我国幅员辽阔，气候环境和人体差异较大，对某些药物的耐受量不同，故因地因人制宜为好。

桂枝用法同前，干姜在《伤寒论》及《金匮要略》中多无须炮制，仅《金匮要略》甘草干姜汤中的干姜为炮用。《本草纲目》引李杲言："干姜生辛炮苦，阳也。生则逐寒邪而发表，炮则除胃冷而守中。"临床多以炮姜温经止血或用于治疗脾胃虚寒之腹痛泻痢等。

煎服，或入丸、散。

4. 使用禁忌

桂枝、干姜辛温（热），两药同用，易助火伤阴，故热盛及阴虚内热者忌服。

（十四）桂枝-生姜药对

生姜在本草著作中首见于《名医别录》，谓其"味辛，微温。主治伤寒头痛，鼻塞，咳逆上气，止呕吐"。仲师运用生姜，多取之发散风寒，和胃止呕，温散水气。仲景原文中加生姜的有"呕者""吐多""寒多"和"气短胸满"四项。现代研究多认为，生姜味辛，性温，归肺、脾、胃经，具有发散风寒、温中止呕、温肺止咳之功。

《伤寒论》中有生姜者 39 方，而有桂枝-生姜药对者 24 方，见表 16。

表 16 《伤寒论》桂枝-生姜药对方源

方名	剂量		主要配伍用药
	桂枝	生姜	
柴胡桂枝汤	一两半	一两半	柴胡、黄芩、半夏、炙甘草、人参、大枣、芍药
柴胡加龙骨牡蛎汤	一两半	一两半	柴胡、黄芩、半夏、人参、大枣、龙骨、牡蛎、茯苓、铅丹、大黄

方名	剂量		主要配伍用药
	桂枝	生姜	
大青龙汤	三两	二两	麻黄、杏仁、炙甘草、大枣、石膏
小建中汤	三两	三两	胶饴、炙甘草、大枣、芍药
当归四逆加吴茱萸生姜汤	三两	半斤	当归、细辛、木通、大枣、芍药、吴茱萸、炙甘草
炙甘草汤	三两	三两	人参、生地黄、阿胶、麦冬、麻仁、炙甘草、大枣、清酒
茯苓甘草汤	二两	三两	茯苓、炙甘草
桂枝汤	三两	三两	炙甘草、大枣、芍药
桂枝加大黄汤	三两	三两	炙甘草、大枣、芍药、大黄
桂枝加芍药汤	三两	三两	炙甘草、大枣、芍药
桂枝新加汤	三两	四两	炙甘草、大枣、芍药、人参
桂枝加附子汤	三两	三两	炙甘草、大枣、芍药、附子
桂枝加厚朴杏子汤	三两	三两	炙甘草、大枣、芍药、厚朴、杏仁
桂枝加桂汤	五两	三两	炙甘草、大枣、芍药
桂枝加葛根汤	二两	三两	炙甘草、大枣、芍药、葛根
桂枝去芍药汤	三两	三两	炙甘草、大枣
桂枝去芍药加附子汤	三两	三两	炙甘草、大枣、附子
桂枝去芍药加蜀漆牡蛎龙骨救逆汤	三两	三两	炙甘草、大枣、蜀漆、牡蛎、龙骨、生姜、大枣
桂枝附子汤	四两	二两	附子、炙甘草、大枣

方名	剂量		主要配伍用药
	桂枝	生姜	
桂枝麻黄各半汤	一两十六铢	一两	麻黄、杏仁、炙甘草、大枣、芍药
桂枝二麻黄一汤	一两十七铢	一两六铢	麻黄、杏仁、炙甘草、大枣、芍药
桂枝二越婢一汤	十八铢	一两二铢	石膏、白术、炙甘草、大枣、芍药
葛根汤	二两	三两	麻黄、葛根、炙甘草、大枣、芍药
葛根加半夏汤	二两	二两	麻黄、葛根、炙甘草、大枣、芍药、半夏

《金匮要略》有生姜者 51 方，此药对则出现于 25 方，约占 50%。与《伤寒论》相同的有桂枝汤、小建中汤、大青龙汤等 7 方，不同的有竹叶汤（一两：五两）、泽漆汤（三两：五两）、厚朴七物汤（二两：五两）、栝楼桂枝汤（三两：三两）、黄芪桂枝五物汤（三两：六两）等 18 方。

1. 张仲景对桂枝-生姜药对的运用

桂枝生姜皆辛温，故而两药同用，多涉寒证，无论外寒或是内寒，仲师都有运用，大体可用于治疗以下病证。

（1）治风寒表证 以桂枝汤类方为代表的诸方均有桂枝与生姜的配伍，对于风寒表证有很好的治疗作用。桂枝辛甘温，《医学启源》引《主治秘诀》云："治伤风头痛。""开腠理。""解表发汗。""去皮肤风湿。"《本草备要》云："温经通脉，发汗解肌。"功能解肌发表，温经散寒。生姜辛而微温，也具发汗解表之功，《名医别录》云："主伤寒头痛鼻塞，咳逆上气。"两药均可走表，辛散外邪，尤其风寒之邪，相须为用，发汗解表之力可明显增强，方如桂枝汤、葛根汤等。

若风寒表证兼有呕逆证，用桂枝-生姜药对更为适合。因生姜止呕功良，素有呕家圣药之称。《药性论》谓之："主痰水气满，下气。生与干并治嗽，疗时疾，止呕逆不下食。"随证配伍可治疗多种呕吐，又因其本为温胃之品，故对胃寒呕吐最为适合。寒邪内侵中州，气逆于上之呕逆多见使用此药对。如桂枝汤证见"干呕"、葛根加半夏汤证之"但呕"等。

（2）治胃寒留饮证 桂枝辛甘温，功专温经散寒，温阳化气。生姜辛温，仲师喜用之温散水气（如真武汤之用生姜），用于中焦脾胃，又有温中之力，如《中华本草》引《医学启源》谓之："温中去湿。"二者合用，温阳散寒、化气利水之力著。较之治疗风寒表证之走表，桂枝与生姜又均可走里，以生姜温胃散寒、蠲除水饮为主，桂枝温通阳气为辅，配对合用时，尚具有较佳的温散胃中寒饮之功，方如茯苓甘草汤、桂枝生姜枳实汤等。

（3）治经脉寒凝证 桂枝色赤入血，温经散寒，通利血脉。生姜辛温，有助桂枝温通之力，如《金匮要略·血痹虚劳病脉证并治》之黄芪桂枝五物汤治"血痹""身体不仁"；温经汤治疗冲任虚寒、瘀血阻滞之崩漏；桂枝芍药知母汤用之治"诸肢节疼痛"等。其寒证可由外感，可因内伤，皆可配伍使用本药对。由于两药合用，活血功力甚弱，很难作为活血化瘀之主药组方，只宜作为治疗经脉寒凝证之辅助药，血虚多配伍当归之类，气虚多配伍黄芪之类，寒凝甚者多与吴茱萸等同用。此类方剂《伤寒论》中也不少，如当归四逆加吴茱萸生姜汤治疗"其人内有久寒"。

桂枝-生姜药对与桂枝-干姜药对在使用上略有差别。由仲师诸方不难看出，其用生姜以辛散发表，和胃止呕为主，还能温散水气；而用干姜则以温肺化饮、温中止泻为主。两者均入肺，生姜主入胃经，以散见长，长于发汗解表。干姜主入脾经，以守为主，长于温中化饮，临证当区别使用两药对。如梅国强教授曾用真武汤治疗一重症心衰的患者，由于病程较长，故而弃生姜不用，改用干姜，当有此考虑。

2. 后世医家对桂枝-生姜药对的运用

后世医家多承袭仲景心法，而略有发挥。如王玉芝等认为，桂枝具有通阳化气、温通经脉、发汗解肌、下气补中的作用，生姜外行于卫分解表散寒，内入于肺胃温阳降逆。桂枝与生姜同用，行于营分则温经活血散寒，行于卫分则发汗解表散寒，内入于胃则温中和胃降逆化饮，内入于肺则温肺止咳化痰除饮。具体运用如下：

(1) 治风寒表证 以桂枝汤及其类方为代表的经方，后世临床运用甚广，方中生姜虽非主药，但其对全方的协同作用是不可忽视的。有关生姜的作用，后世注家注释颇多，除与大枣调和营卫外，"生姜之辛，佐桂枝以解表"。沈凤阁认为桂枝、生姜协同可以辛散外邪，如桂枝汤、大青龙汤多用于风寒表证，且此时桂枝与生姜大多等量使用。

(2) 治胃寒留饮证 沈凤阁认为桂枝-生姜药对可温散胃中寒饮，且生姜用量必须大于桂枝。马大正则借鉴《金匮要略·胸痹心痛短气病脉证治》之桂枝生姜枳实汤，认为桂枝下逆，生姜散寒气，用之治疗中寒饮停气阻的妊娠恶阻效佳。

(3) 治经脉寒凝证 桂枝温经散寒之功效已为人所接受，而生姜之温散更能增桂枝之力。后世医家将生姜用于各种寒凝疼痛证者不乏其例，如《本草从新》用生姜和黄明胶熬贴治风湿痹痛。《中华本草》引《本草拾遗》谓生姜能"破血"。《医学入门》认为产后用生姜"以其能破血逐瘀也"。《寿世保元》活血汤，以当归尾、赤芍、红花、桃仁等药为主，辅以生姜，治疗瘀血疼痛。《景岳全书》

活络饮，于当归、川芎、羌活等药中配伍生姜，以治风湿痹痛。类似疗伤、宣痹方中，还有不少配伍本品者，它们使用生姜的目的，除散寒之外，亦以之活血。药理学研究发现生姜具有扩张血管、促进血液循环等作用，前人将其视为活血药是有其实践基础的。现代亦有应用，如姚木铭先以生姜搽患处，然后以桂枝生姜汤熏洗及热敷患处治疗肩手综合征 32 例，痊愈 18 例，有效 11 例，无效 3 例。故二药合用，蠲痹止痛，对于经脉寒凝证有一定治疗效果。

（4）**其他**　吴鞠通在仲景炙甘草汤的基础上创加减复脉汤，其云：“在仲景当日，治伤于寒者之结代，自有取于参、桂、姜、枣，复脉中之阳。”《医学入门》亦曰生姜：“今人但知为胃药，而不知其能通心肺也。心气通，则一身之气正而邪气不能容。”故于荣等认为桂枝-生姜药对具有宣通阳气之效。桂枝辛温，入心助阳而温经散寒，生姜辛温宣散，走而不守，两药为伍，有相辅相成之妙。

黄煌认为，生姜配桂枝可健胃止痛，心悸、羸瘦而胸腹满痛者多用之。

3. 用量用法

桂枝、生姜用量不同，则取效不一。由表 16 可知，大凡用此药对调和营卫、气血、阴阳时，桂枝、生姜多为常量并等量使用，为二至三两。如桂枝汤类方、炙甘草汤、温经汤之类（葛根汤因方中已有麻黄发汗解表，故桂枝减量为二两，生姜仍用三两）。若专于降逆止呕、止咳或需用生姜温胃化饮者，生姜量须大，仲师常用五两甚至半斤，如当归四逆加吴茱萸生姜汤（半斤）、泽漆汤（五两）、竹叶汤（五两）。若用于冲气上逆或经脉寒凝诸疾，桂枝需重于生姜之量，如桂枝加桂汤（五两：三两）、桂枝附子汤（四两：三两）。现代常用剂量：桂枝 3~10g，生姜 3~10g。

梅国强教授使用本药对，多沿用仲师之法。以此药对调和营卫、阴阳，桂枝和生姜等量使用，各6~10g。若用桂枝新加汤，则生姜用量略大于桂枝。

煎服，或入丸、散。《本草纲目》谓生姜"生用发散，熟用和中"，用于表证宜辛散，可生用；对于脾胃虚寒者可熟用；若兼呕吐，生姜也可捣汁用。

4. 使用禁忌

桂枝、生姜性温，易助火伤阴，故热盛及阴虚内热者忌服。

（十五）桂枝-大黄药对

大黄功效已于柴胡-大黄药对中论及。仲师加减法中，加大黄者仅"有宿食"一项，其攻下导滞的作用为世人所称道。仲景还用之清热、利湿、下瘀、逐水等。

仲景诸方中，以含大黄的方剂使用频率最高，如大承气汤是其所有方中使用频率最高的方，有30次。

《伤寒论》中有大黄者14方，桂枝-大黄药对则见于3方，见表17。

《金匮要略》中此药对出现于3方，即风引汤（三两∶四两）、厚朴七物汤（二两∶三两）及鳖甲煎丸（三分∶三分）。

表17 《伤寒论》桂枝-大黄药对方源

方名	剂量		主要配伍用药
	桂枝	大黄	
柴胡加龙骨牡蛎汤	一两半	二两	柴胡、黄芩、半夏、生姜、龙骨、牡蛎、人参、大枣、茯苓、铅丹
桂枝加大黄汤	二两	二两	芍药、生姜、大枣、炙甘草
桃核承气汤	二两	四两	桃仁、芒硝、甘草

1. 张仲景对桂枝-大黄药对的运用

（1）**治表寒里实证** 桂枝和大黄是临床应用较广的药对之一，属于寒热配对。由于桂枝辛温可发汗解肌，温经散寒；大黄苦寒，苦泄能降，可以攻下里实，性寒又有清泄里热的功效，因此，配合应用时，桂枝发汗解表，大黄攻下里实，属于汗下并用的基本配伍。如《金匮要略》之厚朴七物汤，用治里实腹满兼表证未解者，桂枝大黄的配伍也属汗下并用之法。

（2）**治太阴寒实证** 桂枝加大黄汤治太阴病"大实痛"。其证由太阳病误下后邪陷太阴而致，势必见腹痛拒按、便秘等症，证属脾伤气滞，络瘀较甚，兼有形实邪阻滞，不通则痛所致。方中大黄之用有二：一者，用之活血化瘀，增其通经活络之功；二者，脾伤气滞则腑气不通可致便秘，反之又可加重气滞络瘀，故大黄既能攻下里实，又能活血化瘀。同时使用桂枝也有多用，其一，通阳散寒可温太阴；其二，性温以缓大黄之寒；其三，桂枝入血分通经脉为辅，具有温通经脉之效。两药同用，有温下太阴寒实的作用。

（3）**治瘀热诸证** 《伤寒论》桃核承气汤的配伍，提示桂枝与大黄的配伍可用于治疗多种瘀血病证。仲景用该方治疗太阳蓄血证，证属太阳表邪入里化热，瘀热互结于下焦膀胱所致。由"外解已，但少腹急结者"，可知已无表证，仅见蓄血，需攻下瘀热。方中取大黄入血分，行血逐瘀，兼清血分之热为主。桂枝辛温，可助桃仁、大黄活血通脉，两药合用，有很好的通经、下瘀、泄热之效，对于符合瘀热互结病机，无论外感、内伤所致之病证均可使用。

2. 后世医家对桂枝-大黄药对的运用

后世医家对桂枝-大黄药对的运用也基本不出仲景之法，略述于下：

（1）治表寒里实证　黄维震认为太阳病表邪未解兼阳明腑实，腹痛者用桂枝加大黄汤，腹不痛但满者，用厚朴七物汤。这两方均是大黄与桂枝同用，分治阳明、太阳两经，乃表里双解之先驱。

（2）治腹胀、腹痛证　李孔就等以厚朴七物汤（桂枝-大黄药对配伍厚朴、枳实、生姜、大枣、甘草）为基本方，加减治疗功能性消化不良 62 例，与吗丁啉对照，结果两组治疗效果无显著性差异，但中药组副作用低，对便秘患者尤佳。另外，郭春华等用该方治疗胃痛效果良好。而赵正良则用桂枝加大黄汤治疗腹痛，获得满意效果。

（3）治瘀热诸证　郭宏敏分析了仲景运用桂枝配伍组方特点，认为桂枝开结通经，使气机疏导，开血热凝结，桃核承气汤用桂枝意不在于辛散走表，而在于取其善走血分，通行血脉之性，且大黄的用量倍于桂枝，大黄得桂枝之辛甘，不致直泻肠胃，而能随之入经脉，更好发挥其逐瘀泄热之力。

（4）治风热惊痫证　《金匮要略》风引汤云：“除热瘫痫。”《备急千金要方·卷十四》载其主治为“大人风引，小儿惊痫瘛疭，日数十发”。据此揣度本方之主治证候，当为因热而风动。其热既可是内生之热，又可是外感热病，燔灼肝经，以致肝经热盛动风，发为癫痫、中风和小儿惊风。治当寒凉以清热，重镇以息风，并佐以安神。诸家均认为风引汤的主治证候属风、属热，因此，亦都从除热息风的立法原则来分析方中药物的配伍意义。张锡纯对此方配伍意义进行了分析，认为桂枝与龙骨、牡蛎、紫石英等同用，“善平肝气”，显而易见，这是指桂枝的配伍功效。盖桂枝与温药、利水药、重镇药同用，可平肝经寒逆之气；与凉药、重镇药同用，可平肝经热逆之气。大黄攻实泄热，又有寒水石、滑石、石膏相配，对热盛动风之证较为合拍。

（5）**其他**　朱平东认为桂枝配大黄，益阳泄滞，二药合用有辛苦散结之意。董选等认为桂枝加大黄汤具有延缓慢性肾衰的作用，可以作为辨证加减治疗慢性肾衰的基础方剂。而改良桂枝加大黄汤（桂枝 60g，大黄 50g，赤芍 50g，生姜 30g，甘草 30g，大枣 30g，加丹参、水蛭等）确有降低血清 BUN、Scr 指标和改善肾脏病变的作用。

3. 用量用法

桂枝用量用法同前。一般而言，大黄大量（4~6 两）则攻下泄热，中量（2~4 两）通经活血，而与桂枝配伍之方剂，桃核承气汤及风引汤均用 4 两，二者均有泄热之意。两药合用大黄多重于桂枝，或等量使用。常用剂量：桂枝 3~9g，大黄 5~15g。

大黄生用泻下力强，欲攻下者宜生用，久煎则泻下力减弱，故入汤剂应后下，或用开水泡服。酒制大黄泻下力较弱，活血作用较好，宜用于瘀血证。

4. 使用禁忌

桂枝与大黄合用，有活血通经之力，且大黄泻下成分可分布于乳汁之中，故妇女怀孕、月经期、哺乳期应忌用或慎用。

（十六）人参-甘草药对

人参始于《神农本草经》，列为上品，详见柴胡-人参药对。人参味甘微苦而性微温，归脾、肺经，有大补元气、补脾益肺、生津止渴、安神增智的作用。甘草同样始载于《神农本草经》，列为上品，前均已详述。甘草味甘性平，归心、肺、脾经，有补中益气、清热解毒、润肺止咳、缓急止痛、调和药性的作用。《景岳全书·本草正》云甘草："其味至甘，得中和之性，有调补之功，故毒药得之解其毒，刚药得之和其性，表药得之助其升，下药得之缓其速。助参芪成气虚之功，人所知也；助熟地黄疗阴虚之危，谁其晓焉？祛邪热，坚筋骨，健脾胃，长肌肉，随气药入气，随血药入血，无往不可，故称国老。"二药合用，协同一致，能大补元气，强固五脏。

《伤寒论》中人参-甘草药对共出现于 17 方，见表 18。

《金匮要略》中含人参的有 29 方（附方 8 首），甘草与之配伍者占 16 方（附方 5 首）。代表方剂如人参汤（三两：三两）、竹叶汤（一两：一两）、麦门冬汤（三两：二两）及橘皮竹茹汤（一两：五两）等。

表 18 《伤寒论》人参-甘草药对方源

方名	剂量		主要配伍用药
	人参	甘草	
小柴胡汤	三两	三两	柴胡、黄芩、半夏、生姜、大枣
柴胡加芒硝汤	一两	一两	柴胡、黄芩、半夏、生姜、大枣、芒硝
柴胡桂枝汤	一两半	一两	柴胡、黄芩、半夏、桂枝、芍药、生姜
半夏泻心汤	三两	三两	半夏、干姜、黄芩、黄连、大枣
生姜泻心汤	三两	三两	生姜、半夏、干姜、黄芩、黄连、大枣
甘草泻心汤	三两	四两	半夏、干姜、黄芩、黄连、大枣
黄连汤	二两	三两	黄连、半夏、干姜、桂枝、大枣
旋覆代赭汤	二两	三两	旋覆花、代赭石、半夏、生姜、大枣
厚朴生姜半夏甘草人参汤	一两	二两	厚朴、生姜、半夏
白虎加人参汤	三两	二两	石膏、知母、粳米
竹叶石膏汤	二两	二两	竹叶、石膏、麦冬、半夏、粳米
四逆加人参汤	一两	二两	附子、干姜

方名	剂量		主要配伍用药
	人参	甘草	
茯苓四逆汤	一两	二两	茯苓、附子、干姜
炙甘草汤	二两	四两	生地黄、阿胶、麦冬、麻仁、桂枝、生姜、大枣
桂枝人参汤	三两	四两	桂枝、干姜、白术
桂枝新加汤	三两	二两	桂枝、芍药、生姜、大枣
理中丸（汤）	三两	三两	干姜、白术

1. 张仲景对人参-甘草药对的运用

人参-甘草作为药对使用，是仲景喜用的配伍，此药对在《伤寒论》中的主治病证大致有如下几点。

（1）治正虚邪实之证 "正气存内，邪不可干"（《素问·刺法论》），气血的充盈与否，是决定外邪传变的关键。因此，仲景在小柴胡汤、柴胡桂枝汤、柴胡加芒硝汤中以人参、甘草配大枣，调补气血，扶助正气，调理中焦，助他药祛邪，并防止外邪内陷。

另外，《伤寒论》中桂枝人参汤用此药对治疗"太阳病，外证未除……利下不止，心下痞硬"等里虚证；桂枝加芍药生姜各一两人参三两新加汤以之治疗太阳病"身疼痛，脉沉迟者"，是证病机及治则如钱天来所言"此本中风而以麻黄汤误发其汗，遂使阳气虚损，阴液耗竭，不能充灌滋养，故身疼痛而脉沉迟，非伤寒浮紧而身疼痛之可比也。仍以桂枝汤和解卫阳，因误汗之后多加芍药之酸收以敛营阴之汗液，生姜以宣通其衰微之阳气，人参（三两）以扶助其耗散之元真，故名之曰桂枝新加汤"。上述方剂莫不取人参、甘草扶正祛邪之功。

（2）**治脾、肺、心气虚证**　人参可补五脏之气。《本经疏证》认为人参"首入脾而仓廪崇矣，次入肺而治节行矣，次入肾而作强遂矣，次入肝而谋虑定，惊悸除，目明矣"。而甘草性味与功效和人参相近，故人参-甘草药对可用于治疗多种脏腑的虚损。

首先可补益脾气。其一，可用于脾气虚诸证。《伤寒论》方中多运用此药对，源于伤寒失治误治易伤脾气。汗后脾虚，运输无权，或生痰湿，使气机壅滞，则腹胀满。治疗上单用补益，则易生湿助满；单用行气散结，又恐更伤脾气，不利转输，故宜消补兼施。《素问·脏气法时论》曰："脾欲缓，急食甘以缓之，用苦泻之，甘补之。"故《伤寒论·辨太阳病脉证并治》第 66 条中用厚朴生姜半夏甘草人参汤。方中人参-甘草配对健脾益气，协厚朴等行气消满，以治脾虚气滞证。其二，用于脾胃虚寒证。《名医别录》谓人参："疗肠胃中冷……调中。"《伤寒论》中治脾胃虚寒的理中汤可为代表，如第 386 条云："霍乱，头痛发热，身疼痛……寒多不用水者，理中丸主之。"为中焦虚寒，寒湿内盛所致。第 396 条云："大病瘥后，喜唾，久不了了，胸上有寒，当以丸药温之，宜理中丸。"此乃大病久病之后，脾胃虚寒，运化乏力，水津不得四布，凝结而为痰饮涎沫，阴乘阳位，聚于胸膈。两条所述临床症状虽大有不同，但中焦虚寒却是二者病机根本所在，或因脾胃升降失和而吐利交作，或因阳虚失运，津液凝聚而为痰饮，聚于胸膈而吐涎沫，均需温中、散寒、助阳、化湿。方中重用干姜专入中焦，温中散寒，白术益气健脾燥湿，而以人参配甘草补益脾气，合干姜即属"辛热甘温法"，有扶助阳气之义，针对中焦之不足。其三，用于中焦寒热错杂之痞证。黄连汤、半夏泻心汤、生姜泻心汤均主治伤寒误治，致脾气受伤，寒热错杂、升降失职之证。因此，均以人参、甘草配大枣补益中气，如尤在泾所言"痞者……用参、草、枣者，以下后中虚，故以之益气，而助其药之能也"(《伤寒贯珠集》)。

总之，人参、甘草合用，有很好的补益脾胃之气的功效，后世四君子汤可谓治疗脾胃气虚的基础方，即由此药对与白术、茯苓配伍而成。《本草经疏》云人参能"补助脾胃之元气……调中者，脾治中焦，脾得补则中自调矣"。甘草亦是补脾佳品。二药相合，功能燮理中焦，益气和中。

其次可补益肺之气津。参考《金匮要略·肺痿肺痈咳嗽上气病脉证并治》麦门冬汤之治"火逆上气，咽喉不利"之虚热肺痿，方中除重用麦冬滋养肺胃之阴而降火外，又辅以人参、甘草、粳米、大枣养胃益气生津。单味人参在《伤寒论》《金匮要略》中早有生津之用，如白虎加人参汤用治伤寒误治后："七八日不解，热结在里，表里俱热，时时恶风，大渴，舌上干燥而烦，欲饮水数升者。""服桂枝汤，大汗出后，大烦渴不解，脉洪大者。""伤寒……渴欲饮水，无表证者。"竹叶石膏汤之治"伤寒解后，虚羸少气，气逆欲吐"等，上二方中甘草均可护胃生津，人参益气生津，两者相须为用，益气护胃生津的功效明显增强，适用于热病气虚津伤或气阴两虚之口渴、消渴等病证。另小柴胡汤方后加减亦云："若渴，去半夏，加人参，合前成四两半，栝楼根四两。"均说明用人参旨在益气生津，故人参-甘草药对与清热药同用，可清养肺胃而除燥热；与甘温药同用，可温养肺胃以除寒湿。

再次，可补益心气。《伤寒论》炙甘草汤治"脉结代，心动悸"，该方针对心之气血阴阳俱虚证，选用均入心经之人参、甘草，协温阳、滋阴、养血药，共达益气养血、通阳复脉之功。而《外台秘要》则以该方治疗"肺痿涎唾多，心中温温液液者"，源于人参甘草配合他药又可益气养血，协调阴阳。《日华子本草》谓甘草能"安魂定魄……一切虚损、惊悸、烦闷、健忘"，现代实验研究表明，蜜炙甘草有安神作用。《金匮要略》甘麦大枣汤更是以甘草为主药，治妇人脏躁，喜悲伤欲哭。近年来也有用甘草配石菖蒲，治失眠、烦热、心悸等，临床用之有效。上述应用均提示甘草可能有一定的安神之功。二药合用，补心气以安心神，用治心气不足之证。

（3）治阳衰阴盛证　　《伤寒论·辨少阴病脉证并治》《伤寒论·辨厥阴病脉证并治》《伤寒论·辨霍乱病脉证并治》等篇，论述阳衰阴盛证候甚多，其代表方剂首推四逆汤，一般情况下，不用加人参，而当兼阴液虚损时，则必加人参。如第385条云："恶寒，脉微而复利，利止亡血也，四逆加人参汤主之。"该证阳衰阴盛，火不生土，以致剧烈吐利，甚而阴血随之消亡，无物可以吐泻而止，故于四逆汤中加人参，以益气生阴。方中本有炙甘草，今加人参，则相得益彰。

阳衰阴盛证所用方中，加人参者，还有另一种情形，如第69条云："发汗，若下之，病仍不解，烦躁者，茯苓四逆汤主之。"本条叙证简略，据以方测证原理，其证除烦躁外，还可出现恶寒、肢厥、下利、脉沉微等，是阳衰阴盛，阴阳两虚，正虚神浮，或兼水气之证，主之以茯苓四逆汤。其方乃四逆汤加茯苓、人参而成，于是方中自有人参、甘草配伍。张璐云："故用四逆以复阳为急也。其所以加人参者，不特护持津液，兼阳药得之，愈加得力耳。"故又在前方基础上取人参甘草补心气，安精神，定魂魄，同时配茯苓健脾，宁心安神，犹能利水。

通脉四逆汤证，若见利止脉不出者，去桔梗，加人参二两（第317条），与炙甘草汤，均有人参-炙甘草药对，分析于下：前者脉证为阳气大虚，阴液内竭，则利止而脉不出，故以人参配甘草，取其益气以生津，固脱而复脉，重用姜、附以破阴回阳，甘草尚可缓他药之峻；后者则以炙甘草配参、枣补中益气，使气血生化有源，以复脉之本，生地黄、麦冬、阿胶、麻仁养心血，滋心阴，以充养血脉。桂枝振奋心阳，配生姜更能温通血脉。药用清酒煎煮，可增强疏通经络、利血脉的作用，以治疗脉结代、心动悸的证候。

由上可知，人参与甘草的配伍是扶正祛邪的核心药对之一，不仅表现在相互促进疗效，而且表现在甘草能缓人参之峻补，尤其在外感热病虚实夹杂的状态下，意义更为突出。

2. 后世医家对人参-甘草药对的运用

(1) 治虚人外感　人参-甘草药对在临证运用上，无论外感疾病或内伤疾病，均可发挥补虚、扶正、益气、生津等功效，唯在外感病中运用，多为虚人外感。喻嘉言有云："伤寒有宜用人参入药者，发汗时元气大旺，外邪乘势而出。若元气素弱之人，药虽外行，气从中馁，轻者半出不出，留连致困，重者随元气缩入，发热无休。所以虚弱之人必用，人参入表药中，使药得力，一涌而出，全非补养之意。"钱乙（人参）败毒散（《小儿药证直诀》）、参苏饮（《太平惠民和剂局方》）、再造散（《伤寒六书》）等解表方剂之用人参-甘草药对，当源于此。

(2) 治气血津诸不足　肖森茂认为席汉综合征属元气虚损者，随证选用，有一定治疗作用。药理研究证明，人参能兴奋垂体-肾上腺皮质功能，增强此轴效应，促进代谢，调节生理功能。甘草有类似肾上腺皮质激素样作用，促进体内水钠潴留，促调机体的免疫功能。所以，二药对席汉综合征的治疗是很有裨益的。

(3) 其他　《圣济总录·卷五十八》之人参汤，以人参、甘草（半生半炙）各1两，共为粗末……取五升，同煎至二升半，去滓，渴即饮之，主治消渴，初因酒得，颇有新意。李东垣认为人参配黄芪、甘草可甘温除火热，泻阴火，补元气，又为疮家要药（《脾胃论》)。又对小儿疮疖，属气虚且反复发生不易治愈者，配用二药有较好疗效。

3. 用量用法

人参、甘草一般都用二至三两，随证有所变动。《伤寒论》方中此药对之甘草均炙用；但是，《金匮要略》含此药对的方剂中，甘草皆不炙，即使如人参汤、薯蓣丸等补脾方也不例外。但两书互参，临证当用炙者为佳。由表 18 可知，人参与甘草等量使用有 6 方，占 35.3%，人参用量大于甘草用量的有 3 方，占 17.6%，而人参用量小于甘草用量的有 8 方，占 47.1%，可知仲师之用甘草，非今之调药所能诠释。汉代甘草最大量用至四两，最小量为六铢。现代常用剂量：人参 6~10g，甘草 3~10g。

人参，仲景未详炮制方法。现多认为其生用气凉，熟用气温，土虚火旺者，宜用生品；脾虚者宜用熟品。人参主要作用在于"气"和"味"，煎煮时间短，其味不易出；煎煮时间长，其"气"大都蒸发，故以切块，分多次含咽其汁，含至软化时，嚼碎吞下，既方便又有效。

4. 使用禁忌

湿盛中满、实证、热证、阴虚内热、咳喘、腹胀水肿等均不宜用。另外，人参反藜芦，畏五灵脂；甘草反大戟、芫花、甘遂、海藻，相合时不可与之同用。不宜同时喝茶和吃萝卜，以免影响疗效。

（十七）人参-大枣药对

大枣首载于《诗经》，名枣。《神农本草经》将其列为上品，称其："主心腹邪气，安中养脾，助十二经，平胃气，通九窍，补少气少津，身中不足，大惊，四肢重，和百药。"《本草纲目》引李东垣之言，谓"大枣气味俱厚，阳也。温以补不足，甘以缓阴血""和阴阳，调荣卫，生津液"。这是对仲景运用大枣的精辟阐释。

　　大枣在《伤寒论》中出现于 40 方，人参、大枣在《伤寒论》中可见于 12 方，见表 19。

　　《金匮要略》中有大枣者 43 方，而此药对共入 13 方，除与《伤寒论》重复者外，还附千金生姜甘草汤（三两：十五枚）、外台黄芩汤（三两：十二枚）、竹叶汤（一两：十五枚）、麦门冬汤（三两：十二枚）、橘皮竹茹汤（一两：三十枚）等 9 方。

表 19　《伤寒论》人参-大枣药对方源

| 方名 | 剂量 | | 主要配伍用药 |
	人参	大枣	
小柴胡汤	三两	十二枚	柴胡、黄芩、半夏、生姜、炙甘草
柴胡加芒硝汤	一两	四枚	柴胡、黄芩、半夏、生姜、炙甘草、芒硝
柴胡加龙骨牡蛎汤	一两半	六枚	柴胡、黄芩、半夏、生姜、龙骨、牡蛎、桂枝、茯苓、铅丹
柴胡桂枝汤	一两半	六枚	柴胡、黄芩、半夏、桂枝、芍药、生姜
半夏泻心汤	三两	十二枚	半夏、干姜、黄芩、黄连、炙甘草
生姜泻心汤	三两	十二枚	生姜、半夏、干姜、黄芩、黄连、炙甘草
甘草泻心汤	三两	十二枚	炙甘草、半夏、干姜、黄芩、黄连
旋覆代赭汤	二两	十二枚	旋覆花、代赭石、半夏、生姜、炙甘草
黄连汤	二两	十二枚	黄连、半夏、干姜、桂枝、炙甘草
吴茱萸汤	三两	十二枚	吴茱萸、生姜
炙甘草汤	二两	三十枚	炙甘草、生地黄、阿胶、麦冬、麻仁、桂枝、生姜
桂枝新加汤	三两	十二枚	桂枝、芍药、生姜、炙甘草

1. 张仲景对人参-大枣药对的运用

(1) 治正虚邪实之证　大枣配伍人参可调补气血，有助鼓邪外出。对虚人外感，尤其气虚血弱之人尤宜。纵观仲景用方，但凡邪于外而宜发散者，多辛散之中伍大枣以安中和营，以防发散药之峻烈，凡邪于内而宜外解者，则以大枣与人参同用，以扶正祛邪。如《伤寒论》中小柴胡汤、柴胡加芒硝汤、柴胡桂枝汤等均见此药对。或因发汗太过致营气不足、身疼痛之桂枝新加汤中也有运用。其他方如生姜泻心汤、旋覆代赭汤、吴茱萸汤、橘皮竹茹汤等。

(2) 治脾气虚证　仲景人参、大枣并见之方，不难发现但凡治中虚之痞证，方中均有人参与大枣。如半夏、生姜、甘草泻心汤、旋覆代赭汤及黄连汤都可治疗痞证，且都见不同程度的脾胃虚弱，虽因兼证不同可选择相应的方剂，而其方都有人参、大枣，由此可见一斑。

(3) 治失眠惊悸证　如前所述，人参、大枣可调补气血，《神农本草经》又谓人参"安精神，定魂魄，止惊悸……开心，益智"，大枣"安中养脾"，治"大惊"，人参、大枣配伍使用当有益气养血安神之功。《伤寒论》中柴胡加龙骨牡蛎汤治疗"胸满烦惊"，该方由小柴胡汤去甘草，以和解少阳，佐以龙骨、牡蛎、铅丹镇胆气而止烦惊，因小便不利而取茯苓，协桂枝助太阳气化而布津，谵语故加大黄内泻阳明。此药对在全方之地位，应在其次。

(4) 治肺胃津伤证　考《金匮要略·肺痿肺痈上气病脉证并治》麦门冬汤，人参、大枣有益胃生津之功，该方治疗肺胃津伤、虚火上逆之咳喘，症见"火逆上气，咽喉不利"，方中人参、大枣、粳米有助麦冬滋养肺胃之阴。

2. 后世医家对人参-大枣药对的运用

人参-大枣药对在后世的运用不离仲景经验，如《太平惠民和剂局方》之参苏饮、《伤寒六书》之再造散中均见人参、大枣合用扶正和营；如《醒园录》枣参丸、《太平惠民和剂局方》之参苓白术散、《正体类要》之归脾汤、《瑞竹堂经验方》之八珍汤等方以之健脾养胃，并借其资生化之源。唯诸方中人参均为正方药物，而多在用法当中才辅以大枣，或煎汤送服，或量少同煎，可知此功效多藉人参之力。

人参-大枣药对在《金匮要略》中用于肺胃津伤证，后世医家对其运用多有发挥。如《外台秘要》首用炙甘草汤"治肺痿涎唾多，心中温温液液者"。《千金》生姜甘草汤"治肺痿，咳唾涎沫不止，咽燥而渴"。两方均治肺痿，同有人参-大枣药对，可知此药对补肺之气阴。《医门法律·卷六》言："肺痿者……总由胃中津液不输于肺，肺失所养，转枯转燥，然后成之。"故此药对与麦冬等养阴药配伍，还可治疗胃阴不足之证。

较之人参-甘草药对不同的是，人参、大枣合用尚有补血之力，可治疗血虚或是气血两虚的病证。《珍珠囊》谓人参能"养血"，《本草正》言其："气虚血虚俱能补。"张仲景亦将人参作为补血之品。大枣色红入血，有养血安神之功。两药合用，既能补气以生血，又有一定的补血之功，故可用治血虚证，然尤宜于气虚不能生血之气血两虚证，常与补益气血之品配伍，方如归脾汤（《正体类要》）。

3. 用量用法

人参用量用法同前，大枣常用量为 10～30g。大枣在《伤寒论》中多擘破后入煎剂，现亦可去皮核，捣烂为丸服。

4. 使用禁忌

痰湿诸疾不宜使用。

（十八） 人参–茯苓药对

人参–茯苓药对在《伤寒论》中可见于 3 方，见表 20。

表 20 《伤寒论》人参–茯苓药对方源

方名	剂量		主要配伍用药
	人参	茯苓	
柴胡加龙骨牡蛎汤	一两半	一两半	柴胡、黄芩、半夏、生姜、大枣、桂枝、龙骨、牡蛎、铅丹
附子汤	二两	三两	附子、白术、芍药
茯苓四逆汤	一两	四两	附子、干姜、炙甘草

此药对在《金匮要略》中可见于 4 方，即木防己去石膏加茯苓芒硝汤（四两∶四两）、外台茯苓饮（三两∶三两）、侯氏黑散（三分∶三分）及薯蓣丸（七分∶五分）。

1. 张仲景对人参–茯苓药对的应用

成无己释茯苓四逆汤方义曰：“四逆汤以补阳，加茯苓、人参以益阴。”然茯苓利水之力昭然，现代药理实验也证明，茯苓具有缓和而持久的利尿作用，并能促进钾离子、钠离子、氯离子等电解质的排出。纵观仲景用药，养阴之品多用地黄、阿胶、麦冬、麻仁，敛阴多用芍药，保津多用甘草、人参类，可知人参、茯苓益阴之说不符合仲景用药法度。

从表中三方对比可知，柴胡加龙骨牡蛎汤治“伤寒八九日，下之，胸满烦惊，小便不利，谵语，一身尽重，不可转侧者”，方中人参、茯苓有益气补中宁神的作用。而茯苓四逆汤治“发汗，若下之，病仍不解，烦躁者”，方中人参、茯苓有益气生阴、安精神、定魂魄的作用，犹能利水。附子汤治疗少阴阳虚、寒湿内盛之证。方中人参补元气，助附子以温补元阳，茯苓淡渗，助白术以除湿。总括人参–茯苓药对的作用为益气生阴，安精神，定魂魄，利水湿。

（1）**治脾虚证**　误下伤中，选用人参、茯苓配对，自可发挥健脾补中之功效。人参在《神农本草经》中贵为上品，谓之可"补五脏"，其健脾之功效前已详述。茯苓健脾之功效《伤寒论》中也有体现。如桂枝去桂加茯苓白术汤治"服桂枝汤，或下之，仍头项强痛，翕翕发热，无汗，心下满微痛，小便不利者"，方中加茯苓、白术除可治小便不利外，也有健脾补中之意，使脾气得健，则津液转输功能恢复，亦有利于祛除水饮。二药合用，是健脾补中的常用药对。

（2）**治心悸、失眠证**　仲景善用人参补心气、安心神。如《金匮要略·胸痹心痛短气病脉证治》人参汤治疗"胸痹，心中痞气……胁下逆抢心"。炙甘草汤治"脉结代，心动悸"，均用人参安神定悸。《神农本草经》谓人参"补五脏，安精神，定魂魄，止惊悸"，皆取此意。而茯苓同样有宁心安神的功效，《神农本草经》称茯苓可治"忧恚，惊邪恐悸……久服安魂养神"，故可用治多种类型的心悸、失眠。如茯苓甘草汤治疗"心下悸"，小半夏汤加茯苓汤治疗"眩悸"等，由于其能益心脾而宁心安神，且能利湿，故常用于心脾两虚或水气凌心者。

2. 后世医家对人参–茯苓药对的运用

（1）**治脾虚证**　后世医家基本沿用仲景对人参、茯苓之组方经验，将人参与茯苓配对视为治疗脾胃虚弱证最常用的配伍，对两药功效的认识也不离左右。人参甘温气厚，大补元气，补脾益肺，既治脾气不足的倦怠乏力，食少便溏，又治肺气虚弱之短气喘促，懒言声微，脉虚自汗。茯苓甘淡，具有健脾补虚功效，但作用缓和，虽健脾而力薄。二药相须为用，茯苓辅助人参，能补脾益气，和胃助阳，使脾胃健旺，运化有权，后天得补，主治脾胃虚弱等证。同时，脾为太阴湿土，喜燥恶湿，若脾虚运化不行，则水湿内停，茯苓长于渗湿利水，与人参益气健脾相伍，可防后者之壅滞，相得益彰。人参-茯苓药对不仅能使补气健脾之效增，而且通过茯苓健脾，助脾之运化，又可更好地发挥人参的补气作用。前人有"若有胃阳虚者，参苓必进"之论，确为至诚之言。后世名方也层出不穷，如单用本药对有《医宗金鉴》之人参茯苓粥，二药共用，治脾胃虚弱之走马牙疳；《临证指南医案》之人参粥，以此二味治脾虚食少。配合其他药物的名方也不少，如治疗脾虚湿阻食少便溏、体虚乏力等症，若湿邪不重者，《太平惠民和剂局方》之四君子汤，以此药对与白术、甘草同用；若湿邪较重者，《太平惠民和剂局方》参苓白术散，用此药对与白术、山药、扁豆、薏苡仁等同用。

（2）治心悸、失眠证　除健脾补中，治疗脾胃虚弱等证之外，后世医家也普遍沿袭人参-茯苓药对宁心安神之功。《神农本草经》论及人参可"补五脏，安精神"，众多医家将人参用治惊悸失眠与神经衰弱，近代研究发现，人参及其主要成分人参皂苷均有镇静作用；而茯苓之安神自《神农本草经》之后，历代本草著作都有论述，如《药性论》谓之"善安心神"，《日华子本草》称其"开心益智，止健忘"，即茯苓可治心神不安与惊悸失眠等。近代实验研究也证明茯苓具有镇静作用，而运用此药对安神之功的后世名方也比比皆是，如《济生方》之归脾汤，《校注妇人良方》之天王补心丹，《医学心悟》之安神定志丸等。

茯苓、茯神本于一体。《神农本草经》只言茯苓，《名医别录》始添茯神。茯神抱木而生，以此别于茯苓。二者性味功效略同。然茯神中抱一木，有取木助火之意。茯苓入脾肾之用多，茯神则入心之用多。后人治疗心病多用茯神，张洁古谓"风眩心虚，非茯神不能除"，方如《普济本事方》之珍珠母丸，当然也有将茯苓、茯神二药同用于一方取其安神之功，如前述之安神定志丸（《医学心悟》）。

安神方中人参、茯苓常成对出现，"心者，君主之官，神明出焉"（《素问·灵兰秘典论》），心主神明则神清，思维敏捷，故人参、茯苓宁心安神有益智之功，后世安胎方中多有应用。

（3）**其他**　在仲景用药经验基础上，后世医家亦有所发挥。如王焘在《外台秘要》中创制茯苓饮（茯苓、人参、白术、枳实、陈皮、生姜）治疗心胸中有停饮宿水，可发仲景之未备。《伤寒论》中治疗各种水饮（湿）内停之证，现代运用依然，无论外感内伤所致，均可用茯苓化饮利水。仲景原文中，真武汤方后有"若小便利者，去茯苓"，是真武汤证本有小便不利，故小便利者去之。理中丸方后有"悸者加茯苓"；小柴胡汤方后有"若心下悸，小便不利者去黄芩，加茯苓四两"，于是方中便有了人参–茯苓药对，则已开人参–茯苓药对健脾利水（饮）之先河。

3. 用量用法

人参、茯苓用量需视虚损及水饮（湿）之轻重而定。若中虚者，人参、茯苓多等量使用。若水饮（湿）盛者，茯苓重于人参，如附子汤中人参、茯苓之比为 2∶3，而茯苓四逆汤中为 1∶4。常用剂量人参 5~10g，茯苓 10~30g。现代临床多以党参、太子参代替人参，适当加大剂量。仲景用茯苓诸方，多未详述用法，仅茯苓桂枝甘草大枣汤提到先煮。而《本草纲目》中茯苓附方服法中，多切片煎服或研末为丸。

4. 使用禁忌

人参反藜芦，畏五灵脂，组方时应注意回避。本药对补力较峻，为虚证而设，凡身体健康，并无虚弱表现者，不宜滥用；阴虚火旺者忌用。真武汤方后有"若小便利者，去茯苓"，可见若小便频数或清长者，可不用茯苓。

（十九）人参-干姜药对

人参-干姜药对在《伤寒论》中出现于 10 方，见表 21。

表 21 《伤寒论》人参-干姜药对方源

方名	剂量		主要配伍用药
	人参	干姜	
半夏泻心汤	三两	三两	半夏、黄芩、黄连、大枣、炙甘草
生姜泻心汤	三两	一两	生姜、半夏、黄芩、黄连、大枣、炙甘草
甘草泻心汤	三两	三两	炙甘草、半夏、黄芩、黄连、大枣
黄连汤	二两	三两	黄连、半夏、桂枝、大枣、炙甘草
理中丸	三两	三两	白术、炙甘草
桂枝人参汤	三两	三两	桂枝、白术、炙甘草
干姜黄芩黄连人参汤	三两	三两	黄芩、黄连
四逆加人参汤	一两	一两半	附子、炙甘草
茯苓四逆汤	一两	一两半	茯苓、附子、炙甘草
乌梅丸	六两	十两	乌梅、细辛、蜀椒、黄连、黄柏、附子、桂枝、当归

此药对在《金匮要略》中有 12 方，如九痛丸（一两：一两）、

干姜人参半夏丸（一两：一两）、大建中汤（二两：四两）、乌梅丸（六两：十两）等，与《伤寒论》相同的方剂有半夏泻心汤、甘草泻心汤等。

1. 张仲景对人参-干姜药对的运用

（1）治脾胃虚寒证 人参、干姜皆可作用于脾胃。前者甘温，可补脾养胃而扶正，针对中焦之虚弱；后者辛热燥烈，长于温中散寒，健运脾阳，为温暖中焦之主药，《神农本草经》明确指出干姜主"温中"，两药合用，一补一温，是"寒淫于内，治以甘热"（《素问·至真要大论》）的代表性用药，为"辛热甘温法"的常用药对，对于阳气不足、寒从中生或外寒直中太阴之证尤为合适。胃中痼冷之证，若单用人参补益，则嫌温力不足，或有虚不受补之象；独用干姜祛寒，又虑其补力至弱，久用反致耗散。故用人参峻补脾胃，干姜大温中焦；二药相使合用，辛甘扶阳，且人参得干姜使补而能行，大气周流；干姜得人参则温而不过，有相辅相成之意。

若治脾胃虚寒，脘腹冷痛，食欲不振，饮食减少，呕吐泄泻，常与补脾益气药物配伍，以健运脾胃功能，如《伤寒论》理中丸、桂枝人参汤，均以本药对与白术、炙甘草等同用；用治脾胃虚弱、寒热错杂之痞证，将此药对与半夏、黄芩、黄连等配伍，方如半夏、生姜、甘草泻心汤。另外，《金匮要略》中的大建中汤亦见此药对。纵观含此药对的方剂，适应证多为中焦虚寒，升降失司的痞、呕之症，并常以半夏相随。

（2）治亡阳证 人参为拯危救脱要药，其大补元气之功无药可代，最宜于因大汗、大吐、大泻、大失血或大病、久病等所致元气虚极欲脱，气短神疲，脉微欲绝的危重证候；干姜辛热，入心、肾经，有散寒回阳通脉的功效。若气虚欲脱兼见汗出、四肢逆冷等亡阳征象者，应与回阳救逆之品同用，以补气固脱，回阳救逆，如《伤寒论》中通脉四逆加人参汤，其与附子同用。

2. 后世医家对人参-干姜药对的运用

（1）治脾胃虚寒证 《校注妇人良方·卷三》有独参汤（好人参二两或三四两，炮姜五钱），治元气虚弱之证。《景岳全书·卷五十一》有黄芽丸（人参二两，焦干姜三钱），治脾胃虚寒，或饮食不化，或时多胀满泄泻，吞酸呕吐。皆取此配伍，取温中益气之效。

人参-干姜药对加减化裁，后世亦广为应用。如温脾汤（大黄、附子、人参、干姜、甘草）可温阳补脾，泻下寒积，用于冷积便秘，腹满痛，手足不温，或久痢赤白，面无华色，口不渴，舌淡苔白，脉沉弱者（《备急千金要方·卷十五》）。《伤寒全生集·卷三》之丁附理中汤（丁香、附子、干姜、人参、白术、甘草，加吴茱萸、官桂、砂仁、陈皮），水煎，磨木香、姜汁温服，功能温中祛寒，降逆止呕，治疗胃寒呕逆，或服寒凉药过多，伤胃呃逆者。五君子煎（人参、白术、茯苓、炙甘草、干姜），有健脾化湿、温中祛寒之功，可用于脾胃虚寒、呕吐泄泻而兼湿者（《景岳全书·卷五十一》）。附子理中丸（《太平惠民和剂局方·卷五》）又名附子理中汤（《三因极一病证方论·卷二》），由理中丸加附子而成，温中祛寒之力更强，对于脾胃虚寒，心腹绞痛，呕吐泄利，霍乱转筋，体冷微汗，手足厥寒，心下逆满，腹中雷鸣，呕哕不止，饮食不进，以及一切沉寒痼冷，皆能治之。若兼湿热，可配伍清热燥湿之品，如《症因脉治·卷二》之连理汤（人参、白术、干姜、炙甘草、黄连），可平调寒热，降逆制酸。主治湿热蕴伏，感受寒邪，身热，呕吐酸水，甚则酸水浸其心，不任苦楚，肠鸣腹胀，脉弦等。诸方之用，皆取人参、干姜温中祛寒、益气补脾之功。

（2）**治亡阳证**　此药对用于亡阳证，源自仲景，后世回阳救逆方中多有运用。如明代陶华《伤寒六书·卷三》之回阳返本汤（熟附子、干姜、甘草、人参、麦冬、五味子、腊茶、陈皮），能回阳复阴，主阴盛格阳，阴极发躁，微渴面赤，欲坐卧于泥水井中，脉来无力，或脉全无欲绝者。《伤寒六书·卷三》回阳救急汤，原名回阳救急方，由熟附子、干姜、肉桂、人参、白术、茯苓、半夏、陈皮、甘草、五味子、麝香、生姜组成，有回阳救逆、益气复脉之效。主治阴寒里盛，阳气衰微，四肢厥冷，恶寒踡卧，腹痛吐泻，不渴，或指端口唇发绀，舌淡苔白滑，脉沉迟无力，甚或无脉者。《景岳全书·卷五十一》之六味回阳饮（人参、制附子、炮干姜、炙甘草、熟地黄、当归）可益气养血，回阳固脱，用于阴阳将脱者。而四味回阳饮（人参、制附子、炙甘草、炮干姜）可益气回阳固脱，用于元阳虚脱，危在顷刻者，亦是范例。

（3）**其他**　东汉以后，诸家多沿用仲景用法，亦不乏发挥。如人参丸（人参、甘草、茯苓、麦冬、石菖蒲、泽泻、薯蓣、干姜、桂心、大枣）功能益气健脾，宁心安神，主治产后大虚，心悸，志意不安，不自觉恍惚恐畏，夜不得眠，虚烦少气，亦治男子虚损心悸（《备急千金要方·卷三》）。

现代临床报道也不少，如林善星用干姜、人参、半夏等配伍，治疗寒饮恶阻或胃有寒饮所致的腹痛等症，有满意疗效。徐氏用干姜、人参各30g，半夏60g，三味共研末，以生姜汁糊为丸，如梧桐子大，每服10丸，每日服3次，对妊娠呕吐不止有较好的临床疗效（《中药临床应用大全》）。

3. 用量用法

人参、干姜多等量使用，仲景用之，三两为常，如半夏泻心汤、干姜黄芩黄连人参汤、桂枝人参汤等。但是，对于中焦寒甚者，干姜用量增加。如大建中汤中人参用二两，干姜用四两；乌梅丸人参为六两，干姜则用至十两。现代常用剂量：人参6~10g，干姜6~10g。寒甚，可改干姜为炮姜，以加强温补之力。如薛己之独参汤，用好人参2~4两，炮姜5钱，水煎，徐徐服。治疗元气虚弱，恶寒发热，或作渴烦躁，痰喘气促；或气虚卒中，不语口噤；或痰涎上涌，手足逆冷；或难产产后，不省喘息（《校注妇人良方》）。

4. 使用禁忌

实证、热证、阴虚有热、腹胀、孕妇等慎用。人参反藜芦，畏五灵脂，恶皂荚，二药配伍时，也不可与之同用。服药期间，不宜同时吃萝卜、喝茶等。

（二十）半夏-生姜药对

半夏与生姜在《伤寒论》中作为药对出现共计10方，见表22。

表22 《伤寒论》半夏-生姜药对方源

方名	剂量		主要配伍用药
	半夏	生姜	
小柴胡汤	半升	三两	柴胡、黄芩、人参、大枣、炙甘草
大柴胡汤	半升	五两	柴胡、黄芩、枳实、芍药、大枣（大黄）
柴胡加芒硝汤	二十铢	一两	柴胡、黄芩、人参、大枣、炙甘草、芒硝
柴胡加龙骨牡蛎汤	二合	一两半	柴胡、黄芩、人参、大枣、龙骨、牡蛎、大黄、茯苓、桂枝、铅丹
柴胡桂枝汤	二合半	一两半	柴胡、黄芩、人参、大枣、炙甘草、桂枝、芍药

方名	剂量		主要配伍用药
	半夏	生姜	
生姜泻心汤	半升	四两	干姜、黄芩、黄连、人参、大枣、炙甘草
厚朴生姜半夏甘草人参汤	半升	半斤	厚朴、甘草、人参
旋覆代赭汤	半升	五两	旋覆花、代赭石、人参、大枣、炙甘草
黄芩加半夏生姜汤	半升	一两半/三两	黄芩、芍药、大枣、炙甘草
葛根加半夏汤	半升	二两	葛根、麻黄、桂枝、芍药、大枣、甘草

此药对在《金匮要略》中出现于 13 方，除大柴胡汤、小柴胡汤，柴胡桂枝汤与《伤寒论》重复外，尚有小半夏汤（一升：半斤）、半夏厚朴汤（一升：五两）、奔豚汤（四两：四两）、射干麻黄汤（八枚：四两）等 10 方。

1. 张仲景对半夏–生姜药对的运用

（1）治各种呕吐，寒呕尤宜　半夏与生姜性味相同，辛散温燥，均具降逆、和胃、止呕、化痰之功。二药配伍，相须为用，半夏降逆化痰、和胃止呕为主，生姜宣散水气、温胃止呕为辅，犹能散寒，有呕家圣药之称。二药配对，使上述作用均得以加强。如《金匮要略·痰饮咳嗽病脉证并治》小半夏汤，治疗呕而不渴、心下有支饮者，功能蠲饮和胃，降逆止呕。小半夏加茯苓汤治"卒呕吐，心下痞，膈间有水，眩悸者"，其方由前方加茯苓四两而成。观其主症仍为呕吐，因兼水饮上逆，而增眩悸，故加茯苓，以增利水作用，而疗眩悸。另有生姜半夏汤，以半夏半斤，生姜汁一升，治疗寒饮。

其证"病人胸中似喘不喘,似呕不呕,似哕不哕,彻心中愦愦然无奈者"。由寒饮内停,与正气相搏而成,虽有"似呕不呕"云云,但从"心中愦愦然无奈"分析,知病者较诸呕吐更为难受,故用生姜半夏汤温胃散饮止呕。药对性偏温燥,化痰之力亦强,在临床上非常常用。生姜半夏汤与小半夏汤药味组成相同,所不同者,前者重用生姜而取汁(生姜汁达一升之多),后者则重用半夏(用量是生姜半夏汤的两倍)。清代尤怡《金匮要略心典》云:"生姜半夏汤,即小半夏汤;而生姜用汁,则降逆之力少而散结之力多,乃正治饮气相搏,欲出不出者之良法也"。即生姜半夏汤以散结通气为主,小半夏汤则以降逆化饮、和胃止呕为主。

仲景方中但见胃逆痰呕,均有半夏与生姜的配伍。如柴胡类诸方多有此药对,其主要作用在于和胃止呕。半夏泻心汤证、甘草泻心汤证均为寒热错杂之证,故其方用半夏、干姜配黄连、黄芩。而生姜泻心汤证因干噫食臭,胁下有水气,故减少干姜用量,而加生姜四两以配半夏,意在温胃散饮降逆。

(2)**治胀满证,以湿盛者尤宜** 《伤寒论》中厚朴生姜半夏甘草人参汤,治疗"发汗后,腹胀满者"。发汗则易伤脾阳,脾失健运则寒湿内生,阻滞气机,故腹胀满。方中半夏、生姜辛开散结,降逆和胃,化痰除湿。其辛开之性有助君药厚朴行气宽中。可见湿盛胀满,仲景亦用半夏-生姜药对,化湿以利宽中除满。

(3)**治咳喘证** 参《金匮要略·妇人杂病脉证并治》之半夏厚朴汤,方中半夏、生姜协茯苓,配伍行气药厚朴及紫苏叶治疗痰气互结之梅核气证,症见"咽中如有炙脔",吞之不下,吐之不出,胸胁满闷,或咳或呕。由是推知,痰气互结之咳、喘病证当可考虑用此药对。

半夏辛温，有毒，而生姜可解半夏之毒。正如梁代陶弘景《本草经集注·序录上》所云："半夏有毒，用之必须生姜，此是取其所畏，以相制耳。"故此药对属相畏配对，制其所短，展其所长，既可消除不利因素，又可更好地发挥和胃降逆作用。如此运用，以启迪后人。姜制半夏始载于《刘涓子鬼遗方》，以后历代医家都非常重视生姜制半夏。《本草求真》亦载："半夏畏姜，偏用姜以制其毒。"

翻阅通篇《伤寒论》，并参考《金匮要略》可知，半夏-生姜药对在外感、内伤疾病中的运用似无显著差异，无论是何种原因（外感或内伤）导致的呕吐、咳喘或胀满，均可应用，均可发挥其化痰散结、降逆和胃等功效。临床可视症状轻重，有针对性地调整药物用量。

2. 后世医家对半夏-生姜药对的运用

（1）**治呕** 自仲景广泛运用半夏-生姜药对后，历代医家都给予了足够重视。如《鸡峰普济方·卷十八》之大半夏丸，以半夏、生姜各半斤，同研为泥，焙干为细末，用生姜汁煮之，配以蜜渐糊为丸，如梧桐子大。每服三十丸，食后生姜汤送下，有坠痰涎之功。《太平惠民和剂局方》之二陈汤，被认为是治痰的基础方，其中就包含有半夏-生姜药对。其他治痰名方，如温胆汤（《三因极一病证方论》）、半夏白术天麻汤（《医学心悟》）等直接用生姜，清气化痰丸（《医方考》）、茯苓丸（《是斋百一选方》）、定痫丸（《医学心悟》）则用生姜汁和丸。

后世医家也有大量临床报道，如张剑秋用生姜9g，生半夏9g，水煎分两次服，用于胃大部切除术后及不明原因的呕吐、梅尼埃病、胃炎、胰腺炎、胆囊炎，甚至尿毒症等顽固呕吐，均有效。姜春华治疗神经性呕吐多用小半夏汤与芍药甘草汤同用，认为半夏有镇静作用，与芍药甘草汤缓急解痉的作用协同，对由于膈肌痉挛引起的神经性呕吐有卓效。吉雯用理中汤合小半夏汤加减治疗功能性胃潴留，获得满意效果。

临床中以半夏、生姜为主，治疗化疗所致的胃肠道反应有良好效果。实验研究也表明，小半夏汤能明显对抗顺铂所致家鸽呕吐；而在胃肠动力学方面研究证明，小半夏汤具有显著对抗顺铂所致小鼠胃排空抑制和减慢小肠推进的功效。徐小玉等研究发现，小半夏汤止呕机制可能与其对抗胃动素升高有关。

（2）**其他**　刘景祺用小半夏加茯苓汤治疗病毒性心肌炎（半夏18g，生姜24g，茯苓12g），每日1剂，水煎服。治疗11例，服药15～40剂后患者症状消失，10例心电图恢复正常。邓朝纲用鲜姜30～50g、生半夏30～60g为一方剂，沸水泡后或武火煎半小时后频服，治疗眉棱角痛108例，1～3剂治愈59例，4～6剂治愈32例，8剂以上治愈17例。李文炳用姜半饮（法半夏、生姜各等分）治疗噫气（《仙拈集·卷一》）。武子华用加味小半夏加茯苓汤治疗眩晕（梅尼埃病、颈椎病或不明原因引起）64例，总有效率达96.88%。

3. 用量用法

常用剂量：半夏3～10g，生姜3～10g，重用可至15g或以上。陈建杉等从《金匮要略》小半夏汤入手，通过对《伤寒论》《金匮要略》中小柴胡汤及柴胡加芒硝汤用量对比分析，考证出半夏一升的用量等于汉代的五两，并以此为据，提出"小半夏汤中半夏：生姜等于5：8，半夏用量要小于生姜的论点"，可供参考。

煎服，半夏用法同前，或用姜半夏；生姜煎汁或捣汁服。潘娜等对小半夏汤煎剂和微粉制剂进行药效学比较研究发现，小半夏汤煎剂和微粉制剂均对刺激胃黏膜引起的呕吐有抑制作用。微粉制剂组药效作用均有优于煎剂组的趋势，这是对半夏、生姜在使用剂型上的有益尝试。

4. 使用禁忌

两药性温燥，尤其半夏，故热痰、燥痰之证不宜。半夏反乌头，使用此药对时须注意。

（二十一）半夏-干姜药对

半夏-干姜药对在《伤寒论》中出现于5方，见表23。

此药对在《金匮要略》中出现了12方。与《伤寒论》相同的有小青龙汤、半夏泻心汤及甘草泻心汤，不同的有干姜人参半夏丸（二两∶一两）、半夏干姜散（等分）、厚朴麻黄汤（半升∶二两）、苓甘五味加姜辛半夏杏仁汤（半升∶三两）等9首方。

1. 张仲景对半夏-干姜药对的运用

表23　《伤寒论》半夏-干姜药对方源

方名	剂量		主要配伍用药
	半夏	干姜	
小青龙汤	半升	三两	麻黄、桂枝、细辛、五味子、芍药、炙甘草
半夏泻心汤	半升	三两	黄芩、黄连、人参、大枣、炙甘草
生姜泻心汤	半升	一两	生姜、黄芩、黄连、人参、大枣、炙甘草
甘草泻心汤	半升	三两	黄芩、黄连、人参、大枣、炙甘草
黄连汤	半升	三两	黄连、桂枝、人参、大枣、炙甘草

（1）**治寒痰喘嗽** 半夏辛温而燥，为燥湿化痰、温化寒痰之要药。干姜辛热，主归肺、脾、胃经，有温肺化饮之功，既能温散肺中寒邪而利肺气之肃降，使水道通调而痰饮可化；又能温脾胃，祛湿浊，而杜生痰之患。二药合用，温脾肺，化痰饮。

以《伤寒论·辨太阳病脉证并治》小青龙汤及《金匮要略·肺痿肺痈咳嗽上气病脉证治》小青龙加石膏汤、厚朴麻黄汤及《金匮要略·痰饮咳嗽病脉证并治》苓甘五味加姜辛半夏杏仁汤等为代表的方剂，均有半夏-干姜药对，且均治疗寒痰喘嗽病证。

（2）**治脾胃寒证** 半夏泻心汤、甘草泻心汤、生姜泻心汤用治寒热互结之痞证，方中均半夏、干姜合用辛开散结，辛温散寒，配黄连、黄芩之苦寒，为辛开苦降、和胃消痞的主要配伍。黄连汤用于上热下寒，腹痛欲呕吐者，方中半夏降逆和胃，干姜辛热温胃寒，并与黄连等相配，仍属辛开苦降法，对上热下寒之腹痛呕吐，甚为契合。《金匮要略·呕吐哕下利病脉证治》半夏干姜散以半夏、干姜各等分为散，治疗干呕，吐逆，吐涎沫。另外，《金匮要略·妇人妊娠病脉证并治》干姜人参半夏丸用治胃虚寒饮的恶阻。上三方乃温化降逆之方，其治虽有差别，但总宜胃中虚寒之证。

半夏-干姜药对与半夏-生姜药对仅一味药的差别，都有温中散寒、降逆止呕之功，但因干姜与生姜的功用不同，其主治不尽相同。干姜辛热温阳，守而不走，与半夏合用，用于中阳不足、寒饮呕逆之证；生姜辛温胃散寒行水，走而不守，主治饮邪较盛、上犯胸阳之证。

2. 后世医家对半夏-干姜药对的运用

（1）**治寒痰喘嗽** 后世将半夏-干姜药对用于治疗寒痰喘嗽，

得益于仲景之法。如《金匮要略·肺痿肺痈咳嗽上气病脉证并治》厚朴麻黄汤在《圣济总录·卷六十七》中名为厚朴石膏汤，方中以厚朴5两，麻黄4两，石膏如鸡子大，杏仁半升，半夏半升，干姜2两，细辛2两，小麦1升，五味子半升，治疗病近于表而饮邪盛于上的咳喘，症见咳嗽喘逆，胸满烦躁，咽喉不利，痰声辘辘，但头汗出，倚息不能平卧，脉浮。《证治准绳·幼科》集九之贝母汤，用贝母（炒黄色）、半夏（白矾汤洗七遍，焙干，各一两）、干姜、麻黄（去根、节）、款冬花、甘草（炙，各半两），捣罗为细末，每服一钱，水一小盏，入生姜三片、杏仁二粒（去皮、尖），同煎至五分，去滓，温服。治疗小儿肺中风，咳嗽喘满，痰白量多，身重头痛，或有寒热，苔白微腻，脉浮紧而弦，具有宣肺散寒、化痰止咳之功。

现代将仲景小青龙汤等含有半夏-干姜药对的名方广泛运用于临床，也是对半夏-干姜药对治疗痰饮喘嗽病证病性属寒者的充分肯定。

（2）**治脾胃寒证** 《金匮要略·呕吐哕下利病脉证治》半夏干姜散治疗"干呕，吐逆，吐涎沫"。后世也沿用半夏-干姜药对治疗此类病证，如《普济方·卷二〇六》用半夏丸（半夏一两、干姜半两为末，白面糊为丸，如梧桐子大，以陈皮汤送下，不拘时候）治疗久吐不止。将半夏、干姜用于治疗脾胃积冷，后世名方可谓层出不穷。如《景岳全书·卷五十一》之和胃二陈煎（干姜、砂仁、陈皮、半夏、茯苓、炙甘草），用于胃寒生痰，恶心呕吐，胸膈满闷嗳气者。《重订严氏济生方》丁香半夏丸取丁香（不见火，一两）、干姜（炮）、半夏（汤泡七次）、橘红（各二两）、白术（一两半）为细末，生姜自然汁打糊为丸，如桐子大，每服五十丸，食前，淡姜汤送下。功善温中降逆，主宿寒在胃，呕吐吞酸。另有半夏藿香汤（半夏、真藿香、干姜、白茯苓、广陈皮、白术、甘草），用水、姜煎服，可温胃止呕，主治温疫下后，胃气虚寒，呕吐转甚，进食反酸者（《温疫论·卷上》）。《太平惠民和剂局方·卷三》之新法半夏汤（半夏曲、干姜配陈皮、神曲、草果、木香、白茯苓等）对于脾胃不和，寒饮气滞，心腹刺痛，胁肋膨胀，呕吐痰水，噫气吞酸，中酒吐酒，哕逆恶心，不思饮食，头痛烦渴，倦怠嗜卧者效佳。可见将此药对用于脾胃寒证，无论寒邪直中，还是寒从中生，均已为后世医家所认可。

现代临床也不乏文献报道，如马大正用甘草附子汤合半夏干姜散、橘皮汤加味（炙甘草6g，淡附片6g，炒白术10g，桂枝6g，半夏12g，干姜6g，陈皮12g，生姜5片，杜仲12g，续断12g），用于脾胃虚寒的妊娠恶阻，较为贴切。

（3）**其他** 除上述病证，后世也对仲景之法加以创新。如《伤寒论·辨少阴病脉证并治》之苦酒汤、半夏散及汤中，均用半夏配合他药以治咽痛。而孙思邈则创干姜散（以干姜、半夏各等分为末，以少许着舌上）治疗悬痈，咽热暴肿（出《备急千金要方·卷六》，方名见《三因方·卷十六》）。《圣济总录》干姜散，以干姜（炮裂）、半夏（汤浸七遍）各一分为散，盐豉和涂患处，治疗悬痈肿，生息肉（《圣济总录·卷一百二十三》）。

另《外台秘要·卷七》引《小品方》解急蜀椒汤（蜀椒、干姜、半夏、炮附子、粳米、大枣、炙甘草），功能温阳祛寒，缓急止痛，治疗寒疝气，心痛如刺，绕脐腹中尽痛，自汗出，欲绝者。

王玉芝等认为，半夏-干姜药对属开结化痰类药对，临床可用于三类疾病：其一，胃气虚寒所致的干呕、吐逆、吐涎沫诸症；其二，脾阳不足、胃内停饮所致的呕吐；其三，脾肺虚寒、痰浊内生所致的咳喘证。以半夏-干姜药对为主药的半夏泻心汤为例，目前将其广泛应用于临床，病种涉及脾胃病证（胃脘痛、胃炎、胃窦炎、溃疡病、上消化道出血、十二指肠壅积证、胃下垂、胃扭转、呕吐、泄泻、痢疾、食管炎）、肺系病证、心系病证、肝胆病证、癌变病证、五官科病证、妇科病证等，由此可窥见半夏-干姜药对运用之一斑。

3. 用量用法

常用剂量：半夏 6~10g，干姜 3~10g。《伤寒论》有半夏-干姜药对的 5 方药物剂量之比基本为半升：三两，仅生姜泻心汤因方中已有生姜，故而减干姜之量。按古今剂量折算表，半升即 9~15g，而干姜折算约 9g，可知《伤寒论》中无论治咳喘或是呕逆，均两药剂量相仿或半夏略重于干姜。《金匮要略》中两药亦是如此，或等量（半夏干姜散）。后世作为散剂治疗咽痛，多等量。

煎服，或入丸、散，或为散剂外用。半夏用法同前，内服多制后用，若外用时多取生品，且与干姜等量，适量涂敷。

4. 使用禁忌

本药对性温燥，只宜于寒痰、湿痰，热痰、燥痰忌用。半夏反乌头，须注意。妊娠期慎用。

（二十二）半夏-茯苓药对

半夏-茯苓药对在《伤寒论》中仅见于 1 方，《金匮要略》可见于 3 方，并见于表 24。

表24　《伤寒论》《金匮要略》半夏-茯苓药对方源

方名	剂量		主要配伍用药
	半夏	茯苓	
柴胡加龙骨 牡蛎汤	二合	一两半	柴胡、黄芩、大黄、生姜、龙骨、 牡蛎、人参、大枣、桂枝、铅丹
小半夏加茯苓汤	一升	三两	生姜
半夏厚朴汤	一升	四两	厚朴、生姜、紫苏叶
桂苓五味甘草去 桂加干姜细辛半夏汤	半升	四两	茯苓、五味子、甘草、细辛

1. 张仲景对半夏-茯苓药对的运用

半夏辛温燥烈，茯苓淡渗下行，痰饮病证，既需半夏之辛热燥湿，使脾不生湿，更需茯苓之淡渗，使湿邪从小便而去，如此则湿无所聚，痰无由生，是治病求本之意。

半夏与茯苓的配伍在《伤寒论》中出现不多，仅柴胡加龙骨牡蛎汤方，但《金匮要略》中还可见于小半夏加茯苓汤、半夏厚朴汤、桂苓五味甘草去桂加干姜细辛半夏汤。以上四方均有半夏-茯苓药对，其配伍功效不外温化痰饮、降逆安神诸方面。随该药对出现在不同的方剂之中，则其功效小有差别。柴胡加龙骨牡蛎汤中有此药对，主要发挥通阳化气、祛痰行饮、宁心安神的作用。因其病缘于少阳病误下，而成邪气弥漫、表里俱病、虚实互见之候，病情较为复杂。其中"小便不利"，是兼饮停使然，故用半夏、茯苓等，以通阳化气，祛痰行饮。"烦惊""谵语"，与少阳郁火、胃热、痰饮上扰有关，故配半夏、茯苓可任化痰行饮之职，并配柴胡、黄芩、大黄以清泄少阳阳明之热。可见，此药对有化痰宁神之功，而所针对的病情，一为小便利，一为神志症状。

　　小半夏加茯苓汤治痰饮病证："卒呕吐，心下痞，膈间有水，眩悸者。"其症以"卒呕吐，心下痞"为主症，说明痰饮停于胃脘，上犯阳位，故有眩悸等。此时化痰行饮，即所以治上述诸症。从组方原理而论，小半夏加茯苓汤中半夏当为君药，生姜、茯苓可视为臣药，较之柴胡加龙骨牡蛎汤中半夏-茯苓药对属佐药地位不同，所主症状亦有不同。

　　桂苓五味甘草去桂加干姜细辛半夏汤亦治痰饮咳嗽病，是"咳逆倚息不得卧"，服小青龙汤后的变化之一："咳满即止，而复更渴，冲气复发者，以细辛、干姜为热药也。服之当渴，而渴反止者，为支饮也。支饮者，法当冒，冒者必呕，呕者复内半夏以去其水。"意为前服小青龙汤后，冲气渐平，而反更咳，胸满，又服桂苓五味甘草去桂加干姜细辛汤，以致咳满即止，而冲气复发，不渴，为支饮证，并见冒、呕等症。此时冲气复发，仍水饮冲逆，而非下焦寒气冲逆，故于前方仍去桂枝，因冒、呕而再加半夏，于是方中出现了半夏-茯苓药对。因是水饮上逆为患，故茯苓当为君药，因呕而再加半夏，则半夏可视为佐药。

　　半夏厚朴汤治"妇人咽中如有炙脔"，后人称为"梅核气"，为七情郁结，痰凝气滞，上结于咽喉所致。观其方，半夏化痰散结当为君药，此与痰气结于咽喉之主症相符。茯苓健脾利湿，助半夏以化痰，当为佐药。

　　从以上分析可知，同是半夏-茯苓药对，功效大体相同，但因出现在不同方中，则其在组方中的地位必然发生变化，又因病情表现复杂，故此药对所针对的症状有较大差异。更因方有大小，有时茯苓在某方中为君、半夏为臣，有时则完全相反。深刻体会仲景心法，临床多能有的放矢。

2. 后世医家对半夏-茯苓药对的运用

半夏-茯苓药对后世运用更多，两药相使为用，是临床治疗痰饮湿浊的常用药对之一。半夏辛温，主入脾、胃经，能燥湿化痰，和胃降逆，消痞散结。半夏辛散水气，温燥化湿，若湿去则土健，痰涎无以生；茯苓甘淡，主入脾经，长于健脾利水，补而流通，利而不猛，既能扶正，又可祛邪。其味甘入脾，能补脾土，脾健则湿无由生，淡可渗利下行，能渗水湿，若湿去则痰无由生。半夏与茯苓，一为温燥化湿，一为淡渗利湿；一为降逆和胃止呕治其标，一为健脾和中治其本。二者标本兼顾，功可健脾和胃，燥湿化痰，利水宁心，临证可用于多种痰证，而湿痰证尤为适宜。

概括而言，半夏、茯苓临床应用多见于以下病证。

（1）治痰（饮）证　半夏燥湿化痰，茯苓甘淡，长于健脾利水，二者配伍可单独成方，如秦之桢《伤寒大白·卷三》之半夏茯苓汤（熟半夏、白茯苓）治头汗属痰阻中焦、上冲清阳者。张璧《云岐子脉诀》之半夏汤（制半夏一两，茯苓二两）治痰饮上犯之呕逆。上方均为半夏、茯苓两药合用，具有燥湿化痰降逆之功，可除中焦痰湿，主治湿阻中焦、痰饮上逆之呕吐、但头汗出等症。《太平惠民和剂局方》治停痰留饮所致的胸膈满闷，气短恶心，饮食不下，或吐痰水，用半夏茯苓汤治之，以姜汤送下，共奏温化寒痰之功。

当然，二药常与生姜等辛散水气药同用。如日本片仓元周《产科发蒙·卷四》之白丸子，以半夏（醋煮干）、茯苓各十钱，为细末，以生姜汁作薄糊为丸，治疗产后腹中有块，上冲欲吐者。《备急千金要方·卷二》妊娠恶阻第二有四方，其中三方（半夏茯苓汤、茯苓丸及治妊娠恶阻，呕吐不下食方）均以半夏、茯苓为主药化痰降逆。

后世治痰名方二陈汤即以之为主药,作为治痰的基础方;历代医家在该方的基础上加减化裁,创制了治疗多种痰证的名方,其中半夏、茯苓的配伍是不可缺少的。如清气化痰丸、半夏白术天麻汤、温胆汤等,可见此药对长于燥湿化痰。由于痰随气升降,无处不到,临床症状多样。汪昂亦在《医方集解》中谓痰:"在肺则咳,在胃则呕,在头则眩,在心则悸……其变不可胜穷也。"但以药测证,两药均归中焦脾胃,所以用来治疗脾虚湿停、胃气不降之脘痞腹胀,呃逆呕吐,大便溏泄或咳嗽痰多等症较为常见,多见于内伤杂病,但治疗外感的方剂也可见此药对,如治疗凉燥之杏苏散,因外感邪气侵袭肺卫,津液不能正常敷布停聚成痰,用半夏、茯苓燥湿化痰,治疗咳嗽有痰者实属恰当。

茯苓既可利湿化痰,又能宁心安神,尤宜于水饮停于胸胁,症见胸胁胀满,目眩心悸,短气而咳等。若治疗水饮停于胃,症见呕吐,眩晕,心悸者,如小半夏加茯苓汤;用于寒饮咳喘兼脾虚湿停,配伍干姜、细辛,如桂苓五味甘草去桂加干姜细辛半夏汤、苓甘五味加姜辛半夏杏仁汤、苓甘五味加姜辛半杏大黄汤等。

(2) **治泄泻证** 食积或脾虚,但凡有湿,无论外感或是内伤而致泄泻,均可考虑使用半夏-茯苓药对。此类泄泻,常致脾胃运化失职,升降功能失司,走于肠可引起泄泻,走于上可伴吐逆。若食积生湿泄泻,方如保和丸;脾虚生湿泄泻,方如六君子汤;外感风寒,内伤湿滞而致泄泻,方如藿香正气散等。

(3) **治心悸、失眠证** 茯苓安神之功历代本草著作多有记载,前已详述。李时珍《本草纲目》又提出:"《神农本草经》只言茯苓,《名医别录》始添茯神,而主治皆同。后人治心病必用茯神,故洁古张氏云：风眩心虚，非茯神不能除。然茯苓亦未尝不治心病也。"茯苓安神之功效的发挥主要表现在两个方面：一者，扶正，其味甘善补，入心脾，藉补益心脾而宁心安神；二者，甘淡健脾渗湿，通过直接或间接地祛除水湿，以防其上凌于心。而半夏主要加强茯苓之力，故两药合用，以治疗因水气凌心所致之心悸、失眠等证为主。当然，若因虚而致，茯苓可用茯神代替；若水饮引起，则多用茯苓。

《世医得效方》之茯苓饮子，将半夏-茯苓药对配伍橘皮、沉香等同用，治疗痰饮蓄于心胃之怔忡不已；姜术汤，以半夏-茯苓药对配干姜、白术等同用，治疗虚证停饮怔忡；《三因极一病证方论》之温胆汤，以此药对配伍陈皮、竹茹、枳实等，治疗胆胃不和，虚烦不寐；另十味温胆汤（《世医得效方·卷八》）、加味四七汤（《仁斋直指方·卷十一》），均以半夏-茯苓药对为主，配伍相应药物以治惊悸证。

3. 用量用法

常用剂量：半夏 3 ~ 10g，茯苓 9 ~ 15g。半夏有毒，需制过用。制半夏分姜半夏、法半夏等。煎服。

梅国强教授治疗上述病证喜用法半夏，因其长于燥湿，若吐逆甚者可用姜半夏。梅国强教授认为，茯苓相对偏性较小，所以多重用之。常用剂量：半夏 6 ~ 10g，茯苓 15 ~ 50g，一般用 30g。取其安神之力，常用茯神代之。

4. 使用禁忌

阴虚内热者不宜使用，虚寒精滑者忌服。半夏反乌头，不可相配。

（二十三）芍药-甘草药对

芍药-甘草药对在《伤寒论》中可见于 24 方，见表 25。

此药对在《金匮要略》中见于 23 方（未计阳旦汤）。不同于《伤寒论》方的还有桂枝芍药知母汤（三两：二两）、黄芪建中汤（六两：三两）、桂枝加黄芪汤（三两：二两）、温经汤（二两：二两）等 15 方。

1. 张仲景对芍药-甘草药对的运用

白芍苦、酸、甘，微寒，功能养血敛阴，滋润筋脉，又可柔肝缓急止痛，《神农本草经》谓之"主邪气腹痛，除血痹，破坚积，寒热疝瘕，止痛"。甘草甘缓，与芍药均为缓急止痛的要药，合用其效更好，可谓缓急止痛最佳配伍，被历代医家所推崇。如张元素称："白芍药……补中焦之药，炙甘草为辅，治腹中痛；如夏月腹痛，少加黄芩；若恶寒腹痛，加肉桂一分，白芍药二分，炙甘草一分半，此仲景神品药也"。

表 25　《伤寒论》芍药-甘草药对方源

方名	剂量		主要配伍用药
	芍药	甘草	
柴胡桂枝汤	一两半	一两	柴胡、黄芩、半夏、生姜、人参、大枣、桂枝
小建中汤	六两	二两	胶饴、生姜、大枣、桂枝
小青龙汤	三两	三两	麻黄、干姜、细辛、半夏、五味子、桂枝
四逆散	十分	十分	柴胡、枳实
当归四逆汤	三两	二两	当归、细辛、木通、大枣、桂枝

方名	剂量		主要配伍用药
	芍药	甘草	
当归四逆加吴茱萸生姜汤	三两	二两	当归、细辛、木通、大枣、桂枝、吴茱萸、生姜
芍药甘草汤	四两	四两	无他药
芍药甘草附子汤	三两	三两	附子
桂枝汤	三两	二两	生姜、大枣、桂枝
桂枝加大黄汤	六两	二两	生姜、大枣、桂枝、大黄
桂枝加芍药汤	六两	二两	生姜、大枣、桂枝
桂枝新加汤	四两	二两	生姜、大枣、桂枝、人参
桂枝加附子汤	三两	三两	生姜、大枣、桂枝、附子
桂枝加厚朴杏子汤	三两	二两	生姜、大枣、桂枝、厚朴、杏仁
桂枝加桂汤	三两	二两	生姜、大枣、桂枝
桂枝加葛根汤	二两	二两	生姜、大枣、桂枝、葛根
桂枝麻黄各半汤	一两	一两	麻黄、杏仁、生姜、大枣、桂枝
桂枝二麻黄一汤	一两六	一两二铢	麻黄、杏仁、生姜、大枣、桂枝
桂枝二越婢一汤	十八铢	十八铢	石膏、白术、生姜、大枣、桂枝
麻黄升麻汤	六铢	六铢	麻黄、升麻、当归、知母、黄芩、葳蕤、桂枝、天冬、茯苓、石膏、白术、干姜
黄芩汤	二两	三两	黄芩、大枣
黄芩加半夏生姜汤	二两	二两	黄芩、大枣、半夏、生姜
葛根汤	二两	二两	麻黄、葛根、生姜、大枣、桂枝
葛根加半夏汤	二两	二两	麻黄、葛根、生姜、大枣、桂枝、半夏

芍药与甘草合用，见于《伤寒论》中芍药甘草汤，为治疗伤寒脉浮、自汗出、小便数、心烦、微恶寒、脚挛急，经误汗后，更见咽中干，烦躁吐逆等。此为阴阳两虚证，因阳可速复，阴难骤生，故先用甘草干姜汤，以复其阳。若阳复厥去，而他症不愈，续与芍药甘草汤，以复其阴。其法已开酸甘化阴之先河，亦缓急止痉（痛）之典范。究此配伍功效，除芍药甘草汤外，尚有芍药甘草附子汤、小建中汤、四逆散、当归四逆汤、当归四逆加吴茱萸生姜汤、黄芩汤、黄芩加半夏生姜汤、桂枝加芍药汤、桂枝加大黄汤。若再加分析，其配伍原理无非三类，其一，于温化方中用此药对，则是于温养、温化、温通之中缓急止痛，如当归四逆汤等。其二，于寒凉剂中用此药对，则有清热敛阴（化阴）、缓急止痛之意，如黄芩汤等。其三，于疏肝理气方用此药对，则有疏肝理脾、缓急止痛之功，如四逆散等。以上方剂中芍药、甘草之剂量虽然各有不同，但前述之作用是难以否认的。

桂枝类方、麻黄类方中多有此药对。先以桂枝类方之芍药-甘草药对言之，其方当以桂枝为君，芍药为臣，共奏调和营卫之功。方有炙甘草，即有芍药-甘草药对，于是此药对则不具备缓急止痛之功，而有甘草助芍药，一则增强敛阴和营之效，二则配大枣补脾胃资助汗源，三则调和诸药。麻黄类方之小青龙汤，芍药协桂枝调和营卫，助麻黄发汗，又不致汗出太过。甘草调和诸药，犹能顾护中焦，协芍药以敛阴。麻黄升麻汤证为上热下寒、正虚阳郁之证，病情复杂，方中有芍药-甘草药对，应在从属地位，取清热化阴、滋阴解毒之意。

2. 后世医家对芍药-甘草药对的运用

芍药-甘草药对在临床不乏其用，历代医家对其均赞赏有加。自仲景之后，将芍药-甘草药对用于治疗诸疼痛证，运用之法辈出，临床具体运用略述如下。

（1）**治诸痛证** 治脘腹疼痛：后世在仲景用法基础上，不断扩充并延伸其经验，其中将其治疗腹痛者尤为多见。如《医学心悟》"止腹痛如神"，《幼幼集成》"无论寒热虚实，一切腹痛，服之神效"。一者，用于泄痢腹痛。《神农本草经》虽无芍药治痢的记载，但仲景早有运用，代表方即黄芩汤。后世治痢名方均以芍药为主。如刘完素之芍药汤［芍药一两，甘草二钱（炙），当归半两，黄连半两，槟榔、木香各二钱，大黄三钱，黄芩半两，官桂一钱半］治疗下痢便脓血，腹痛，里急后重（《素问病机气宜保命集》）。方中重用芍药除治痢外，合甘草缓急和里止腹痛，亦不可忽视。二者，用于胃脘胀痛。胡翘武认为凡属中虚失荣，肝胃不和，胃脘胀痛等，皆可使用本药对，尤宜于胃脘阵阵绞痛而偏于热者。炙甘草味甘性平，多用于虚证、寒证，故对于脾胃虚弱，脘痛绵绵者，多选炙甘草、炒白芍相伍为用。常用白芍 10~20g，甘草 5~10g。三者，用于经期、产后腹痛。如妇科名家朱小南认为此二药可缓带脉之拘挛，治疗经来绕腰如绳束紧痛之证（《朱小南妇科经验选》）。《圣济总录》芍药汤［芍药二两，甘草（炙），桂（去粗皮）各一两］，以芍药甘草为主药治疗产后血气攻心腹痛。

治头痛：黄仁礼重用芍药甘草汤，芍药 80~120g，加甲珠、川芎、川牛膝、地龙等，治顽固性血管神经性头痛，服后一是头内如有物流畅行，而头痛缓解至愈；二是头剧痛，继服之，尔后头痛消失。

治风湿痹痛：芍药甘草在《类编朱氏集验医方》中名为"去杖汤"，治脚弱无力，行步艰难。娄多峰教授认为，芍药、甘草合用，其作用一则化生津血；二则平肝缓急，尤其对挛痛有效；三则和营止汗；四则柔肝健脾。在此基础上以白芍 30～60g，甘草 9～15g 为主药，随症加减，治疗阴虚、脾弱、痛重的风湿病每获佳效。

治其他疼痛：姜春华则指出二药合用解痉镇痛作用加强，可治拘挛急迫诸症，凡肝血虚不能柔养筋脉引起急迫疼痛者，均用为要药。研究证实，二药配伍有镇静、镇痛、松弛平滑肌等作用，对治疗血虚引起的四肢肌肉痉挛、抽搐，特别是在缓解腓肠肌痉挛时出现的挛缩、疼痛方面有协同作用。曾昭龙等治疗以疼痛为主的病证，其他症状不明显者，常以此药对治疗，一般用药 3～5 天，治疗不安腿综合征 54 例，痊愈 48 例，显效 6 例，总有效率 100%。

王琦教授也善用芍药-甘草药对，常以白芍 30g 以上配甘草治疗阴茎抽痛或睾丸作痛。若为阴血亏虚、筋脉失养的阴茎抽痛症，单用此二药即可；若证属寒凝气滞者，多加细辛、吴茱萸散寒止痛；兼血瘀者，可加水蛭、丹参、川牛膝活血化瘀。聂天祥教授还将此药对用治眼科疾病。他认为白芍味酸，甘草味甘，二者相合，为酸甘化阴的典型配伍。其用可概括如下：一者，和营舒筋，用于眼部筋脉拘挛者；二者，柔肝养阴，用于肝郁气滞及肝阳上亢目病；三者，养血缓急，用于血虚目痛；四者，制约之用，配在大剂祛风剂中，以防辛散太过、助火伤阴之弊。

现代药理学研究也发现，芍药对中枢性疼痛，对中枢及脊髓性反射弧兴奋均有抑制作用；甘草有镇静和对神经末梢的抑制作用，二者合用，则对中枢性及末梢性的肌肉痉挛、疼痛均有治疗作用。芍药苷有镇静、解痉和抗炎作用，甘草成分 FM100 有镇痛、解痉、抗惊厥及抑制胃液分泌的作用，两者合用有明显的协同作用。这也为芍药、甘草用于多种痛证的治疗提供了依据。

（2）**治阴血不足诸证**　白芍味苦而酸，性微寒，酸敛苦泄，性寒阴柔，归肝经，能养血敛阴而泻肝柔肝；甘草甘缓，性平，有和逆气而补脾胃之效。二药合用，酸甘化阴，肝脾同治，共奏缓肝和脾、益血养阴、缓急止痛之功。中医历来将芍药、甘草视为酸甘化阴的典范，常将其用于阴血不足诸证，病及肝脾肺者尤宜。如现代陶君仁每调养肝阴，首推白芍、甘草、麦芽三药同用。

3. 用量用法

陈建杉总结芍药、甘草用量规律，指出需要注意根据疼痛性质、部位等，协调二者的用量比例。若是治疗筋脉拘急或疼痛等症，其用量比例通常是相等的，如芍药甘草汤用芍药和甘草各四两，芍药甘草附子汤用芍药和甘草各三两；若是治疗脘腹疼痛，其用量比例多为3∶1，如桂枝加芍药汤和小建中汤均用芍药六两，而甘草二两。张羹梅认为缓急止痛时，白芍、甘草比例应为3∶1或4∶1，其疗效更为理想。现常用剂量：白芍15~30g，甘草5~10g。

芍药多生用，生白芍长于益阴和营，养血清热，平抑肝阳，通利小便，凡肝阳上亢、虚风内动、血虚有热者宜用生白芍；炒白芍性缓和，善于柔肝健脾，多用于肝旺脾虚之证，又可止痢，安胎止漏；酒白芍"善于和中缓急，止痛，用于胁肋疼痛，腹痛，产后腹痛尤须酒炙为好"，故长于缓急止痛；炭用多见于止血方中。多入汤剂，亦可入丸、散。

4. 使用禁忌

湿盛胀满、浮肿、阳衰虚寒之证者不宜用。甘草反大戟、芫花、甘遂、海藻；白芍反藜芦，相反之药不宜同用。

三、结论

药物配伍规律研究是方剂学研究的主要内容之一，而药对是单味药与方剂之间的重要组合单元，堪称"方剂中的方剂"，其研究重点亦是如此。通过本课题的研究发现，药对的配伍意义可概括为以下三点：其一，增强疗效（功效、性味、归经等相同或相近的药物两两配伍，以提高原有疗效）。桂枝-生姜药对即是如此，两药性味均辛温，合用可增强发散风寒之功效。其二，纠偏制毒（两味药物配伍以达到监制、缓解或消除其中一味药的偏性甚至毒性的作用）。以半夏-生姜药对为例，半夏有毒，生姜与之合用，可减其毒。其三，产生新的功效（两味药物配伍后产生不同于任何一味药效的新作用）。如桂枝-芍药药对之调和营卫作用即属于产生的新功效。

方剂的组合遵循君（主）、臣（辅）、佐、使的组方原则，因此，药对的配伍亦当遵从一定规律，有其常法。上述所论及之药对亦是如此，同一药对多有主、辅的差别，且这种差别可因所治病证的不同而发生变化。如人参-甘草药对，用于脾胃气虚病证，多以人参益气健脾养胃为主，甘草补气和中为辅；但对于心之气血阴阳不足所致之"脉结代，心动悸"，临证多重用甘草以补心气，安神定悸，而以人参益气为辅。

药对毕竟不同于方剂，以方剂而言，某方用于外感或杂病，却有不同之处，而药对用于外感或内伤疾病，其功效有时是基本相同的，有时则有不同，可大致归为以下两类。

（一）不同

多数药对可能在外感疾病的治疗中发挥某一种或多种功效，而在内伤杂病中的治疗中又发挥新的功效，暂视为"不同"。如柴胡-黄芩药对、柴胡-芍药药对、柴胡-人参药对、柴胡-桂枝药对、柴胡-大黄药对、柴胡-枳实药对、柴胡-牡蛎药对、桂枝-芍药药对、桂枝-甘草药对、桂枝-人参药对、桂枝-生姜药对、桂枝-大黄药对（12对）。

（二）相同或相近

部分药对在治疗外感、内伤疾病中，其功效并无变化或变化甚微，可视为相同或相近。如相近的有桂枝-茯苓药对、桂枝-干姜药对、桂枝-半夏药对（3对）；相同的有人参-甘草药对、人参-大枣药对、人参-茯苓药对、人参-干姜药对、半夏-生姜药对、半夏-干姜药对、半夏-茯苓药对、芍药-甘草药对（8对）。

当然，导致药对在外感疾病和内伤疾病中功效发挥有如此差异，除了与药对中药物本身功效有关外，还与药对的配伍环境、药物剂量、炮制方法、煎服法、剂型、药材产地等因素密切相关。

四、讨论

经方在外感及内伤疾病中的运用经验及规律多有学者开展研究，药对在理论、实验及临床研究上也日趋成熟，然药对在外感及内伤疾病中的运用却鲜见报道，现试图从这一切入点进行有益的尝试。

依据《伤寒论》和《金匮要略》两书有关辨证论治、组方用药的具体运用，通过搜集大量古今医著、本草文献，总结历代医家临证经验，结合方剂学理论及部分现代药理研究，采取比较、推理、归纳、综合分析等方法，对柴胡类方中23组药对在外感及内伤疾病中运用的相关理论及临床经验进行了初步研究，编撰成文，获知不同药对在治疗外感及内伤疾病中功效发挥或相近，或截然不同。药对功效发挥在外感及内伤疾病运用中的差异，其发生机制是多方面的，并受多种因素影响，大致包括以下几点。

（一）中医整体观和药物本身整体性的统一

中医历来重视整体观念，强调人体本身的统一性、完整性及其与自然界的相互关系。而药物作为现实存在的物质，理所当然，其本身就是一个相对平衡且稳定的整体。人有不同的体质，药有不同的偏性。人可感受某种邪气，而感邪有轻重，或感邪后传变易向某个方向发展；药有不同性味、归经、功效，且药量、用法可随之变化，以适应不同病情的需要。如六淫之邪——风、寒、暑、湿、燥、火，其中除暑邪多为外感外，其余五邪皆可由外感引起，也可发于内伤，然致病特性则一。况且，即便是外感暑热，除却清透之品，治同内生之火热，故当机体发生的变化相同或相近者，用同一药对便可发挥相似的疗效。同时，药物本身是一个整体，这个整体本身又是多功效的，既可用于外感病的治疗，又可用于内伤杂病的治疗。只是同样一组药对，在外感内伤疾病中的功用可能相同或相近，也有可能完全不同。如半夏-茯苓药对，功能温化痰饮，痰饮病证，或因外感，或由内伤，均可使用此药对，此为相同或相近。另如柴胡-黄芩药对，柴胡具有疏散退热、疏肝解郁、升举阳气之功；黄芩清热燥湿，泻火解毒，凉血止血。二药合用，可针对外感病证，以之和解少阳，疏邪退热；又常用于肝病，如对于肝气郁滞证，使其舒畅肝气，清泻肝热，此属不同。

脏腑相关是中医整体观的一部分。如脾胃为后天之本，故扶助中土以祛邪外出的思想在《伤寒论》中无处不在，这也是《伤寒论》方用治内伤杂病的一个重要原因。如桂枝-人参药对可扶正解表，用于虚人外感疾病；然桂枝辛温通阳，温经散寒，人参甘温，又可补脾胃之气，两药合用，对于脾胃虚寒之证甚为合拍，故此药对既可用于外感病，又可用于内伤杂病，然发挥的功效有所不同。

（二）仲景六经辨证与脏腑辨证的渗透

《素问·热论》说："今夫热病者，皆伤寒之类也。"可见古代医家对疾病总体分类上的认识，是除了"伤寒"就是"杂病"。针对内伤杂病，仲景采用了脏腑经络辨证，针对外感病则采用六经辨证。外感热病是在外邪作用下人体发生的病变。外邪伤人由表入里、由浅而深，或病有兼变，有其自身规律，邪气往往始于卫表而后渐次深入脏腑，引起脏腑经络的不同病变。六经病证虽然也是脏腑经络功能失常的具体反映，但它们是在外邪作用下而产生的。由于外邪伤人始于卫表，所以将六经辨证用于广义伤寒时，仲景首先注重的是三阳三阴的渐次变化及某些特殊变化，谨此则脏腑变化自在其中。如前所述，六经是经脉、脏腑和运行其间的气血阴阳之总括。首先，六经是人体手足十二经的统称。由于经脉分别络属于相关的脏腑，故其生理病理状态相互联系、相互影响。如三阳病必寓六腑及其经脉的病变，三阴病必赅五脏及其经脉的病变。在经之邪不解，可随经入里，发为相应的腑病或脏病，如太阳经证不解，可随经入里发为太阳腑证等。谨以桂枝-茯苓药对为例，既可用于伤寒太阳膀胱蓄水证，又可用于多种水湿肿满及痰饮病证，均可发挥通阳行水之功。然而如此理解，并未能曲尽该药对之妙，如在五苓散中，该药对还可解未尽之表邪。若在苓桂术甘汤中，一般无表证可言，若谓其解表，必是画蛇添足。如此同中有异，不可等闲视之。又如相表里之脏腑，必由经脉维系其间，故治腑病之药对，在一定条件下亦可治疗脏病，如柴胡-黄芩药对治少阳胆腑之病，人所共知，而用其治厥阴肝病亦不鲜见，但是必须注意"在一定条件下"之含义，即该药对可酌情治疗肝经有余之病，而不可妄治不足之病。更有值得研究者，如柴胡-人参药对，用于少阳病，以扶正祛邪，但许多慢性肝病也常运用此药对，然而其有余不足，正与柴胡-黄芩药对相反。即柴胡-人参药对可治肝经不足之病，不可治有余之病；其治少阳病，从总体看，是为有余，从病情相互影响看，是胆木犯胃（脾），中焦不足。

有些药对治疗外感病和内伤杂病，善于发挥不同功效，如桂枝芍药配伍，桂枝辛、甘，温，入心、肺、膀胱经，具有发汗解表、温通经脉、温助阳气之功效；芍药苦、酸、甘，微寒，归肝、脾经，功能养血敛阴，柔肝止痛，平抑肝阳。二药合用，可治太阳中风证，取桂枝发汗解表，辛温散寒，芍药敛阴和营，而奏祛风解表、调和营卫之功。若治内伤杂病，谓其调和营卫、气血、阴阳则可，若谓其祛风解表，则为无的放矢。

（三）方剂组方严密，药对功效应作整体观

古人早已发现药有单行之专功，方有合群之妙用。如前所述，单味药本身即是一个内部结构及功能相对平衡且稳定的物质，而作为药对，即两味药物较为稳定、较为公认的组合，并能够经受数千年的临床考验，则必定是相对安全有效、相对平衡且稳定的组合。对此，现代药理将如何进行解释，虽不得而知，然其事实不能否定。而将这些药对用于不同的方剂中，则随其他配伍、剂量大小、炮制方法、煎服法、药材产地等因素的影响，都有可能改变药对功效的发挥。如果将药对使用中的影响因素视为配伍环境，则药对与其他药物组合成方之环境，似可称为"大环境"；而药对中两药之间变化

则可称为"小环境"。大、小环境的变化直接影响着药对功效的发挥，分析如下：

1. 大环境

如前所述，大环境强调药对与什么样的药物配伍成方，这些配伍用药的功效往往能够左右药对的功效发挥方向。如柴胡、人参同解表药同用则扶正祛邪，用于虚人外感疾病；若同疏肝药同用则补虚调肝，用于慢性肝脏疾病；若配其他甘温益气药则可补气升阳，用于中虚气陷诸证。此类药对还有人参-甘草、桂枝-甘草、桂枝-人参等。

何以出现这样的变化？这与整个方剂的主药和药对中主药的归属有关。如前述之人参败毒散（《小儿药证直诀》），方中君药为羌活，祛风散寒，除湿止痛，针对外感之风寒湿邪。其中柴胡-人参药对则以柴胡为主，人参为辅，故此药对在该方中可扶正祛邪；而用小柴胡汤治疗肝脏疾病，是因方中柴胡为主药，且本药对亦是以柴胡疏肝为主，人参补虚为辅，故柴胡-人参药对在此方中疏肝补虚；对于补中益气汤（《内外伤辨惑论》），方中以甘温补气、升阳举陷的黄芪为君，柴胡-人参药对则显然以人参为主，协黄芪、白术、炙甘草等补中益气，柴胡升阳举陷为辅，故此药对在该方中补气升阳，治中虚气陷证。较之上三方，柴胡-人参药对在外感及内伤疾病中运用的差异明矣，即全方及药对功效主导方向为散邪透汗，则可用于外感病证；若其主导方向为疏肝或升阳，则多用于内伤杂病。之所以出现差异，是由于与柴胡-人参药对同用的其他药物左右了柴胡-人参药对的功效发挥，此即大环境对药对功效及临床运用的影响。

2. 小环境

小环境重在同一药对中两药之间的变化，这种变化包括单味或两味药物的剂量、炮制方法、药材产地等不同。

（1）**药物剂量**　药对功效的发挥，尚与其药物所用剂量相关。单味或两味药物剂量不同，往往也能改变药对功效的发挥方向。如柴胡用于和解表里者宜重用，大柴胡汤、小柴胡汤、柴胡桂枝干姜汤三方均用半斤，属重用。用于疏肝则较前者量少，如四逆散、鳖甲煎丸用量即轻（此亦与所属方剂的剂型有关，上二方为丸、散剂，用量势必轻于汤剂）。在以补中益气汤为代表的升阳方中，柴胡三分，用量更轻。由此可知，柴胡小剂量时升阳，中剂量时疏肝，大剂量时解表发散，揭示柴胡的功效随用量的多少而迥异。同样以柴胡为主药的柴胡-黄芩药对，大量使用，多治外感疾病，反之，治内伤杂病则用量较小，若入丸散剂，则用量更小。王清任称"药味要紧，分两更要紧"，日本人渡边熙感叹："汉药之秘不告人者，即在药量。"一语道出了中药量效之玄妙。再如芍药-甘草药对，两药等量或相近量多为酸甘化阴而设，若用量为 3∶1 或更大，多用之缓急止痛。

另以桂枝、大黄为例，两药功效取决于其用量及与其他药物的配合。厚朴七物汤中桂枝二两、大黄三两，另有生姜五两，故解表而又能攻下宿食；桂枝加大黄汤中桂枝三两、大黄二两，因组方是桂枝加芍药汤再加大黄二两，故为温下太阴之剂；桃核承气汤桂枝、大黄同用，能通瘀泄热，主要是与桃仁血分药相伍，且大黄用量倍于桂枝，故用桂枝不在解表，用大黄不在攻下腑实，而共佐桃仁通瘀泄热。此类范例还有很多，如桂枝-芍药药对、桂枝-茯苓药对等。

（2）**药物炮制**　药材的加工炮制在一定程度上可以改变药物的性味、升降浮沉与归经，从而影响药物乃至药对功效的发挥。药对中单味或两味药物炮制方法的变化，对其功效也有影响。如生柴胡升散作用较强；醋制柴胡能缓和升散之性，增强疏肝止痛的作用；鳖血制柴胡用于养阴截疟，还可退虚热和骨蒸劳热，故柴胡－芍药药对解表多生用；治疗肝脏疾病，柴胡多用醋制，芍药亦多炒用；若用于虚劳发热，柴胡亦可鳖血制后用。此不赘述。

（3）**药材产地** 研究显示，药材的产地能影响药物的功效，这是医药学的共识，因而自然能影响药对的功效发挥。早在《神农本草经》就有云："采造时月，生熟，土地所出……并各有法。"《本草纲目》引李东垣云："凡诸草、木、昆虫，产之有地……失其地，则性味少异。"说明药材的产地也会影响药物质量和疗效发挥。药材产地问题包括两个方面，一者，同一药材出自不同产地，由于水土、日照、气候、生物分布等生态环境的不同，其内在成分会有些微变化，因而功效会有偏颇。如柴胡有南、北之分，功效就有偏重，南柴胡又称为软柴胡，北柴胡又称为硬柴胡，前者偏于疏肝解郁，而后者偏于和解退热。故以柴胡为主药的药对可根据病情需要适当选择，用于伤寒少阳证，可取硬柴胡，而用于情志不畅而致肝气郁结者可酌用软柴胡。二者所用药对是否为"道地药材"，也影响其功效。如白芍，产于浙江东阳、磐安者，谓东芍，产于杭州者称杭白芍，两者品质较好，属道地药材，其功效发挥较稳定，疗效也较好。由于众多医家多数用药未标明产地，故药材产地对药对功效的影响无法完全理清，但仍有一些医家走出了第一步，如近代张锡纯用白芍养血益阴，健脾止痢，通利小便，治疗阴血亏虚、脾虚泻痢、小便不利等，均强调用杭白芍，提示产地对白芍功效的发挥有一定影响，因而含有芍药的药对，选用道地药材也是提高药对疗效的方法之一。上述两方面对药对疗效均会产生直接的影响，临证若稍加选择，必能提高药对甚至全方的治疗效果。

3. 其他

除却配伍和药对剂量等的影响，药对功效的发挥还与煎服法、剂型等因素有关。

（1）**煎服法**　煎服法同样能影响药对功效的发挥。如用柴胡透汗散邪时当热服；又仲景用柴胡以和解者，多"去滓再煎"，以增强和解作用等，前已详述。此处以桂枝-人参药对为例说明，此药对可见于桂枝人参汤，该方先煎人参、白术、干姜、甘草，以水九升，煮取五升，而后更入桂枝，煮取三升。柯韵伯说："先煮四味，后内桂枝，使和中之力饶，而解肌之气锐，是又于两解中行权宜法也。"王晋三说："先煮四味，而后纳桂枝，非但人参不佐桂枝实表，并不与桂枝相忤。"而桂枝新加汤与炙甘草汤之桂枝，均与其他药物同煎，且煎煮时间较久，前者以水一斗二升而煮取三升，后者以清酒七升、水八升而煮取三升，浓煎久煮，故桂枝不辛散走表，而佐人参补益元气。此即煎法不同，功效发挥亦随之改变。徐灵胎总结道："煎药之法，最宜深讲，药之效不效，全在乎此。""故方药虽中病，而煎法失度，其药必无效。"可见煎法的重要性。

服法方面，以桂枝-芍药药对为例，研究证实桂枝常用的服法是内服，占 96.14%，桂枝各功效入汤剂均为温服，温服可以助辛温发散，发挥桂枝散寒解表、温经散寒、温阳化饮的功效。桂枝与芍药同用，用于外感病证，仲景指出"服之须臾，啜热稀粥"，以助汗出；而用于杂病，则无须啜粥。

（2）**剂型**　《神农本草经》云："药有宜丸者，宜散者，宜水煮者，宜酒渍者，宜膏煎者，亦有一物兼宜者，亦有不可入汤酒者，并随药性，不得违越。"《本草纲目·第一卷》引华佗言："汤可以荡涤脏腑，开通经络，调品阴阳。丸可以逐风冷，破坚积，进饮食。散可以去风寒暑湿之邪，散五脏之结伏，开肠利胃。"因而不同的剂型有不同的效用，也可影响药对功效的发挥。

药对的制剂，也遵从上述规则。如芍药-甘草药对多入汤剂，水煎时方中芍药苷的含量明显高于单味生白芍煎液，说明甘草可提高芍药苷的煎出量。

诸多影响因素使得某些药对在外感疾病及内伤杂病中功效的发挥有所差异，但也有部分药对功效却基本相同。药对在外感及内伤疾病中运用差异小或基本相同，多见于两种情况：

其一，该药对在治疗某些疾病的方剂中本身就处于从属地位。如半夏-生姜药对，用于外感病证兼呕者，可降逆和胃止呕，对于内伤杂病，适用于胃气上逆之呕吐，即无论外感或内伤引起，半夏-生姜药对仅就呕逆之证，故基本没有差异。

其二，该药对所适用的病证是外感或内伤因素均可导致的。如桂枝-茯苓药对化气行水之功，对于水湿肿满病证均可使用。而该病证可由外感所致，亦可由内伤引发，但桂枝与茯苓合用，主要治疗水湿（饮）证，若有表证，桂枝可兼辛散表邪；若没有表证，桂枝仅通阳利水。故二药治疗此类疾病，不论因于外感或是内伤均可使用，且功效发挥基本相同。另如桂枝-干姜药对、半夏-茯苓药对及半夏-干姜药对等亦如此。

总之，药对在外感及内伤疾病运用中的差异是多因素造成的，形成原因复杂，要全面揭示其机制，还需本着挖掘、整理的科学态度，深入进行分析研究工作。

五、结语

本课题对于药对研究的思路和方法，是对现有药对配伍规律研究方法的有益补充。对药对在外感病和内伤杂病中作用机制的准确理解，有助于临床上对药物的合理运用，尤其是对中医学员提高临床水平具有重要意义；同时，对药对的认识从理论上更有利于指导创制新方新药，无论在理论上还是实践中都能更便捷、更广泛地起到指导作用。可以预见，这项研究必将发挥更加重要的作用。

六、问题与展望

方剂配伍规律的研究是一个复杂而精深的重大课题，一直是中医工作者热衷的研究方向。对于药物乃至复方配伍规律的研究，显然具有很高的理论和实用价值，对于提升临床医务工作者的临证水平有着直接作用。从《伤寒杂病论》问世后，多少医家沿用仲景经方？又有多少学者运用经方药对创制新方？——不计其数！现在看来，许多经方实际上就可以视为多个药对的组合，如麻黄汤（麻黄、桂枝、杏仁、炙甘草）就包括麻黄-桂枝、麻黄-杏仁、桂枝-炙甘草等药对组合。研究经方，从药对角度入手，也不失为一种可以尝试的方法。近现代对药对的研究方法涵盖了理论、实验、临床和制剂各个领域。单就理论和临床而言，多集中在个人经验的总结上，却较少有人明确提出药对在外感、内伤疾病中的运用差异。本课题通过汇集大量文献资料，得到一些有价值的结论，这些结论是通用的，可以直接应用于临床，也可以运用这种研究方法去寻找其他药对的使用规律和技巧，然而药物、药对及方剂的配伍规律研究有太多内容，这三者之间也存在着在现今的技术水平下无法数字化的鸿沟，任重而道远，还有很多工作需要我们去完成。

笔者在方剂学的讲授过程中，体悟到方剂配伍规律的玄妙，其中对于药对的熟练掌握和理解运用有较好的基础，体会亦较深刻，遂立意进行本课题的研究。随着课题研究的深入，因中医药学博大精深，而感悟良多，催人奋进。由于笔者水平有限，时间紧迫，故拙文存在诸多不足，如未能完全囊括柴胡类方中的所有药对；某些药对相关的代表方剂数目太少，说服力不够；课题中药对运用经验搜集未能涵盖古今所有方书和医家精华，因此，疏漏在所难免；对文献资料的收集还不完备，加之笔者不才，虽焚膏继晷，殚精竭虑，尚难曲尽药对之精妙。好在文稿初定，来日方长，笔者将努力求索，以期完善。

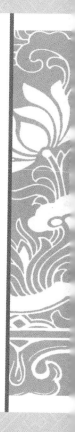

下篇 实验研究

《伤寒论》血虚寒凝证实验研究（摘录）

一、理论探讨

张仲景《伤寒论·辨少阴病脉证并治》曰："手足厥寒，脉细欲绝者，当归四逆汤主之。"其病理机制，历代医家见仁见智，互有发挥，而大要可概分"阳虚血弱""寒滞血脉""血虚寒凝"三类，以"血虚寒凝"为本证病机之关键。其病位当归属厥阴，又与少阴关系非常密切。其主方当归四逆汤临床运用范围甚广，皆不越血虚寒凝之范畴。本课题根据"血虚寒凝"的病机认识，在综合国内外中医证候制模方法的基础上，对本证进行较合理的动物模型制作，并以先进指标加以较全面的验证，立足证候，对模型进行脏腑经络相关性检测，从整体恒动观来阐述证候的相对稳定性和运动变化性，从而逐步深化对厥阴病篇及六经实质的认识，并可望为《伤寒论》研究提供一种新思路和新方法。

二、实验研究

在血虚模型基础上复加外寒因素［室温度控制在（16±2.5）℃，

湿度控制在（70±15）%范围内]，制作血虚寒凝证动物模型，通过观察家兔生物学特征、体重、体温（肛温和肢温）及血常规的变化，进行模型评价。在此基础上，探讨了足三阴经络电导、血浆心钠素、球结膜微循环、血液流变学的变化情况。结果表明，本证的血瘀现象有其特殊性，主要表现为微循环障碍与血浆黏度明显高于正常。经络电导实验结果显示，本证与足三阴经密切相关，证实了病入三阴，以少阴阳气为本的中医理论有其客观性。心钠素的生理效应反映了少阴心肾与厥阴肝木的部分本质，本证在经络电导和心钠素含量上均有异常变化，为六经实质乃脏腑经络气化之综合这一点提供了佐证。

心下痞及其辨证客观化研究（摘录）

心下痞作为常见的胸腹证候之一，在《伤寒论》中出现了多次，且有详明的理法方药和较完整的辨证论治体系，历代医家续有发明。现代一些国内外学者也从多个方面加以研究，如心下痞的成因、病位、病机及证治、方药运用、腹诊等，然其研究多为传统方法，虽也有实验研究者，但多为单项研究。本文共进行五个项目的复合研究，以期较深入地探索胃病心下痞各证型间的内在客观联系及其差异。

一、理论探讨

根据《伤寒论》对心下痞的论述，结合历代文献资料，对心下痞进行了较为全面的阐述。

1. 心下痞的含义

追本溯源，对心下痞的含义进行了明确阐述，就部位而言，心下当以剑突下端为顶点，连接两侧锁骨中线与肋弓缘交点而成一等边三角形区。其处内应脾胃、肝胆、膈、肠道，并以脾胃与心下为对应关系，其余为重叠关系。所云心下痞者，其处阻塞胀闷，切诊时无有形之物可征，且或软或硬、或痛或不痛则依病情而异。所谓硬与软，只是相对而言，即切按时心下饱满，抵抗力高于正常，或高于中腹侧腹者为硬，反之为软。一般以痛而硬者为实，不痛而软者为虚。然则因病情复杂，仍需结合全部病情，方可确认。

2. 心下痞的切诊及鉴别

对腹诊方法及要领进行了说明，如令病者仰卧而自然舒展。施术中下肢逐渐屈曲；医者施术必须轻缓柔和，并进行全腹对照检查等。由于课题需要，还举出了五个疑似证与之鉴别。

3. 心下痞与脏腑疾病的关系

胸腹为脏腑之廓，有诸内必形于诸外，故从心下与脏腑关系、经脉循行和中焦气化等方面充分论述了心下痞与脏腑之间对应和重叠关系，特别是与脾胃的密切关系，为心下痞的辨证分型打下了基础。

4. 心下痞的辨证分型

本文根据《伤寒论》《温病学》及杂病有关内容，结合临床体会及所搜集的病例，将心下痞分为六型：热郁气滞致痞（简称"热郁痞"），脾胃不和、寒热错杂致痞（简称"寒热痞"），虚寒痞，湿热壅滞致痞（简称"湿热痞"），肝滞胃不和致痞（简称"肝胃不和痞"），脾胃气滞致痞（简称"脾胃气虚痞"）。对每一型的临床表现、病机要点和治法方药进行了论述，不仅符合临床实际，而且有利于后文实验研究统计学处理。

二、实验研究

以胃病而有心下痞者为检测对象，根据中医四诊取得患者的病情资料，并依前法将其分为六型。实验检测是为了探索此类病证的病理生理变化。检验指标选用了胃镜象、唾液淀粉酶活性、经络导电率、口腔 pH 值、胃内及胃脘皮肤温度。胃镜由专业技术人员操作以提高其准确性；胃内温度测定则由胃镜将热敏电阻带入胃腔，通过万用电表读记电阻值，然后根据"电阻-温度对应值表"读记温度，胃脘皮肤温度同样用热敏电阻检测；唾液淀粉酶活性测定是按照广州脾胃研究组确定的方法，采用精密试纸放入舌的前半部，通过比色而得到口腔 pH 值；经络电导率测定采用 DDSS-111A 型电导率仪，测定经穴为右下肢阳明和太阴两经的原穴和络穴。

胃镜检查发现：心下痞患者以慢性浅表性胃炎居多。唾液淀粉酶活性测定结果：热郁痞、湿热痞酸刺激后唾液淀粉酶活性升高（$P < 0.05$）；脾胃气虚滞痞、虚寒痞唾液淀粉酶活性降低（$P < 0.05$）；肝胃不和痞、寒热痞两型唾液淀粉酶活性变化不显著。充分表明了心下痞患者在受到有效负荷刺激下，唾液淀粉酶活性变化与病证寒热、脏腑虚实有着密切关系。胃内温度测定结果：热郁痞胃内平均温度高于虚寒痞、肝胃不和痞、湿热痞（$P<0.05$），各型胃

内球部温度均低于体部、底部，表明胃内温度与证型寒热有一致性，且胃内温度有上高下低趋向，但是也有因病机因素较为复杂，而使胃内温度变化不一者。经络导电率测定结果：热郁痞、肝胃不和痞阳明经电导率高于太阴经（$P<0.05$），虚寒痞太阴经电导率显著高于寒热痞、脾胃不和痞的同名经电导率，表明电导优势可说明病变重心所在，但不能直接说明寒热虚实趋向。口腔 pH 值测定结果显示pH 值的高低与舌质舌苔、食欲状况及病证阴阳存在某种内在联系，但因 pH 值易受多种因素影响，在生理、生化检测方面有待于进一步深入讨论。

胸胁苦满症象经络电图研究（摘录）

一、理论探讨

胸胁苦满是少阳病的主症之一，首见于《伤寒论》小柴胡汤证条下，就其病因而言，参合《伤寒论》有关条文，不外乎肝胆气机失调。然据各家学说及临床所见，此病可见于多种疾病，其病因亦不单纯为肝胆气机失调所能概括。有鉴于此，本课题以《伤寒论》为线索，参合各家之言，选取临床常见病为对象，以经络图为指标，对其进行了系统研究。

二、实验研究

对胆囊炎（少阳病）、慢性乙型肝炎、肺心病、冠心病（有胸胁苦满者）等患者，按全国性专业委员会所制订或教科书所载进行辨证分型，并设正常对照组。用 SY-916 经络电图仪对以上病例进行无创伤性检测（SY-916 经络电图能同时测定手足左右 24 条经电阻值，并对检测结果进行自动分析）。经过统计分析，对各中医辨证分型与经络电阻率的相关性论述如下。

第一，正常人经络电图变化均在正常范围内，其经络电阻值高低均无统计学意义。

第二，胆囊炎患者（少阳病）经络电图电阻率表现为右侧肝经、右侧胆经电阻值显著低于中值，在统计学上有显著意义。

第三，慢性乙型肝炎经络电图电阻率的变化规律为：肝郁脾虚型表现为右侧肝经、左侧脾经电阻值显著低于中值；湿热中阻型表现为左侧脾经、左侧大肠经电阻值显著低于中值；肝肾阴虚型表现为右侧肝经、右侧肾经电阻值显著低于中值；气滞血瘀型表现为右侧肝经、右侧心包经、右侧心经电阻值显著低于中值；脾肾阳虚型表现为右侧肾经、右侧脾经电阻值显著低于中值。以上均有统计学意义。

第四，肺心病经络电图电阻率的变化规律为：肺肾气虚型表现为右侧肾经、右侧肺经、右侧膀胱经电阻值显著低于中值；痰浊壅肺型表现为右侧肺经、右侧脾经电阻值显著低于中值；痰热壅肺型表现为左侧大肠经、右侧肺经电阻值显著低于中值，左侧肾经电阻值高于中值；阳虚水泛型表现为右侧肾经、右侧脾经电阻值显著低于中值，左侧肺经电阻值明显高于中值。以上均有统计学意义。

第五，冠心病经络电图电阻率的变化规律为：痰浊壅盛型表现为右侧肾经、右侧肺经电阻值显著低于中值，左侧心经电阻值高于中值；心阳不振型表现为右侧心经、右侧肾经电阻值显著低于中值，右侧膀胱经电阻值高于中值；心血亏虚型表现为右侧肝经、右侧心经、右侧肾经电阻值低于中值；气阴两虚型表现为右侧心经、右侧肺经、右侧肾经电阻值低于中值；寒凝气滞型表现为右侧心经、右侧肝经、右侧肾经电阻值低于中值。以上均有统计学意义。

综上所述，上述疾病经络电图的检测结果与中医辨证分型密切相关，反映了中医辨证的脏腑经络的病机重心所在，为临床辨证胸胁苦满不仅局限为肝胆提供了有力证据。

《伤寒论》阴证转阳的实验研究（摘录）

一、理论探讨

证，是对疾病发展某个阶段的临床征象进行分析综合，从而赅含病因病机的综合概念，它是中医学研究疾病发生发展及其治疗的核心内容。证分阴阳，在一定条件下阴证可转为阳证，寒证可转为热证，在《伤寒论》中早有定论。

二、实验研究

证候转变，则临床征象必随之而变，这些变化多可从宏观得之，若从微观分析阴寒证转为阳热证，探讨了交感神经-肾上腺系统的功能变化，具体反映在激素如神经递质（儿茶酚胺）、血浆皮质醇和激素的第二信使环磷酸腺苷（cAMP）、环磷酸鸟苷（cGMP）水平的变化等方面。本课题在梅国强教授等研制的太阴、少阴虚寒证动物模型的基础上，通过给模型动物猫超期超量服用温热药，使之从太阴、少阴虚寒证转为阳热证，动态观察其证候（包括体征）的演变，并分别检测血浆皮质醇、环核苷酸等指标，初步探讨机体从太阴、少阴虚寒证转为阳热证时与交感神经-肾上腺系统功能变化的相互关系。结果表明，在阴证（太阴、少阴虚寒证）时，上述功能呈抑制低下状态，阳热证时则呈兴奋亢进状态。

温病湿热证模型制作及清热化湿方对内毒素转导信号的动态干预（摘录）

一、目的

本课题以中医基础理论为依据，采用多因素复合造模方法，通过观察模型大鼠的免疫、代谢的变化，并通过方药反证对湿热证模型进行评价。以该模型为基础，通过观察细胞内毒素特异性受体

LBP mRNA、CD$_{14}$ mRNA、TLR$_4$ mRNA、NF-κB p65 表达变化,深入探讨湿热致病机制及清热化湿方的治疗机制。

二、方法

模型制作方面,采用复合因素造模,用清热燥湿方对模型进行干预,分别运用放免法观察 SIgA、IL-1、TNF-α、GAS、MTL;直接法测定 HDL-c、LDL-c;定磷法测肝线粒体 Na$^+$-K$^+$-ATPase 活性,对湿热证大鼠模型进行评价。并采用逆转录-聚合酶链反应技术(RT-PCR)检测各组大鼠肝巨噬细胞 LBP mRNA、CD$_{14}$ mRNA 和 TLR$_4$ mRNA 表达;采用免疫组化技术检测各组大鼠肝巨噬细胞 NF-κB p65 活化,以明确清热化湿方对模型大鼠内毒素转导信号相关蛋白分子受体的靶点,从细胞分子生物学层次对湿热致病机制进行探讨。

三、结果

1. 湿热证模型的研制

结果表明,模型组大鼠的症状、体征变化与中医学湿热证基本相符;模型组 SIgA、TNF-α、IL-1β 水平显著升高,与对照组比较无显著性差异;模型组 HDL-c、LDL-c 水平非常显著增高,与对照组比较 HDL-c 显著增高;模型组 MTL 水平显著升高,GAS 水平显著降低,与对照组比较无显著性差异,而对照组与正常组比较无显著性差异;模型组肝线粒体 Na$^+$-K$^+$-ATPase 活性显著降低,与对照组比较无显著性差异。同时方药反证,使用清热化湿治疗后,上述指标恢复正常,与正常组比较无显著性差异。结果说明湿热证大鼠模型制作成功。

2. 清热化湿方对湿热证模型内毒素转导信号的动态干预

在感染 6 小时、12 小时、24 小时等不同时相点模型组 LBP mRNA、CD_{14} mRNA、TLR_4 mRNA、NF-κB 表达逐渐增强；模型组在 6 小时、12 小时、24 小时等不同时相点之间比较均有显著性差异，说明随着病程的发展，湿热模型 LBP mRNA、CD_{14} mRNA、TLR_4 mRNA、NF-κB 表达逐渐增强。12 小时治疗组与模型组比较：CD_{14} mRNA、TLR_4 mRNA、NF-κB 表达减弱有非常显著性差异，24 小时治疗组与模型组比较：LBP mRNA、CD_{14} mRNA、TLR_4 mRNA、NF-κB 表达减弱有非常显著性差异。且治疗组 12 小时与 6 小时比较，以及 24 小时与 12 小时比较，LBP mRNA、CD_{14} mRNA、TLR_4 mRNA 表达均显著减弱，具有非常显著性的差异，但治疗组 6 小时或 24 小时与正常组比较仍有极显著性差异，说明 LBP mRNA、CD_{14} mRNA、TLR_4 mRNA 遏制衰减是一个缓慢的过程。而治疗组 NF-κB 激活 6 小时、12 小时、24 小时各时相点间比较均无显著性差异；且与正常组比较 NF-κB 激活均无显著性变化。说明清热化湿方对内毒素转导信号及核因子 NF-κB 的激活具有较好的干预抑制作用，中止炎症介质的转录，限制急性炎症反应等作用。

四、结论

1. 温病湿热证模型研制的实验研究

实验结果表明 SIgA、TNF-α、IL-1 三者显著性增高，具有广泛病理生理效应，是评价湿热证模型研制成功与否在免疫学方面三个最主要客观指标。其中 SIgA 升高而产生的各种病理生理效应类似

"湿"的特性；而 TNF-α、IL-1 升高所产生的各种病理生理效应似乎具有"湿热"双重特性。胃动素、胃泌素指标异常所产生的病理生理效应，会出现腹胀、纳呆、大便溏、呕恶等。肝线粒体 Na$^+$-K$^+$-ATPase 活性非常显著降低，一方面说明湿热证机体细胞的能量代谢极显著性降低，可导致物质（脂质）代谢异常；另一方面打破 Na$^+$、K$^+$ 的动态平衡，致细胞组织水肿，使细胞组织结构发生改变；这些病理生理效应可较好地解释湿热证可见身重肢倦、口渴、不欲饮水等症。故上述客观指标可较好地从免疫、生化等方面解释湿热证的临床表现，符合中医湿热证的特征，说明了本模型是典型湿热证大鼠模型。

2. 清热化湿方对湿热证模型内毒素转导信号的干预

靶细胞 LBP、CD$_{14}$、TLR$_4$ 等内毒素转导信号适量表达及 NF-κB 激活既是湿热病证的主要致病机制，又是湿热病证的特异性指标，清热化湿方对湿热证模型内毒素转导信号 LBP mRNA、CD$_{14}$ mRNA、TLR$_4$ mRNA、NF-κB 的干预作用的动态观察，深入阐释了湿热证病势缠绵、传变较缓、易于复发之特性。

《伤寒论》太阴阳虚证和少阴阳虚证证治及其关系的实验研究（摘录）

一、目的

在《伤寒论》六经病证中，选择临床常见、病因病机明确、证候显然、经长期临床实践，治之有效的太阴病、少阴病为突破口，并作为研究课题。又因为这两经中，尚包括有部分次要证和兼证等，故只以两经的主证，即太阴阳虚证和少阴阳虚证为研究对象，探讨两证的关系本质。

二、方法

本课题研究《伤寒论》太阴阳虚证和少阴阳虚证两证的疾病动物模型，以《伤寒论》为指导思想，首先建立太阴阳虚证、少阴阳虚证的疾病动物模型。用寒湿伤阳等复合因素的方法造模，不用药物造模；模型成功后，设正常对照组、二证的病证模型组、治疗组，进行指标检测，并设二证病证的非治疗组，进行对比性动态观察。检测指标：①小肠吸收功能；②小肠运动功能；③小肠病理组织形态；④血浆皮质醇含量；⑤血清微量元素锌、铜、铁和常量元素钾、钠、钙、镁含量；⑥血液流变学；⑦血压；⑧肛温；⑨体重；⑩一般体征等。并对以上数据进行处理综合分析。

三、结果

1. 太阴组和少阴组体重均显著下降（$P<0.01$），桂附理中汤治疗后恢复正常（$P>0.05$），疗效甚佳。少阴组肛温显著降低（$P<0.01$），而太阴组肛温正常（$P>0.05$）。用桂附理中汤治疗后，少阴组肛温恢复正常，而太阴组无变化。

2. 太阴组和少阴组木糖醇吸收率均显著降低（$P<0.01$），且后者更低于前者（$P<0.01$）。治疗后太阴组恢复正常，而少阴组虽明显恢复（$P<0.01$），但仍未恢复到正常（$P<0.01$）。

3. 太阴阳虚组小肠运动次数显著增多（$P<0.01$），肌张力强度

也显著增大，少阴组小肠运动次数比正常组增多（$P<0.01$），较太阴组则减少（$P<0.01$），强度降低，且部分呈节律紊乱，但腹泻程度比太阴组更甚，且有完谷不化，用桂附理中汤治疗后，以上两个治疗组均恢复正常。

4. 太阴组多为空肠黏膜绒毛轻、中度淤血，部分黏膜下、少数肌层、浆膜淤血。而少阴组则淤血严重，肠壁各层均轻、中度淤血。桂附理中汤治疗后，以上二组动物小肠组织形态恢复正常（太阴尚余一例小肠淤血），体重和小肠吸收功能等亦随之显著恢复。

5. 太阴组和少阴组的血清锌均显著降低（$P<0.01$），但二证间无显著差异（$P>0.05$），使用桂附理中汤治疗后，两组均恢复正常；太阴组和少阴组的血清铜均显著增高（$P<0.01$），二组间无显著差异（$P>0.05$），桂附理中汤治疗后，二组血清铜值未恢复正常，但有降低趋势，故统计无显著性意义（$P>0.05$）；太阴、少阴两组的血清铁均显著低于正常（$P<0.01$），桂附理中汤治疗后，太阴组血清铁有所提高，但尚无统计意义（$P>0.05$），少阴组血清反而显著降低（$P<0.01$）；太阴、少阴组血清钠显著增高（$P<0.01$），使用桂附理中汤治疗后，则两组均恢复正常；太阴组和少阴组的血清钾均显著低于正常（$P<0.01$），且少阴组更低（$P<0.05$），使用桂附理中汤治疗后，两组血清钾尚无明显恢复；太阴、少阴组血清钙均显著增高（$P<0.01$），且太阴组比少阴组更高（$P<0.01$），桂附理中汤治疗后，两证血清钙均恢复正常；二组血清镁均显著性降低（$P<0.01$），且太阴组更低（$P<0.01$）。桂附理中汤治疗后较太阴组、少阴组均更降低（$P<0.01$）。

6. 太阴、少阴组血浆皮质醇显著降低（$P<0.01$），使用桂附理中汤治疗后，原来较低的太阴组转为高于正常（$P<0.01$），少阴组

则显著降低（$P<0.01$），但仍高于正常（$P<0.01$）。

7. 全血黏度：在高切变率时（230.0S^{-1}），少阴组显著低于正常组（$P<0.05$），太阴组则显著低于正常组（$P<0.01$），亦低于少阴组（$P<0.01$）。而在低切率时（9.60S^{-1}），少阴组显著高于正常组（$P<0.01$），太阴则显著低于正常（$P<0.01$）。桂附理中汤治疗后，高切变率，少阴治疗组显著降低（$P<0.01$），太阴无显著变化（$P>0.05$）。低切变率，少阴治疗组显著降低（$P<0.01$），并低于正常（$P<0.01$），太阴治疗组无显著差异（$P>0.05$）。并且太阴、少阴治疗组处于同一水平（$P>0.05$）。血浆黏度：少阴组显著增高（$P<0.01$），太阴组同于正常组（$P>0.05$），经治疗，少阴治疗组恢复正常（$P>0.05$），太阴治疗组仍为正常（$P>0.05$）。

8. 太阴组血压正常，少阴组血压则显著降低（$P<0.01$），使用桂附理中汤治疗后，少阴治疗组舒张压恢复正常，而收缩压高于正常（$P<0.01$）。太阴治疗组收缩压亦高于正常（$P<0.01$），而舒张压不变（正常）。

四、结论

《伤寒论》太阴阳虚证、少阴阳虚证为临床所多见，治之亦具有确切疗效。实验结果表明二证之间关系密切，治疗作用明确。本课题从实验研究途径，对逐步揭示《伤寒论》六经实质具有重要意义，同时为临床诊疗提供了客观依据。

温阳活血利水法治疗慢性充血性心力衰竭的临床观察及实验研究（摘录）

　　慢性充血性心力衰竭系临床常见而危害甚大的病症之一。根据梅国强教授临床经验，运用温阳活血利水法治疗取得满意疗效。本文从临床和实验两方面探讨了温阳活血利水法治疗慢性心衰的机制。

一、临床观察

　　1. 病例资料：25人（男11人，女14人；年龄31~65岁）。

　　2. 心功能分级：按纽约心脏病协会分级标准。

　　3. 中医诊断：参照1986年《中医虚证辨证参考标准》。

　　4. 治疗方药：红参、制附片、茯苓、白芍、干姜、焦白术、红花、桃仁，随临床表现具体加减。

　　5. 疗效标准：显效：心衰完全控制，以及Ⅲ度转Ⅰ度者；好转：心衰Ⅲ度转Ⅱ度，Ⅱ度转Ⅰ度者；无效：治疗前后无改变。

　　6. 结果：有效率96%，显效率达80%。

二、实验研究

　　1. 对离体豚鼠心脏的影响。温阳活血利水方对离体豚鼠冠状动脉有扩张作用，并能增强心肌收缩力，从而增加冠状动脉血流量，改善心肌的营养状态，这是本方获得满意临床疗效的基本原因。

2. 对麻醉大鼠血压心率的影响。本方对低血压状态的大鼠有升压作用，而对正常大鼠则有降压作用，而与盐水组比较均有差异，说明本方升压，降压作用与血容量增加无相关性。另外，本方对肾上腺素所致高血压状态无作用，说明本方降压作用并非通过拮抗 α、β 受体而致。本方对低压状态大鼠心率有明显减慢作用，而盐水对照组则无此变化。

3. 对肾上腺素处理大白鼠血黏度的影响。本方能降低正常大鼠的全血黏度和血浆黏度，而对其血细胞比容及血沉无影响。对肾上腺素所致血瘀证之高黏血症有改善作用，能降低其全血黏度和血细胞比容及其血浆黏度。

三、结果

从上述实验结果可知，温阳活血利水法可能通过影响和调整红细胞分聚性、改善红细胞变形能力和血小板聚集性、降低血中大分子物质含量等，达到改善血液流变性的目的。而其不通过提高心率，仅依赖于增强心肌收缩力，扩大冠脉流量和双向调节血压，从而改善血液循环，这正是控制心力衰竭较为理想的途径之一。

四、结论

本课题研究结果充分说明运用少阴心肾理论指导慢性心衰的临床治疗，有其科学的客观基础，其临床疗效的提高亦显而易见。

强心口服液治疗慢性充血性心力衰竭临床研究（摘录）

一、目的

慢性充血性心力衰竭（chronic congestive heart failure，CCHF）是临床上非常常见的危重病，是多数器质性心脏病患者几乎不可避免的结局。近年来，尽管一些重要的心血管疾病的发病率与死亡率有所下降，但心力衰竭的发病率却在持续升高，死亡率亦逐年增加，目前治疗 CCHF 的西药虽然不断涌现、不断更新，但仍然存在着许多自身难以避免的矛盾，且这些矛盾日益突出，亟待解决。以中药治疗 CCHF 的文献记载有半个多世纪，但多为个案报道，大样本资料甚少，对抗心衰中药之实验研究亦较为少见，纵然有此，亦不甚深入；对心功能评定尚不太客观与全面。因此，中药临床疗效尚未得到医学界的充分肯定，致使中药难以挤入众多的抗心衰西药行列。

二、方法

本课题是在"强心口服液治疗慢性充血性心力衰竭实验研究"获得成功的基础上，进一步对其临床疗效进行论证的。以代表当今治疗 CCHF 之西药卡托普利（Captopril，CPT）作为对照，以美国 Acuson-128 型电脑彩色多普勒做无创伤性心功能检测，设立了三个组，中药组 33 例，西药组 21 例，中药组+西药组 25 例。在整个研究过程中，除对症状、体征进行定性观察外，并重点检测了血电解质、血液流变学、血气分析、肾功能、血浆心钠素、过氧化脂质、左心功能（收缩、舒张、泵血）等 34 项指标。

三、结果

经过严密的统计分析及全面、客观的评判，其结果讨论如下：

第一，临床总有效率：中药组 87.87%，西药组 76.19%，中药组+西药组 92%，三组疗效之间有显著性差异，以中药组+西药组疗效最佳。

第二，对电解质、血气、肾功能之调节：①强心口服液对 CCHF 患者之缺钾、低镁、少钠均有纠正之效，对 Ca^{2+}、Cl^- 无明显影响；卡托普利在加用 $MgSO_4$ 及利尿剂后对低镁、低钠有调节作用；二药联用，对低钠、低镁之纠正更为显著。②强心口服液或二者联用对 pH、PaO_2、$PaCO_2$、CO_2CP 等均有显著改善作用，但 CPT 在纠正缺 O_2、减少 CO_2 潴留等方面无明显功效，提示强心口服液可通过改善肺的通气功能、肾脏调节功能、心脏舒缩功能等多重效应，而使酸碱达到平衡。③CPT 对 CCHF 患者血 BUN、Cr 增高无降低作用，少许病例更有升高现象，提示 CPT 对改善肾功能是无效的；强心口服液可明显降低 CCHF 患者血 BUN、Cr 含量，表明本药可改善肾功能。

第三，对血液流变学之影响：强心口服液及与 CPT 同用对全血黏度、血浆黏度、血细胞比容及血沉等均有降低作用，而单用 CPT 对血液流变学各指标无明显影响。这似与强心口服液具有活血、行血、化瘀及增加心肌收缩力、加速血流等功能有关。

第四，对血浆心钠素、超氧化物歧化酶、过氧化脂质之影响：

强心口服液与 CPT 对 pANF、LPO 均有降低作用，对 SOD 活力有增强功能，二者联用其差异性仍较单用 CPT 显著。这种效应的产生，当责之于心肌舒缩功能的增强、血容量的相对减少、心房压的降低、心肌缺血缺氧的改善等多种复合因素。

第五，对左室收缩功能之影响：CPT 对 $\triangle D$、Emax、mvcf 等收缩指标无明显影响，表明 CPT 对心肌收缩力无增强作用，仅通过扩张血管、降低后负荷、增加心室充盈量等而对 STI 有所改善。强心口服液对上述收缩指标均有升高效应，提示本品既可直接增强心肌收缩力，提高血氧供应及能量补充，又可扩张血管降低外周阻力而减轻心脏前后负荷。

第六，对左室舒张功能之影响：强心口服液与 CPT 对 A/E、IRP、RFP、SFP、Kp、AC、TPR 等指标均有调节作用，但二者联用其调节效应更为显著，表明二者在改善 CCHF 患者左室舒张功能方面有协同作用。

第七，对左室泵血功能之影响：强心口服液与 CPT 均可增强 CCHF 患者 EF、SV、CO、CI、LVSW、LVSWI，降低 MVO_2。二者联用，对 CO、CI 之增加及 MVO_2 之降低更为显著，但并不增加 SV、SI、EF、LVSW、LVSWI 等参数，再一次表明 CPT 对 CCHF 患者心肌收缩力无增强功能。

四、结论

强心口服液对增强心功能（收缩、舒张、泵血）、扩张外周血管、降低血黏度、改善血液循环、降低外周阻力、调节心率血压及酸碱平衡、增加心肌细胞营养、延缓心肌细胞衰老、抗脂质过氧化物损伤、改善肾功能及心衰患者生活质量、提高耐受能力等诸方面具有显著而持久的作用，与卡托普利联合运用是治疗 CCHF 最佳配伍之一。

化痰活血方对高脂血症大鼠降脂作用及其机理的实验研究（摘录）

一、目的

对文献进行整理分析，探讨痰浊瘀血在高脂血症形成中的作用。通过观察化痰活血方对高脂血症大鼠及其含药血清对牛主动脉内皮细胞的影响，揭示该方对高脂血症的作用及作用机制。

二、方法

理论研究：采用文献搜集整理、分析的方法。实验研究分在体和体外两部分：①在体观察化痰活血方对高脂血症大鼠的影响，采用高脂乳剂复制高脂血症大鼠模型，将大鼠随机分成空白组、模型组、阳性对照组（力平脂），以及化痰活血方大、中、小剂量组。酶法检测血中 TC、TG、LDL-C、HDL-C、HDL$_2$-C 的含量；免疫比浊法检测 ApoA1、ApoB$_{100}$的含量；非变性聚丙烯酰胺梯度胶电泳法检测血浆中 sdLDL 含量；通过检测全血黏度、血浆黏度、血细胞比容，观察血液流变学变化；黄嘌呤氧化酶法测定 SOD 活性，TBA 法测定 MDA 含量，硝酸还原酶法测定 NO 含量。光镜观察肝脏形态学的变化。免疫组化法检测肝脏 LDL-R 的表达水平。逆转录-聚合酶链反应法检测 LDL-R mRNA、PPARα mRNA、ACOm RNA 的表达水平。②体外观察化痰活血方含药血清对牛主动脉内皮细胞 eNOS 的影响，用化痰活血方含药血清作用于 3~5 代牛主动脉内皮细胞 10 小时后，应用 Western 印迹法从蛋白质水平检测该方含药血清对牛主动脉内皮细胞 eNOS 的影响。

三、结果

理论研究认为高脂血症主要病因病机为饮食不节，脾胃受损；年老体弱，脏气虚衰；情志内伤，脏腑失调；痰浊瘀血，阻碍气机等。本病与五脏相关，病变中心在脾。从本病的演变来讲，梅国强教授临床经验及现代实验研究结果认为，痰浊、瘀血为本病的病机关键。实验表明化痰活血方具有以下作用：①显著降低大鼠血中 TC、TG、LDL-c、sdLDL、$ApoB_{100}$ 水平，与模型组比较有显著性差异（$P<0.05$ 或 $P<0.01$）；显著增加大鼠血清 HDL-c、HDL_2-c、ApoA1 的水平，与模型组比较有显著性差异（$P<0.05$ 或 $P<0.01$）。②降低全血黏度（高、低切）、血浆黏度、血细胞比容值，与模型组比较有显著性差异（$P<0.01$）。③显著增加大鼠血 NO、SOD 的水平，降低 MDA 的水平，与模型组比较有显著性差异（$P<0.01$）。④显著增加 LDL-R 在模型大鼠肝脏的表达方面，与模型组比较有显著性差异（$P<0.05$）。⑤显著增加 LDL-R mRNA、PPARα mRNA、ACO mRNA 在大鼠肝脏的表达方面，与模型组比较有显著性差异（$P<0.01$）。⑥病理切片检查显示：空白组肝小叶清晰可见，结构正常，肝组织的形态学表现正常；模型组肝组织出现了弥漫性肝细胞脂肪变性，肝细胞变大，胞浆内脂滴多为大泡型，细胞核被挤向细

胞周边；化痰活血方各组与力平脂组肝组织仅见轻度脂肪变性。⑦化痰活血方含药血清可明显增加牛主动脉内皮细胞 eNOS 蛋白质表达水平。

四、结论

1. 理论研究表明，高脂血症与五脏相关，病变中心在脾，痰浊、瘀血为病机关键。

2. 实验研究表明，化痰活血方能够降低大鼠血中的 TC、TG、LDL-c、sdLDL、$ApoB_{100}$ 水平，升高 HDL-C、HDL_2-C、ApoA1 水平，具有降脂作用；其降脂作用机制可能是通过上调 LDL-R、LDL mRNA、PPARα mRNA、ACO mRNA 的表达，促进脂质的合成代谢。降低大鼠的全血黏度、血浆黏度及血细胞比容；降低大鼠血清中 MDA 含量，升高 SOD 活性和 NO 含量；能保护大鼠肝脏细胞结构。该方含药血清显著增加牛主动脉内皮细胞 eNOS 蛋白质表达水平，纠正高脂血清所引起的 eNOS 的下调，具有保护血管内皮细胞的功能。

化痰活血方对高脂血症大鼠调脂作用的机制研究（摘录）

一、目的

对文献进行整理分析，探讨高脂血症病因病机及与痰浊、瘀血的关系。通过观察化痰活血方对高脂血症大鼠血脂及肝组织多种蛋白表达、基因表达的影响，探讨化痰活血方的调脂机制。

二、方法

1. 理论研究采用文献整理，结合临床实践经验的方法。

2. 本实验设六组：空白对照组、模型组、西药对照组（辛伐他汀组），以化痰活血方大、中、小剂量组，采用高脂饲料喂养造模，各治疗组分别给予相应药物灌胃，其余两组分别给予等量生理盐水灌胃。造模 30 天后，取材，进行以下检测：检测血清中血脂（TC、TG、HDL-c、LDL-c）和载脂蛋白（ApoA1、$ApoB_{100}$）的含量。免疫组织化学法观察肝组织细胞间黏附分子（ICAM-1）、血管细胞间黏附分子（VCAM-1）、单核细胞趋化因子-1（MCP-1）、核转录因子（NF-κB）的蛋白表达。原位杂交法检测肝组织三磷酸腺苷结合盒转运体 A1 基因（ABCA1 mRNA）、载脂蛋白 E 基因（ApoE mRNA）的表达。

三、结果

1. 高脂血症的形成病因，不外内外两因，外因是嗜食肥甘，膏粱厚味；内因是脏腑功能失司，膏脂生成、输化失常所致。脏腑涉及肾、心、肝胆、脾胃，与肝、脾、肾三脏关系十分密切。

2. 化痰活血方各组可以降低高脂血症大鼠 TC、TG、LDL-c、$ApoB_{100}$，升高 HDL-c、ApoA1，与模型组比较有显著性或非常显著性差异（$P<0.05$ 或 $P<0.01$），不同剂量组之间无差异（$P>0.05$）；化痰活血方各组可减少高脂血症大鼠肝脏组织 ICAM-1、VCAM-1、MCP-1、NF-κB p65 的蛋白表达，与模型组比较有显著性或非常显著性差异（$P<0.05$ 或 $P<0.01$）；化痰活血方各组可减少高脂血症大鼠肝脏 ABCA1 mRNA 表达，与模型组比较有非常显著性差异（$P<0.01$）；化痰活血方各组可增强高脂血症大鼠肝组织 ApoE mRNA 表达，与模型组比较有非常显著性差异（$P<0.01$）。

四、结论

1. 理论研究表明：肝脾肾不足是高脂血症发生的病理基础，痰浊血瘀是高脂血症发生、发展、转归和预后的基本病理机制。

2. 化痰活血方对高脂血症大鼠的作用与机制：抑制 NF-κB 蛋白表达，下调 MCP-1 及黏附分子 ICAM-1、VCAM-1 的高表达，减少、减轻肝细胞脂肪变性，保护肝脏。化痰活血方的调脂机制：保护肝脏，维持肝脏合成与储存脂质的功能，增强肝脏运输和转化脂质的功能。影响血脂转运：通过抑制肝脏 ABCA1 mRNA 的过度表达来影响胆固醇的逆转运，从而降低血浆 TG 的水平，升高 HDL 的水平。影响血脂成分：通过增强肝组织表达 ApoE mRNA 来影响血浆脂蛋白，特别是 CM、VLDL 代谢和 HDL 代谢，调节血浆脂蛋白的水平。

化痰活血方拆方对高脂血症大鼠脂质代谢及其调节机制的研究（摘录）

一、目的

探讨古今医学文献对高脂血症（HLP）相关病证的认识和辨证

规律。明确化痰活血方拆方化痰、活血两类（组分）药物和治法对脂质代谢的影响和调脂作用部位，以及在痰瘀互结型高脂血症中的作用机制和治疗意义。

二、方法

理论研究采用文献整理、统计分析的方法进行。实验研究采用高脂饲料建立高脂血症大鼠模型，分成空白组、模型组、化痰活血方全方组、化痰药组和活血药组，进行化痰活血方拆方调节脂质代谢作用机制及有效药物成分的研究。运用：①酶法检测血清 TC、TG、LDL-c、HDL-c、HDL_2-c 的含量。②免疫比浊法检测血清 $ApoA1$、$ApoB_{100}$ 的含量。③检测全血黏度、血浆黏度，观察血液流变学变化。④采用逆转录-聚合酶链式反应（RT-PCR）法检测 LDL-R mRNA、SR-BI mRNA、PPARα mRNA、MCP-1 mRNA 的水平。⑤免疫组化法检测 MCP-1、NF-κB 的表达水平。观察全方及方中化痰药与活血药对高脂血症大鼠的血脂、脂蛋白及其受体、脂质代谢调节因子的影响，寻找有效药物成分，探讨作用机制。

三、结果

理论研究认为，中医所言膏脂精微与西医学的血脂相类似。从中医角度理解，高脂血症是由于体内水谷精微失于蒸化，而发生壅滞，形成痰浊瘀血为患。究其根由是：饮食不节，嗜食膏粱肥甘厚味；久坐少动，过逸少劳，养尊处优；情志不调，气机失畅；年老体弱，功能衰退；均可导致脏腑功能失调，气血津液输布失职，津液停聚，化浊生痰，日久浸渍脉道，终致痰阻络瘀。实验研究显示，化痰活血方及拆方——化痰药和活血药，对高脂血症大鼠的血脂水平、脂蛋白及其受体、脂质代谢调节因子具有较好的调节作用。化痰药和活血药在不同指标上各有优势，但全方的效果最佳。具体体现在：①化痰活血方全方能降低高脂模型大鼠血中的 TC、TG、LDL-c、$ApoB_{100}$ 水平，升高 HDL-c、HDL_2-c、ApoA1 水平。化痰药和活血药均能显著降低高脂血症大鼠血清 TC、TG、LDL-c 水平，升高 HDL-c 水平，但化痰药在调节 TC、TG 及 HDL-c 水平作用方面优于活血药；化痰药和活血药对高脂血症大鼠血清 ApoA1、$ApoB_{100}$ 水平的调节作用则不明显。②改善血液流变性，降低高脂模型大鼠全血黏度、血浆黏度，全方、活血药作用比化痰药作用更加明显。③促进 LDL-RmRNA 转录水平，但化痰、活血组 LDL-R mRNA 水平明显低于全方组，有显著性差异（$P<0.01$）。④上调高脂血症大鼠肝脏的 SR-BImRNA 水平，全方组和化痰药组的 SR-BI mRNA 水平显著高于活血药组（$P<0.01$）。⑤显著提高肝细胞 $PPAR\alpha$ mRNA 水平，化痰药与全方相当，而活血药组分对其影响不明显。⑥显著下调高脂血症模型大鼠肝组织 MCP-1 mRNA 水平，全方与化痰药两者无明显差异（$P>0.05$）；但同活血药比较，有显著性差异（$P<0.01$）；活血药不如化痰药的作用明显。⑦病理学观察：全方和化痰药能抑制 MCP-1、NF-κB 的高表达，两者比较 MCP-1、NF-κB 阳性细胞表达的强弱无显著性差异（$P>0.05$），改善肝组织的脂肪样变性明显；活血药组不仅脂肪样变性改善不够明显，脂滴空泡较多，而且与全方组、化痰药组 MCP-1、NF-κB 的低水平表达也有显著性差异（$P<0.01$）。

四、结论

理论研究表明，痰浊瘀血既是津血壅滞的病理产物，又可成为致病因素。高脂血症致病并不是脂膏本身，而是痰浊、瘀血所为，是由于脏腑功能失调，膏脂生化运行不畅，使津血异化为脂浊，聚而生痰成瘀，痰瘀互结浸淫脉道而致。因此，化痰活血法实为临床治疗高脂血症的基本法则。实验研究表明：化痰活血方及其拆方化痰药、活血药均具有调节血脂水平、改善血液流变性、调节脂质代谢相关基因表达，来改善脂质代谢异常和缓解肝脏由于脂质沉积所致的脂肪样变性的作用。全方效果佳，而化痰药和活血药在不同指标上各具优势，不仅反映出化痰药和活血药在调脂有效作用成分上的差异性，也反映出活血药和化痰药在配伍组方上具有协同增效的同一性。总之，在化痰活血方的拆方研究中，综合化痰药和活血药的疗效而言，化痰药是化痰活血方的重点作用组分，活血药作用不及化痰药。而全方的作用又优于化痰、活血药物组分，揭示出临床治疗高脂血症，化痰活血之立法和据此组方用药的合理性和必要性。

加味小陷胸汤对血管内皮细胞保护作用的研究（摘录）

一、目的

对文献进行整理分析，探讨痰浊之邪及痰瘀互结在胸痹发病中的作用，以及加味小陷胸汤治疗胸痹的理论基础。通过观察加味小陷胸汤含药血清对氧化低密度脂蛋白诱导的血管内皮细胞损伤模型的影响，探讨该方治疗胸痹的作用及机制。

二、方法

1. 理论研究

采用文献搜集、整理、分析、论证和总结的方法。

2. 实验研究

细胞培养离体实验法：①加味小陷胸汤含药血清对氧化低密度脂蛋白诱导的血管内皮细胞增殖和凋亡影响实验（MTT 和 PI 染色流式检测法）。②加味小陷胸汤含药血清对氧化低密度脂蛋白诱导的血管内皮细胞分泌活性物质 NO/ET－1 影响（硝酸酶还原法和放免法）。③加味小陷胸汤含药血清对氧化低密度脂蛋白诱导的血管内皮细胞表达的 ICAM-1 及蛋白量表达和 mRNA 水平影响实验（免疫组化法、Western Blotting 和 RT-PCR 法）。④加味小陷胸汤含药血清对氧化低密度脂蛋白诱导的血管内皮细胞的核转录因子-κB（NF-κB）活化的影响实验（免疫组化法）。

三、结果

理论研究认为，尽管胸痹的产生是多因素复合作用的结果，但痰浊内生、阻滞脉道是发病的关键。痰浊产生与外感、内伤及情志多种因素影响脏腑功能失调密切相关。痰浊易化热与瘀互结，形成痰热互结致瘀的病理改变，并且直接影响胸痹的发生发展。清热化痰活血为治疗胸痹的主要治法。加味小陷胸汤具有治疗胸痹痰瘀互结型的理论基础。实验研究结果表明：①加味小陷胸汤含药血清可促进血管内皮细胞增殖，抑制其凋亡，并且药物作用效果与含药血清浓度有一定关系。②加味小陷胸汤含药血清能够拮抗血管内皮细胞分泌活性物质 NO/ET-1 的失衡（上调 NO 含量，抑制 ET-1 上升）。③加味小陷胸汤含药血清可以降低血管内皮细胞 ICAM-I 表达，并且抑制其蛋白质表达及其 mRNA 表达水平。④加味小陷胸汤含药血清可抑制血管内皮细胞 NF-κB 活化，明显抑制其核内表达。

四、结论

1. 痰浊内生、阻滞脉道是胸痹发生的关键，痰瘀互结为胸痹的主要证型，清热化痰活血为胸痹的重要治法。

2. 加味小陷胸汤能够治疗痰瘀互结偏热型胸痹，具有坚实的理论依据和实验基础。

3. 加味小陷胸汤含药血清能够拮抗氧化低密度脂蛋白对血管内皮细胞损伤，其防治冠心病的良好效果与其对血管内皮细胞的保护作用有关。

通腑解毒化瘀汤对实验性小白鼠急性出血坏死型胰腺炎的作用机理研究（摘录）

一、目的

急性出血坏死型胰腺炎作为常见的急腹症，以其发病急、病情重、病死率高、缺乏有效的治法与药物，而一直困扰着中医和西医临床。因此，从中医方面探讨其辨证论治规律，寻找有效方药，并研究其作用机制，就显得非常必要。此即本课题研究之目的与意义。

　　理论研究根据急性胰腺炎以突发性上腹剧痛，并向腰部及肩背部放射，腹壁紧张，持续呕吐，便秘或腹泻等证候表现，结合病机、治法与方药，以及胆、胰以管道直接相通之解剖特征，论证本病属《伤寒论》少阳腑证范畴。病变主因为阻塞不通，腑失和降，饮食不节，情志失调。另外，感受外邪，药毒侵害，腹部损伤，亦可致病。病机乃腑失和降，病邪郁阻，化热酿毒，而成热证实证，危害重点在少阳，并可波及脾胃；甚则毒邪猖獗，煎熬脏腑气血，而逆变丛生，垂危莫救。目前治疗急性胰腺炎，复方以大柴胡汤为主，单味中药则是大黄与番泻叶。文末将通腑解毒化瘀汤和大柴胡汤类方之组成列表进行了比较。

二、方法

　　实验研究以昆明小白鼠为实验对象，随机分为正常对照组、模型组、自然死亡观察组、通腑解毒化瘀汤预先给药组与造模后给药组、大柴胡汤预先给药组与造模后给药组。除正常组外，其他组均制成急性出血坏死型胰腺炎模型，采用组间对照，观察造模前后给服通腑解毒化瘀汤、大柴胡汤对模型鼠症状与体征、胰腺组织微观结构、白细胞、血清淀粉酶和脂肪酶的不同影响，以比较两方疗效之优劣，进而揭示其作用机制。

三、结果

　　结果表明，模型组呈典型的出血坏死改变，其观察指征与正常组及各治疗组比较，均存在非常显著差异（$P<0.01$）。自然死亡观察组多在 24 小时以内死亡，死亡率为 94.7%。通腑解毒化瘀汤预先

给药组与造模后给药组则症状体征消失快，疗程中死亡率明显降低（分别为25%和38.9%）；治疗两周后测定其白细胞、血清淀粉酶和脂肪酶，均已下降至正常组水平（$P>0.05$）；剖腹探查，腹腔炎症消失，胰腺肉眼观已基本恢复正常；光镜显示胰腺组织病变转轻，除少数病例见水肿、纤维化、小叶腺泡上皮萎缩外，多数病例胰腺坏死区已形成巨噬细胞岛，腺泡框架得到了较好的保护；电镜进一步证实，细胞超微结构除线粒体轻度肿胀外，余皆恢复正常；而且预先用药者，上述作用更佳。大柴胡汤两治疗组除血清脂肪酶已降至正常外（$P>0.05$），其他观察项目皆距正常水平差距甚远（$P<0.01$）；且电镜显示胰腺组织仍然呈坏死改变，只是其程度比模型组轻。

四、结论

以上结果说明，通腑解毒化瘀汤之疗效较大柴胡汤为优，对小白鼠急性出血坏死型胰腺炎具有显著的改善症状和体征；抗炎症损伤；阻止病情发展；抑制胰酶活性，使之达到正常水平；促进胰腺坏死组织的清除和修复等综合作用。

加味四逆散对胃肠动力作用的实验研究（摘录）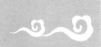

一、目的

消化不良是消化系统疾病中常见的症状群，相当于中医学所称的胃脘痛、痞满等。西医学认为它包括功能性和器质性两种类型。功能性消化不良的基本病因是胃肠动力障碍，许多器质性疾病，如胃炎、溃疡病等，而引起的消化不良也存在着胃肠动力障碍，因而解决胃肠动力障碍成为治疗消化不良的重要环节。多潘立酮、西沙比利等促胃肠动力药物已在临床广泛应用，但是其副作用难免，有些存在着很大的个体差异，且价格昂贵。中医药则具有很好的疗效，临床应用广泛，且药价低廉，显示出中医药在治疗本病方面的优势。

二、方法

本课题根据临床经验及有关报道，对加味四逆散的胃肠动力作用进行了研究，设立了加味四逆散组（分大、中、小剂量组）、多潘立酮组和生理盐水组，观察了它们对胃排空、胃蠕动的频率和振幅、肠推进及胃肠激素（胃动素、胃泌素）的影响。

三、结果

实验结果表明：①对胃排空作用的影响：甲基橙法和应变片法实验证明加味四逆散能明显增加胃排空率，同时可以增加胃蠕动的频率和振幅，与生理盐水组比较有显著性差异（$P < 0.05$ 或 $P < 0.01$）。加味四逆散组与多潘立酮组比较无显著性差异。说明该方可以增加胃蠕动速度和胃纵行肌力量，从而加速胃排空，作用与多潘立酮相当。②对肠推进作用的影响：加味四逆散可以使小白鼠小肠推进率明显增加，与生理盐水组和多潘立酮组比较有显著性差异（$P < 0.01$），说明本方可使肠推进增强，并且在这个方面的作用优于多潘立酮。③对胃肠激素作用的影响：加味四逆散可使血浆胃动素、

血清胃泌素分泌增加，与生理盐水组比较有显著性差异（$P<0.05$），而与多潘立酮组比较无显著性差异。说明该方可增加血浆胃动素和血清胃泌素的分泌，从而加速胃排空和肠推进，作用与多潘立酮相当。

四、结论

加味四逆散可促进胃排空与肠推进，其原因可能是：①通过神经系统的作用。中药机械扩张，通过牵拉刺激胃肠壁内的迷走神经；直接作用于肠内在神经丛（ENS）；吸收后进入血液循环，刺激下丘脑前部和外侧区，而后作用于交感神经。上述三种作用结果共同导致了乙酰胆碱分泌的增加，从而加速了胃排空和肠推进。②本方可使血浆胃动素、血清胃泌素分泌增加，这两种激素可以直接提高幽门泵的活动，从而使幽门舒张，加速胃排空；直接激活中枢胆碱能神经，使乙酰胆碱分泌增加，而加速胃排空和肠推进；能刺激中枢神经系统，通过激活胆碱能兴奋通路达到对胃肠运动的促进作用。③多潘立酮为外周多巴胺受体阻滞剂，加味四逆散对胃排空的作用与多潘立酮相当，因此，推测加味四逆散也具有类似功效。研究结果还显示本方对小白鼠小肠具有明显的推进作用，而多潘立酮则不具备。此外，本课题还对《伤寒论》原文、方药功效、临床及实验报道等方面进行了分析，讨论了研究本方促胃肠动力作用的理论依据和可行性。

疏肝和胃汤对胃动力作用及其机理的实验研究（摘录）

一、目的

探讨古今文献对功能性消化不良（FD）相关病证的辨证规律，明确疏肝和胃汤的促胃动力作用及其作用机制。

二、方法

理论方面采用文献整理、统计分析的方法进行。实验研究分为两个层次进行。第一，对疏肝和胃汤进行胃动力作用药效学研究。第二，在明确疏肝和胃汤促胃动力作用的基础上，观察其对功能性消化不良模型大鼠的影响，以揭示其作用机制。将大鼠随机分为6组，即生理盐水组、模型组、疏肝和胃汤大、中、小剂量组及莫沙比利组进行观察，以揭示其作用机制。①用比色法观察各组大鼠血及组织中神经递质乙酰胆碱酯酶（AchE）、一氧化氮（NO）含量的变化。②用放免法检测各组大鼠血及组织中胃动素（MTL）、胃泌素（GAS）、血管活性肠肽（VIP）、P物质（SP）及生长抑素（SS）的变化。③用免疫组化法观察各组大鼠胃窦一氧化氮合酶（NOS）、5-羟色胺（5-HT）及P物质（SP）的表达水平。④用原位杂交法检测各组大鼠胃窦分泌型一氧化氮合酶mRNA（iNOS mRNA）、生长抑素受体1 mRNA（SSR1 mRNA）的表达水平。

三、结果

理论方面，古代文献认为外感或误治、饮食劳倦、七情内伤等是本病的主要病因。上述病因导致气机升降失调，是本病的病机关键。其中痞证属外感误治内传者，法宗仲景；属杂病致痞者，当辨证而治，其中以肝胃不和型尤为常见。现代文献认为本病病因主要为情志不调，饮食不节；肝失疏泄为其病理基础；证以肝胃不和者居多。古今文献认识基本一致。实验显示，疏肝和胃汤可促进正常大鼠胃动力，并可拮抗阿托品、肾上腺素、芬氟拉明对胃排空的抑制作用。研究结果表明，疏肝和胃汤具有以下作用：①显著降低模型大鼠血和组织中 AchE 及 NO 的含量。②显著增加模型大鼠血及组织中 MTL、GAS、SP 的含量，降低 SS 的含量，以及血中 VIP 的含量。③显著降低模型大鼠胃窦 iNOS 的表达，增加 5-HT、SP 的表达。④明显降低 iNOS mRNA、SSR1 mRNA 在模型大鼠胃窦的表达。

四、结论

1. 研究认为，饮食劳倦、七情内伤等是功能性消化不良的主要病因；肝失疏泄、升降失常为本病的病理基础；临证以肝胃不和型多见，这也是本课题立法处方的研究基础。

2. 药效学研究结果表明，疏肝和胃汤具有促胃动力的作用。

3. 对神经系统的影响是本方促胃动力作用机制之一：兴奋胆碱能神经受体、降低胆碱酯酶的含量；抑制肾上腺素能神经受体；促进 5-HT 的释放与表达；降低 NO 含量，降低 iNOS 及 iNOS mRNA 的表达。

4. 对胃肠激素的影响也是其作用机制之一：增加 MTL 及 GAS

的含量；降低组织中 VIP 的含量；增加 SP 的含量及表达；降低 SS
的含量及 SSR1 mRNA 在组织中的表达。因此，疏肝和胃汤促胃动力
作用机制，可能与该方对神经递质及胃肠激素的综合调节作用有关。

抑郁模型大鼠行为学和胃肠激素变化及疏肝和胃汤干预作用的实验研究（摘录）

一、目的

　　根据肝郁及胃与"抑郁致功能性消化不良"在发病原因和临床
表现上具有相似性，通过观察抑郁模型大鼠的一般情况、体重、行
为学，以及胃肠激素的动态变化，探索肝胃不和证动物模型的制作
方法；并观察经疏肝和胃汤治疗后上述指标的变化，初步揭示"肝
郁"及"胃""肝胃不和证"的发生机制。

二、方法

　　参照文献报道，运用慢性心理应激结合孤养的方式制作抑郁模型。
按照随机分组的原则将 120 只 SPF 级 Wistar 大鼠分为生理盐水组、模
型组、百优解组及疏肝和胃汤大、小剂量组。在造模两周后开始治疗，
百优解组及疏肝和胃汤大、小剂量组分别予以 0.36mg/kg、20g/kg、
10g/kg 体重灌胃给药，生理盐水组及模型组给予等体积生理盐水，每
天 1 次，连续治疗 14 天。在造模后第 2、3、4 周测定大鼠的一般情

况、体重及行为学指标，并用酶联免疫法检测各组大鼠血清中胃泌素（gastrin，GAS）、胃动素（motilin，MTL）、血管活性肠肽（vasoactive intestinal peptide，VIP）及 P 物质（substance P，SP）的含量。

三、结果

1. 一般情况观察：造模后第 2 周，生理盐水组大鼠饮食量及饮水量稳定，体重升高；毛色洁白，柔软光滑；粪便成形，气味不大；性情较温和，精神良好。模型各组大鼠毛发凌乱、警惕性高，但刺激时反抗次数减少，进食量、进水量及体重降低。造模后第 3 周，生理盐水组大鼠情况良好；模型组大鼠毛发散乱直立易掉、活动减少，刺激过程中反抗降低，甚至停止挣扎，刺激结束后，大多逃至角落，进食量、进水量及体重明显降低。造模后第 4 周，生理盐水组大鼠情况稳定；模型组大鼠毛色失去光泽，易于脱落，活动明显减少，喜欢贴笼壁，大便稍干或者稀软，不成形，进水量、进食量及体重下降非常明显，扎堆，叫声降低，对外界的反应迟缓，抓取时不挣扎。治疗 7 天后，治疗各组大鼠动作灵活，毛发色稍暗，进食量、进水量及体重升高，灌胃时大鼠挣扎减少；治疗 14 天后，百优解组及疏肝和胃汤各剂量组上述症状不同程度地得到改善，尤其以疏肝和胃汤大剂量组改善较明显。

2. 大鼠体重的变化：模型组大鼠体重在造模第 2 周有降低趋势，与生理盐水组比较无显著性差异（$P>0.05$），造模第 3 周有显著性差异（$P<0.05$），造模第 4 周有非常显著性差异（$P<0.01$），说明抑郁模型大鼠体重下降；在治疗第 7 天，治疗各组大鼠体重均升高，与模型组比较有显著性差异（$P<0.05$），治疗第 14 天有非常显著性差异（$P<0.01$），说明疏肝和胃汤有抗抑郁的作用；其中疏肝和胃

汤大剂量组与百优解组比较有显著性差异（$P<0.05$），说明疏肝和胃汤大剂量作用优于百优解。

3. 敞箱试验：在造模后第 2 周模型组大鼠水平、垂直运动得分及理毛次数得分有降低趋势，粪便粒数得分有升高趋势，与生理盐水组比较无显著性差异（$P>0.05$），造模后第 3 周有显著性差异（$P<0.05$），造模后第 4 周有显著性差异（$P<0.05$ 或 $P<0.01$），说明抑郁模型大鼠水平、垂直运动得分及理毛次数得分下降，粪便粒数得分升高；在治疗的第 7 天，治疗各组大鼠的水平、垂直运动得分及理毛次数得分均升高，粪便粒数得分降低，与模型组比较有显著性差异（$P<0.05$），治疗的第 14 天有显著性差异（$P<0.05$ 或 $P<0.01$），说明疏肝和胃汤有抗抑郁的作用；其中疏肝和胃汤大剂量组与百优解组比较有显著性差异（$P<0.05$），说明疏肝和胃汤大剂量作用优于百优解。

4. 糖水消耗试验：在造模后第 2 周模型组大鼠糖水消耗量有降低趋势，与生理盐水组比较无显著性差异（$P>0.05$），造模后第 3 周有显著性差异（$P<0.05$），造模后第 4 周有非常显著性差异（$P<0.01$），说明抑郁模型大鼠糖水消耗量下降；在治疗的第 7 天，治疗各组大鼠的糖水消耗量均升高，与模型组比较有显著性差异（$P<0.05$），治疗第 14 天有显著性差异（$P<0.05$ 或 $P<0.01$），说明疏肝和胃汤有抗抑郁的作用；其中疏肝和胃汤大剂量组与百优解组比较无显著性差异（$P>0.05$），说明疏肝和胃汤作用与百优解相当。

5. 大鼠血中胃肠激素的变化：在造模后第 2 周模型组大鼠血清 GAS、MTL 及 SP 含量有降低趋势，VIP 含量有升高趋势，与生理盐水组较无显著性差异（$P>0.05$），造模后第 3 周有显著性差异（$P<0.05$），造模后第 4 周有非常显著性差异（$P<0.01$），说明抑郁模型

大鼠血清 GAS、MTL 及 SP 含量下降，VIP 含量升高；在治疗的第 7 天，治疗各组大鼠的血清 GAS、MTL 及 SP 含量均升高，VIP 含量降低，与模型组比较有显著性差异（$P<0.05$ 或 $P<0.01$），治疗的第 14 天有显著性差异（$P<0.05$ 或 $P<0.01$），说明疏肝和胃汤有调节胃肠激素的作用；其中疏肝和胃汤大剂量组与百优解组比较有显著性差异（$P<0.05$ 或 $P<0.01$），说明疏肝和胃汤大剂量作用优于百优解。

四、结论

1. 本实验观察大鼠在造模期间的一般情况、体重、行为学和血中胃肠激素的动态变化，提示慢性应激结合孤养方式制作的抑郁模型表现出了胃肠变化，与中医学"肝郁"影响及"胃"所致的肝胃不和证模型相似。

2. 本实验提示胃肠激素 GAS、MTL、SP 及 VIP 含量的动态变化与肝胃不和证的发生机制有关，疏肝和胃汤对胃肠激素的调节作用可能是其治疗肝胃不和证的机制之一。

疏肝和胃汤对抑郁模型大鼠胃黏膜肥大细胞及感觉神经递质影响的研究（摘录）

一、目的

基于肝胃不和证的中医理论，通过整理和分析历代医家对其相关理论的论述，明确情绪抑郁所致肝郁影响其胃的病因病机，并确定采用抑郁症动物模型研究肝气郁结对胃肠功能影响的实验方案。本文在前期研究发现抑郁可致胃肠动力变化的基础上，拟观察疏肝和胃汤对抑郁模型大鼠胃黏膜肥大细胞、5-HT、SP、CGRP 等胃肠敏感信号改变的影响，分析抑郁影响胃肠敏感性改变与肝胃不和证的关系，为探索肝胃不和证发生机制提供客观依据。

二、方法

1. 理论研究

根据肝胃不和证的病因病机，采用文献分析法梳理历代医家对相关理论的认识、发展，并进行探讨分析。

2. 实验研究

参照文献方法，运用慢性心理应激方式制作抑郁模型。按照随机分组的原则将 120 只 SPF 级 Wistar 大鼠分为生理盐水组、模型组、百优解组及疏肝和胃汤大、小剂量组，共计造模 4 周。并在造模的两周后对百优解组及疏肝和胃汤大、小剂量组分别以 0.36mg/kg、20g/kg、10g/kg 体重灌胃给药，生理盐水组及模型组给予等体积生理盐水，每天 1 次，连续予以治疗 14 天。在实验第 2、3、4 周对各组大鼠随机抽取 10 只，以 4% 多聚甲醛固定，在距幽门约 1cm 处取胃黏膜组织，常规石蜡包埋，4μm 连续石蜡切片，对胃黏膜中肥大细胞、5-HT、SP、CGRP 进行免疫组化染色。光学显微镜下进行指标观察，应用 SPSS12.0 统计软件分析数据。

三、结果

第一，理论研究。通过文献整理分析，历代医家对情志因素导致肝郁证理论及肝胃相关理论是逐渐形成发展的，经历了从单一、零散的认识到系统理论形成的演变过程，为肝胃不和证的发生机制研究提供中医理论依据。第二，实验研究。实验结果显示：①造模后第2周：模型组大鼠胃黏膜中肥大细胞的平均吸光度值（A）与生理盐水组比较无差异（$P>0.05$）。造模后第3周和第4周：与生理盐水组比较有差异（$P<0.01$），模型组大鼠胃黏膜中肥大细胞的平均吸光度值（A）下降。模型组大鼠造模后第3周胃黏膜中肥大细胞的平均吸光度值（A）与造模后第2周比较有差异（$P<0.05$），与造模后第4周比较有差异（$P<0.01$），模型大鼠胃黏膜中肥大细胞的数目减少。实验结果显示：治疗第7天，治疗各组大鼠胃黏膜中肥大细胞的平均吸光度值（A）与生理盐水组比较无差异（$P>0.05$），其中百优解组和疏肝和胃汤大剂量组与模型组比较有差异（$P<0.01$）。治疗第14天，治疗各组大鼠胃黏膜中肥大细胞的平均吸光度值（A）与生理盐水组比较无差异（$P>0.05$），百优解组和疏肝和胃汤大剂量组与模型组比较有差异（$P<0.01$）。②造模后第2周：模型组人鼠胃黏膜中5-IIT阳性细胞OD值与生理盐水组比较无差异（$P>0.05$）。造模后第3周和造模后第4周：与生理盐水组比较有差异（$P<0.01$），模型组大鼠胃黏膜中5-HT阳性细胞OD值含量增加。模型组大鼠造模第3周胃黏膜中5-HT阳性细胞OD值与造模第2周比较有差异（$P<0.05$），与造模第4周比较有差异（$P<0.01$），模型大鼠胃黏膜中5-HT阳性细胞含量增加。实验结果显示：治疗第7天，治疗各组大鼠胃黏膜中5-HT阳性细胞OD值减少，其中百优解组与疏肝和胃汤大剂量组与模型组比较有差异（$P<0.05$）。治疗第14天，治疗各组大鼠胃黏膜中5-HT阳性细胞OD值减少，与模型组比较均有差异（$P<0.05$）。③造模后第2周：模型

组大鼠胃黏膜中 CGRP 阳性纤维 OD 值与生理盐水组比较无差异（$P>0.05$）。造模后第 3 周和造模后第 4 周：与生理盐水组比较有差异（$P<0.01$），模型组大鼠胃黏膜中 CGRP 阳性纤维 OD 值含量增加。模型组大鼠造模后第 3 周胃黏膜中 CGRP 阳性纤维 OD 值与造模后第 2 周比较有差异（$P<0.05$），与造模后第 4 周比较有差异（$P<0.01$），模型大鼠胃黏膜中 CGRP 阳性纤维含量增加。实验结果显示：治疗第 7 天，治疗各组大鼠胃黏膜中 CGRP 阳性纤维 OD 值减少，其中百优解组和疏肝和胃汤大剂量组与模型组比较有差异（$P<0.01$）。治疗第 14 天，治疗各组大鼠胃黏膜中 CGRP 阳性纤维 OD 值减少，百优解组和疏肝和胃汤大剂量组与模型组比较有差异（$P<0.01$）。④造模后第 2 周：模型组大鼠胃黏膜中 SP 阳性纤维 OD 值与生理盐水组比较有差异（$P<0.05$）；造模后第 3 周：模型组大鼠胃黏膜中 SP 阳性纤维 OD 值与生理盐水组比较无差异（$P>0.05$）；造模后第 4 周，模型组大鼠胃黏膜中 SP 阳性纤维 OD 值与生理盐水组比较有差异（$P<0.05$）。造模后第 3 周与第 2 周模型组大鼠胃黏膜中 SP 阳性纤维 OD 值比较有差异（$P<0.05$），造模后第 4 周与第 2 周模型组大鼠胃黏膜中 SP 阳性纤维 OD 值比较有差异（$P<0.01$）。实验结果显示：治疗第 7 天，百优解组和疏肝和胃汤大剂量组大鼠胃黏膜中 SP 阳性纤维 OD 值与模型组比较无差异（$P>0.05$）；疏肝和胃汤小剂量组大鼠胃黏膜中 SP 阳性纤维 OD 值与模型组比较无差异（$P>0.05$）。治疗第 14 天，百优解组大鼠胃黏膜中 SP 阳性纤维 OD 值与模型组无差异（$P>0.05$），疏肝和胃汤大剂量组、疏肝和胃汤小剂量组大鼠胃黏膜中 SP 阳性纤维 OD 值与模型组有差异（$P<0.05$）。

四、结论

1. 情绪抑郁所致肝郁影响胃之和降为中医肝胃不和证的重要病因病机之一。

2. 胃黏膜肥大细胞、5-HT、SP、CGRP 等胃肠敏感信号改变可能与情绪抑郁相关。

3. 疏肝和胃汤可能通过整体调节胃肠内环境对胃黏膜肥大细胞、5-HT、SP、CGRP 等胃肠敏感信号进行干预。

4. 肝胃不和证可能有内脏高敏感机制的发生。

从抑郁模型大鼠脑和脊髓敏感性脑肠肽变化研究肝胃不和证的发生机制（摘录）

一、目的

以中医肝胃不和证与抑郁症致胃肠功能改变的密切联系为切入点，采用慢性心理应激加孤养法制作抑郁模型，并用疏肝和胃汤治疗。前期研究发现，抑郁症表现出胃肠功能变化，外周血及胃肠组织中胃肠激素改变。本课题拟进一步观察模型大鼠脑（延髓）与脊髓组织中 5-HT、VIP、SP、i-Nos、CGRP 等中枢胃肠感觉敏感性脑肠肽的变化，从脑肠轴通路途径揭示"肝郁"致"胃脘不和"的发生机制，为深入研究肝与胃两个脏腑之间相互影响的发生机制奠定基础。

二、方法

1. 理论研究

采用文献分析法，归纳肝与胃的脏腑关系，分析肝胃不和证的证候类型，并梳理《伤寒论》对肝胃不和相关证候的论述，总结肝郁致胃脘不和的病因、病机及肝胃不和证的证治特点。

2. 实验研究

第一，模型制作：按照随机分组方法将 100 只 SPF 级 Wistar 大鼠分为生理盐水组、模型组、百优解组及疏肝和胃汤大、小剂量组。参照文献方法，采用慢性心理应激加孤养法制作抑郁模型，共计造模 4 周。从第 3 周开始，百优解组及疏肝和胃汤大、小剂量组分别以 0.36mg/（kg·d）、20g/（kg·d）、10g/（kg·d）体重给药，生理盐水组及模型组给予等体积生理盐水，每天分 2 次灌胃，连续 14 天。第二，脑、脊髓组织胃肠敏感性脑肠肽检测：使用内固定法取延髓迷走神经背核部位的脑组织，以及胸髓（$T_6 \sim T_8$，根据脊神经定位）组织。对脑（延髓）、脊髓组织中的 5 - HT、VIP、SP、CGRP、i-Nos 进行免疫组化染色，在显微镜下进行指标观察。应用 SPSS 12.0 统计软件分析数据。

三、结果

1. 理论研究

中医学认为，肝与胃在生理功能与病理变化上关系密切，主要体现在气机升降、水谷运化、气血化生三个方面。《伤寒论》从

"气滞阳郁，肝胃不和""少阳邪郁，克脾犯胃""木郁化火，胃腑不通""厥阴肝寒，上逆犯胃""厥阴木郁，胃热脾寒""肝经湿热，下迫阳明"六个方面阐述了肝胃不和相关证候的病因、病机、证候及其辨治方法，为后世医家辨治肝胃不和证奠定了基础。

2. 实验研究

抑郁大鼠脑、脊髓中胃肠感觉敏感性脑肠肽变化如下。第一，实验显示，模型组大鼠延髓 5-HT 阳性表达显著降低，与生理盐水组比较有非常显著性差异（$P<0.01$），模型组大鼠脊髓 5-HT 阳性表达显著增加，与生理盐水组比较有非常显著性差异（$P<0.01$）；经疏肝和胃汤大、小剂量和百优解治疗 2 周后，各治疗组大鼠延髓中 5-HT 阳性表达较模型组显著上升（$P<0.01$），脊髓中 5-HT 阳性表达较模型组明显下降（$P<0.05$ 或 $P<0.01$）。其中，疏肝和胃汤大剂量组与百优解组延髓组织 5-HT 含量比较无显著性差异（$P>0.05$），而疏肝和胃汤大剂量降低脊髓中 5-HT 含量的作用较百优解有显著性差异（$P<0.05$）。第二，实验显示，模型组大鼠延髓、脊髓中 VIP 阳性表达均显著下降，与生理盐水组比较有非常显著性差异（$P<0.01$）；经疏肝和胃汤大、小剂量和百优解治疗 2 周后，各治疗组大鼠延髓、脊髓组织中 VIP 阳性表达较模型组显著上升（$P<0.05$ 或 $P<0.01$）。其中，疏肝和胃汤大剂量组与百优解组延髓组织中 VIP 含量比较无显著性差异（$P>0.05$），但疏肝和胃汤大剂量增加脊髓组织中 VIP 含量较百优解作用明显，有显著性差异（$P<0.05$）。第三，实验显示，模型组大鼠延髓、脊髓中 SP 阳性表达均显著升高，与生理盐水组比较有显著性差异（$P<0.05$ 或 $P<0.01$）；经疏肝和胃汤大、小剂量和百优解治疗 2 周后，各治疗组大鼠延髓、脊髓组织

中 SP 阳性表达较模型组显著下降（$P<0.05$ 或 $P<0.01$）。其中，疏肝和胃汤大剂量降低延髓组织中 SP 的效果较百优解佳，有显著性差异（$P<0.05$），而降低脊髓组织中 SP 的含量二者作用相当，无显著性差异（$P>0.05$）。第四，实验显示，模型组大鼠延髓、脊髓中 CGRP 阳性表达均显著升高，与生理盐水组比较有非常显著性差异（$P<0.01$）；经疏肝和胃汤大、小剂量和百优解治疗 2 周后，各治疗组大鼠延髓、脊髓组织中 CGRP 阳性表达较模型组显著下降，差异性显著（$P<0.05$ 或 $P<0.01$）。其中，疏肝和胃汤大剂量与百优解降低延髓、脊髓组织中 CGRP 含量作用相当，无显著性差异（$P>0.05$）。第五，实验显示，模型组大鼠延髓、脊髓中 i-Nos 阳性表达均显著增加，与生理盐水组比较有非常显著性差异（$P<0.01$）；经疏肝和胃汤大、小剂量和百优解治疗 2 周后，各治疗组大鼠延髓、脊髓组织中 i-Nos 阳性表达较模型组显著下降（$P<0.05$ 或 $P<0.01$）。其中，疏肝和胃汤大剂量降低延髓组织中 i-Nos 的含量较百优解作用明显，有显著性差异（$P<0.05$），而降低脊髓组织中 i-Nos 的含量，百优解较疏肝和胃汤大、小剂量效果佳，有显著性差异（$P<0.05$）。

四、结论

1. 情绪抑郁为中医肝郁犯胃，导致肝胃不和证发生和形成的重要病因之一。

2. 抑郁导致脑（延髓）、脊髓组织中 5-HT、VIP、SP、CGRP、i-Nos 等脑肠肽的变化，并由此导致胃肠敏感性发生改变，可能是抑郁引起胃肠功能变化的发生机制。

3. 疏肝和胃汤具有调节抑郁大鼠的抑郁状态，并且具有调节因之导致的胃肠功能变化的作用，上述作用是通过对脑（延髓）、脊髓中 5-HT、VIP、SP、CGRP、i-Nos 等脑肠肽的调节实现的。

4. 结合前期研究，综合分析表明，抑郁导致脑（延髓）、脊髓及胃组织中 5-HT、VIP、SP、CGRP、i-Nos 等脑肠肽的变化，并导致胃肠敏感性发生变化，可能是抑郁引起胃肠功能改变的发生机制。疏肝和胃汤通过对脑、脊髓及胃组织中 5-HT、VIP、SP、CGRP、i-Nos 等脑肠肽的调节，改善抑郁大鼠的抑郁状态与胃肠功能。因此，"脑-脊髓-胃"脑肠轴通路中脑肠肽的变化，可能是中医学肝胃不和证的发生机制所在。

5. 研究结果提示，抑郁导致脑（延髓）和脊髓敏感性脑肠肽变化，可能为肝胃不和证的发生机制之一。

基于抑郁症 PFC-NAc-VTA 神经环路研究疏肝和胃汤的抗抑郁作用机制（摘录）

一、目的

抑郁症逐渐成为现代社会的常见病及多发病，给社会和患者的生活都带来了巨大压力。但抑郁症发病机制复杂，明确抑郁症的发病机制，对于抑郁症的诊治至关重要。本研究以中医学"肝郁"与抑郁症的相似性为切入点，基于抑郁模型 PFC-NAc-VTA 神经环路的病理生理变化，旨在阐释中医学"肝郁"发生的中枢机制，并通过观察疏肝和胃汤对抑郁模型 PFC-NAc-VTA 神经环路的影响作用，研究其抗抑郁机制，为深入研究中医药治疗抑郁症提供理论和实验依据。

二、方法

1. 理论研究

采用文献分析法，归纳古今医家对抑郁症相关病证的临床辨治规律，并梳理《伤寒杂病论》中抑郁症相关病证的辨治规律，分析中医肝郁与抑郁症的相关性；通过整理 PFC-NAc-VTA 神经环路与抑郁症发病的联系，分析中医肝郁的中枢机制与 PFC-NAc-VTA 神经环路的相关性。

2. 实验研究

第一，模型制作及评价：采用慢性不可预知性应激结合孤养法造模，造模完成后给予三种不同浓度疏肝和胃汤及氟西汀干预 7 天，并运用旷场实验、强迫游泳实验进行行为学评价。第二，神经环路相关指标的检测：采用尼氏染色法观察抑郁模型大鼠 PFC 脑区切片的病理改变，并统计 PFC 区正常神经元的数目；采用高效液相法分别检测抑郁模型大鼠 PFC、NAc 及 VTA 三个脑区中 DA、GABA、Glu 含量；采用 RT-PCR 检测抑郁模型大鼠 NAc 区 PSD95 mRNA、NR2B mRNA 的相对表达量；采用 Western blot 法检测抑郁模型大鼠 NAc 区 PSD95、NR2B 的相对表达量。

三、结果

首先，理论研究。古代医家认为，抑郁症与情志之郁证关系密切，可兼夹诸郁，又涉及脏腑功能紊乱及气血津液的失调。现代临床辨证规律研究显示，情志失调为抑郁症的主要病因，肝失疏泄为抑郁症病机核心，以影响心、脾、胃等多脏腑为抑郁症的传变特点，以气血津液阴阳失调为抑郁症的病理变化特点，治法以疏肝解郁、调畅气机为主。西医学认为抑郁症的发病机制与 PFC-NAc-VTA 神经环路的功能失调相关，因此，可以从 PFC-NAc-VTA 神经环路为切入点探讨"肝郁"的中枢机制。

其次，实验研究。实验一：疏肝和胃汤对抑郁模型大鼠行为学的影响。

①模型组旷场实验静止时间延长，与空白组比较差异有统计学意义（$P<0.01$）；疏肝和胃汤各剂量组及氟西汀组静止时间缩短，与模型组比较差异有统计学意义（$P<0.01$）；其中，疏肝和胃汤高剂量组与氟西汀组比较，差异无统计学意义（$P>0.05$）。②模型组旷场实验总运动距离缩短，与空白组比较差异有统计学意义（$P<0.01$）；疏肝和胃汤各剂量组及氟西汀组总运动距离增加，与模型组比较差异有统计学意义（$P<0.01$）；其中，疏肝和胃汤中剂量组总运动距离较氟西汀组长，差异有统计学意义（$P<0.01$），高剂量组与氟西汀组比较差异无统计学意义（$P>0.05$）。③模型组旷场实验中央区域穿越格数减少，与空白组比较差异有统计学意义（$P<0.01$）；疏肝和胃汤中、高剂量组及氟西汀组中央区域穿越格数增多，与模型组比较差异有统计学意义（$P<0.01$）；其中，疏肝和胃汤中、高剂量组与氟西汀组比较差异无统计学意义（$P>0.05$）。④模型组强迫游泳实验不动时间延长，与空白组比较差异有统计学意义（$P<0.01$）；疏肝和胃汤各剂量组及氟西汀组不动时间缩短，与模型组比较差异有统计学意义（$P<0.01$）；其

中，疏肝和胃汤中、高剂量组与氟西汀组比较差异无统计学意义（$P>0.05$）。

实验二：疏肝和胃汤对抑郁模型大鼠 PFC 区病理变化的影响。

①光镜下尼氏小体呈深蓝色或紫蓝色，多为块状或细颗粒状，分布于核周围或树突内，尼氏体靠近胞体周围处较为明显。空白组 PFC 区神经元数目较多，尼氏小体颜色较深，分布于细胞核周围。神经元细胞形态饱满，结构完整，边缘清晰；模型组 PFC 区神经元数目相对较少，尼氏小体颜色较淡，分布疏松，细胞形态不规则，结构不完整，尼氏小体数目减少或消失，部分细胞核偏向一侧，细胞肿大，出现空泡区；经过治疗药物干预后，各治疗组尼氏小体数目较模型组增多但少于空白组，较模型组尼氏小体颜色更深，结构较完整、清晰。②模型组 PFC 区正常神经细胞数量减少，与空白组比较差异有统计学意义（$P<0.01$）；疏肝和胃汤各剂量组及氟西汀组 PFC 区正常神经细胞数量增加，与模型组比较差异有统计学意义（$P<0.01$）；其中，疏肝和胃汤中、高剂量组与氟西汀组比较，差异无统计学意义（$P>0.05$）。

实验三：疏肝和胃汤对抑郁模型大鼠 PFC-NAc-VTA 神经环路中 DA、GABA、Glu 含量的影响。

①PFC 区中，模型组 DA 含量降低，与空白组比较差异有统计学意义（$P<0.01$）；疏肝和胃汤中、高剂量组及氟西汀组 DA 含量升高，与模型组比较差异有统计学意义（$P<0.05$ 或 $P<0.01$）；其中，疏肝和胃汤高剂量组与氟西汀组比较，差异无统计学意义（$P>0.05$）。

NAc 区中，模型组 DA 含量降低，与空白组比较差异有统计学意义（$P<0.01$）；疏肝和胃汤各剂量组及氟西汀组 DA 含量升高，与

模型组比较差异有统计学意义（$P<0.05$ 或 $P<0.01$）；其中，疏肝和胃汤中剂量组与氟西汀组比较，差异无统计学意义（$P>0.05$）。VTA 区中，模型组 DA 含量降低，与空白组比较差异有统计学意义（$P<0.01$）；疏肝和胃汤低、中剂量组及氟西汀组 DA 含量升高，与模型组比较差异有统计学意义（$P<0.05$ 或 $P<0.01$）；其中，疏肝和胃汤低、中剂量组 DA 含量较氟西汀组低，差异有统计学意义（$P<0.01$）。②PFC 区中，模型组 Glu 含量升高，与空白组比较差异有统计学意义（$P<0.01$）；疏肝和胃汤各剂量组及氟西汀组 Glu 含量降低，与模型组比较差异有统计学意义（$P<0.01$）；其中，疏肝和胃汤中剂量组 Glu 含量较氟西汀组低，差异有统计学意义（$P<0.05$），低、高剂量组与氟西汀组比较，差异无统计学意义（$P>0.05$）。NAc 区中，模型组 Glu 含量降低，与空白组比较差异有统计学意义（$P<0.01$）；疏肝和胃汤中剂量组及氟西汀组 Glu 含量升高，与模型组比较差异有统计学意义（$P<0.01$）；其中，疏肝和胃汤中剂量组与氟西汀组比较，差异无统计学意义（$P>0.05$）。VTA 区中，模型组 Glu 含量升高，与空白组比较差异有统计学意义（$P<0.01$）；疏肝和胃汤各剂量组及氟西汀组 Glu 含量降低，与模型组比较差异有统计学意义（$P<0.05$ 或 $P<0.01$）；其中，疏肝和胃汤各剂量组与氟西汀组比较，差异无统计学意义（$P>0.05$）。③PFC 区中，模型组 GABA 含量降低，与空白组比较差异有统计学意义（$P<0.01$）；疏肝和胃汤中剂量组及氟西汀组 GABA 含量升高，与模型组比较差异有统计学意义（$P<0.01$）；其中，疏肝和胃汤中剂量组与氟西汀组比较，差异无统计学意义（$P>0.05$）。NAc 区中，模型组 GABA 含量升高，与空白组比较差异有统计学意义（$P<0.01$）；疏肝和胃汤中、高剂量组 GABA 含量降低，与模型组比较差异有统计学意义（$P<0.01$）；

其中，疏肝和胃汤中、高剂量组与氟西汀组比较，差异有统计学意义（$P<0.01$）。VTA区中，模型组GABA含量升高，与空白组比较差异有统计学意义（$P<0.01$）；疏肝和胃汤中剂量组及氟西汀组GABA含量降低，与模型组比较差异有统计学意义（$P<0.01$）；其中，疏肝和胃汤中剂量组与氟西汀组比较，差异无统计学意义（$P>0.05$）。

实验四：疏肝和胃汤对抑郁模型大鼠NAc区PSD95 mRNA和NR2B mRNA表达的影响。

①模型组NAc区PSD95 mRNA的相对表达量降低，与空白组比较差异有统计学意义（$P<0.01$）；疏肝和胃汤各剂量组及氟西汀组NAc区PSD95 mRNA的相对表达量升高，与模型组比较差异有统计学意义（$P<0.01$）；其中，疏肝和胃汤中、高剂量组PSD95 mRNA的相对表达量高于氟西汀组，差异有统计学意义（$P<0.01$）；低剂量组与氟西汀组比较，差异无统计学意义（$P>0.05$）。②模型组NAc区NR2B mRNA的相对表达量降低，与空白组比较差异有统计学意义（$P<0.05$）；疏肝和胃汤各剂量组及氟西汀组NAc区NR2B mRNA的相对表达量升高，与模型组比较差异有统计学意义（$P<0.01$）；其中，疏肝和胃汤各剂量组NAc区NR2B mRNA的相对表达量高于氟西汀组，差异有统计学意义（$P<0.01$）。

实验五：疏肝和胃汤对抑郁模型大鼠NAc区PSD95和NR2B表达的影响。

①模型组NAc区PSD95相对表达量降低，与空白组比较差异有统计学意义（$P<0.01$）；疏肝和胃汤各剂量组及氟西汀组PSD95相对表达量升高，与模型组比较差异有统计学意义（$P<0.01$）；其中，疏肝和胃汤中、高剂量组PSD95相对表达量高于氟西汀组，差异有

统计学意义（*P*<0.01），低剂量组与氟西汀组比较差异无统计学意义（*P*>0.05）。②模型组 NAc 区 NR2B 相对表达量降低，与空白组比较差异有统计学意义（*P*<0.01）；疏肝和胃汤各剂量组及氟西汀组 NR2B 相对表达量升高，与模型组比较差异有统计学意义（*P*<0.01）；其中，疏肝和胃汤低、中剂量组 NR2B 相对表达量高于氟西汀组，差异有统计学意义（*P*<0.01）。

四、结论

1. 古代医家所论之"郁"涉及范围较广，包括五运六气之郁、脏腑之郁及情志之郁等，至明清以后专论郁证，才与现代抑郁之"郁"联系紧密。

2. 近十年来抑郁症的中医病因及证候分布规律研究显示，情志失调为抑郁症的主要病因，肝失疏泄为其病机核心，以影响心、脾、胃等多脏腑为其传变特点，以气血津液阴阳失调为其病理变化特点，治法以疏肝解郁、调畅气机为主。

3. 慢性应激引起的 PFC 区神经元病理改变，PFC-NAc-VTA 神经环路 DA 含量的降低、Glu 含量的升高、GABA 含量的相应改变，以及 NAc 区突触相关蛋白 PSD95、NR2B 及其 mRNA 表达的下降，可能是抑郁症的发病机制。

4. 疏肝和胃汤能够改善抑郁模型大鼠的抑郁状态，并且能减轻抑郁模型大鼠 PFC 区神经元的受损程度，调节 PFC-NAc-VTA 神经环路中 DA、Glu、GABA 含量的异常上升或下降，且能够逆转模型大鼠 NAc 区突触相关蛋白 PSD95、NR2B 及其 mRNA 的异常下调，提示疏肝和胃汤可能是通过对 PFC-NAc-VTA 神经环路中上述指标的调节发挥抗抑郁作用的。

5. 中医学"肝郁"发生的中枢机制可能与 PFC 区神经元病理变化，PFC-NAc-VTA 神经环路中 DA、Glu、GABA 的异常表达，以及 NAc 区突触相关蛋白 PSD95、NR2B 及其 mRNA 的异常下调有关。

6. 研究结果提示，疏肝和胃汤发挥抗抑郁作用的潜在机制之一，可能是通过调节 PFC-NAc-VTA 神经环路中的多个靶点实现的。

疏肝和胃汤对抑郁模型大鼠下丘脑和胃组织 NPY、Leptin 影响的研究（摘录）

一、目的

抑郁症逐渐成为现代社会的常见及高发疾病，其常与胃肠功能改变共病。本研究以中医学"肝郁"所致的"胃失和降"与抑郁症导致胃肠功能变化的相似性为切入点，基于抑郁模型大鼠神经肽 Y（Neuropeptide Y，NPY）、瘦素（Leptin）在下丘脑和胃组织中发生的变化，并通过观察疏肝和胃汤对抑郁模型大鼠摄食和胃动力的影响及其作用机制，为进一步研究肝郁犯胃证的发生机制奠定基础。

二、方法

1. 理论研究

首先采用文献分析法，归纳中医学对情志致"胃失和降"的认识，梳理《伤寒杂病论》中情志与胃失和降相关病证的论述，并通过整理 NPY、Leptin 与抑郁、摄食和胃动力的联系，分析中医肝郁致胃失和降与 NPY、Leptin 的相关性。

2. 实验研究

第一，采用慢性温和不可预知性应激改良结合孤养法造模，采用新奇摄食抑制实验检测抑郁模型大鼠摄食行为改变及胃排空率。第二，相关指标的检测：采用逆转录聚合酶链式反应检测抑郁模型大鼠胃组织 NPY、Leptin、NPY1R、NPY2R 和 OB-R 及其 mRNA 的相对表达量和下丘脑中 NPY、Leptin mRNA 的相对表达量；采用免疫荧光检测抑郁模型大鼠胃组织 NPY1R、NPY2R 和 OB-R 的荧光密度；采用酶联免疫吸附实验检测抑郁模型大鼠下丘脑和胃组织 NPY、Leptin 的蛋白表达情况。

三、结果

1. 理论研究

情志因素影响胃之通降失常，会引起胃肠功能改变的症状。西医学认为胃肠功能改变与下丘脑摄食相关信号和外周胃动力相关，因此，可以从摄食相关信号 NPY、Leptin 为切入点探讨"肝郁"致"胃失和降"的机制。

2. 实验研究

实验一：疏肝和胃汤对抑郁模型大鼠新奇摄食抑制实验的影响。与空白组比较，模型组进食潜伏期延长，差异有统计学意义（$P<0.01$）；与模型组比较，疏肝和胃汤高剂量组进食潜伏期明显缩短，差异有统计学意义（$P<0.05$），与氟西汀组比较，其余各治疗组差

异无统计学意义（$P > 0.05$）。

实验二：疏肝和胃汤对抑郁模型大鼠胃排空的影响。与空白组相比，模型组大鼠胃排空率显著降低，差异有统计学意义（$P < 0.01$）；疏肝和胃汤高剂量组胃排空率升高，与模型组比较差异有统计学意义（$P < 0.05$）；其中，疏肝和胃汤高剂量组与氟西汀组比较，差异有统计学意义（$P < 0.01$）。

实验三：疏肝和胃汤对抑郁模型大鼠下丘脑、胃 NPY、Leptin mRNA 及其蛋白表达的影响。与空白组相比，模型组胃组织和下丘脑 NPY mRNA 的相对表达量显著降低，差异有统计学意义（$P < 0.01$）；与模型组相比，疏肝和胃汤中、高剂量组下丘脑 NPY mRNA 的相对表达量升高，疏肝和胃汤各剂量组胃组织 NPY mRNA 的相对表达量升高，差异均有统计学意义（$P < 0.01$ 或 $P < 0.05$）；并且，疏肝和胃汤中、高剂量组胃组织 NPY mRNA 的相对表达量高于氟西汀组，差异有统计学意义（$P < 0.01$ 或 $P < 0.05$），疏肝和胃汤低剂量组的下丘脑 NPY 含量及各剂量组胃组织 NPY 的含量与氟西汀组比较，差异无统计学意义（$P > 0.05$）。与空白组比较，模型组胃组织和下丘脑 Leptin mRNA 的相对表达量显著升高，差异有统计学意义（$P < 0.01$）；与模型组比较，疏肝和胃汤各剂量组及氟西汀组胃组织和下丘脑 Leptin mRNA 的相对表达量显著降低，差异有统计学意义（$P < 0.01$）；且与氟西汀组比较，疏肝和胃汤各剂量组胃组织和下丘脑 Leptin mRNA 的相对表达显著降低，差异有统计学意义（$P < 0.01$），疏肝和胃汤低剂量组的下丘脑 Leptin 含量及各剂量组胃组织 Leptin 的含量与氟西汀组比较，差异无统计学意义（$P > 0.05$）。

实验四：疏肝和胃汤对抑郁模型大鼠胃组织 NPY1R、NPY2R、OB-R 及其 mRNA 表达的影响。与空白组比较，模型组 NPY1R 表达明显减少，荧光密度降低，差异有统计学意义（$P<0.01$）；与模型组比较，疏肝和胃汤高剂量组 NPY1R 表达增多，荧光密度上升，差异有统计学意义（$P<0.01$）；且疏肝和胃汤高剂量组 NPY1R 表达高于氟西汀组，差异有统计学意义（$P<0.05$）。与空白组比较，模型组 NPY2R 表达明显增加，荧光密度升高，差异有统计学意义（$P<0.01$）；与模型组比较，疏肝和胃汤各剂量组 NPY2R 表达减少，荧光密度下降，差异有统计学意义（$P<0.01$）；且疏肝和胃汤各剂量组 NPY2R 表达都低于氟西汀组，差异有统计学意义（$P<0.05$ 或 $P<0.01$）。与空白组比较，模型组 OB-R 表达明显增加，荧光密度升高，差异有统计学意义（$P<0.01$）；与模型组比较，疏肝和胃汤中、高剂量组 OB-R 表达减少，荧光密度下降，差异有统计学意义（$P<0.01$）；其中，疏肝和胃汤高剂量组 OB-R 表达低于氟西汀组，差异有统计学意义（$P<0.05$）。

四、结论

1. 情志影响肝之疏泄，情志致胃失和降，常用疏肝和胃法进行治疗。

2. 疏肝和胃汤能够调节抑郁模型大鼠的摄食行为和胃动力，且能够逆转模型大鼠下丘脑和胃组织中 NPY、Leptin 的 mRNA 和蛋白异常下降及胃组织中 NPY1R、NPY2R、OB-R 的 mRNA 和蛋白异常上升，提示疏肝和胃汤可能是通过上调下丘脑和胃组织中 NPY、NPY1R，以及下调 Leptin、NPY2R、OB-R 来发挥调节摄食行为和改善胃动力作用的。

3. 中医肝郁致"胃失和降"的发生机制，可能与下丘脑和胃组织中 NPY、NPY1R 的异常下降和 Leptin、NPY2R、OB-R 的异常上升有关。

基于 CiteSpace 分析和抑郁模型大鼠摄食信号变化研究肝郁犯胃的发生机制及疏肝和胃汤的影响（摘录）

一、目的

抑郁症是一类以情绪或心境低落为主要表现的疾病的总称。抑郁症常伴有躯体症状，其消化系统症状包括食欲减退、体重减轻、腹胀、便秘、恶心、嗳气、腹泻等。前期研究发现，抑郁症表现出的精神心理症状及消化系统症状与中医肝郁犯胃证的临床表现高度相似。本研究基于 CiteSpace 网络可视化分析抑郁与胃排空、摄食的关系，并深入分析影响胃排空及摄食的相关信号变化，以此为中医肝郁犯胃提供现代文献的研究基础，进而从抑郁模型大鼠摄食信号来研究肝郁犯胃的机制及疏肝和胃汤的作用，为肝郁犯胃的研究提供理论基础及实验依据。

二、方法

1. 理论研究

收集 Web of science、美国国立医学图书馆、科学在线图书馆数据库中近年来抑郁症的实验研究文献及摄食、胃排空的实验研究文献；运用 CiteSpace 软件对其关键词进行分析；并结合中医理论，探讨中医肝郁犯胃研究的切入点。

2. 实验研究

第一，将85只SD大鼠适应性喂养7天，随即于造模前进行一次行为学测试及体重测量，筛选出行为学表现及体重相近的78只大鼠，按照随机原则分为6组，每组13只，分别为：空白组（3周）、模型组（3周）、空白组（4周）、模型组（4周）、空白组（5周）、模型组（5周），分别造模3、4、5周，造模完成后，给予生理盐水灌胃，而后评价行为学并测定甲基橙胃残留率。第二，将115只SD大鼠适应性喂养7天，随机分为空白组19只，造模组96只，空白组自主摄食，每笼4只，其余各组动物均单笼喂养并造模。大鼠造模5周后，进行行为学检测，筛选出行为学表现及体重相近的85只大鼠，随机分为模型组18只、疏肝和胃汤低剂量组16只、中剂量组16只、高剂量组18只、氟西汀组17只。然后给予相应药物干预1周，每日给药2次。疏肝和胃汤以蒸馏法提取挥发油及芳香水，以水煮醇沉法提取浸膏，将提取物共同研磨，配制成低、中、高浓度药液（每毫升生药量分别为0.56g、1.12g、2.24g），氟西汀用生理盐水配置成0.21mg/mL的混悬液。药物用量根据成人临床等效剂量折算（体表面积计算法）空白组、模型组给予生理盐水；疏肝和胃汤低、中、高剂量组分别按3.67g/kg·d、7.34g/kg·d、14.68g/kg·d给药；氟西汀组按1.58mg/kg·d给药。灌胃完成后，运用糖水消耗、旷场实验、强迫游泳实验进行行为学评价。下丘脑、血清、胃组织相关指标检测：采用ELISA法检测抑郁模型大鼠下丘脑、血清、胃组织中NPY、Leptin、Gherlin、Orexin、CCK的含量；采用RT-PCR法检测抑郁模型大鼠下丘脑、胃组织中Gherlin、GHS-R、

Prepro-Orexin、OX1-R、CCK、CCK-AR 及下丘脑中 Y1 受体、OB-R mRNA 的相对表达量；采用免疫荧光法检测抑郁模型大鼠下丘脑、胃组织 GHS-R、OX1-R、CCK-AR 及下丘脑 Y1 受体、OB-R 的表达。

三、结果

首先，纳入 3666 篇抑郁症研究文献及 4194 篇胃排空、摄食研究文献。提取抑郁症研究文献关键词前 200 个，胃排空、摄食研究文献关键词前 100 个，其中含相同关键词 26 个。抑郁症研究领域与摄食及胃排空研究领域共同的关键词中涉及症状或表现有抑郁症、焦虑、摄食、肥胖、自发活动；涉及机制有应激、HPA 轴、炎性反应、氧化应激、奖赏、胰岛素抵抗；涉及脑区有下丘脑、海马、腹侧被盖区、前额叶皮层、伏隔核；涉及活性分子有促肾上腺激素释放激素、血清素、神经肽 Y、多巴胺。

其次，实验研究方面，可分为七个实验。

实验一：抑郁模型大鼠行为学、胃排空的动态变化。

①糖水消耗实验：与空白组（3、4、5 周）比较，模型组（3、4、5 周）糖水偏好率明显下降（$P<0.05$ 或 $P<0.01$）；模型组（3、4、5 周）之间差异无统计学意义（$P>0.05$）。②旷场试验：模型组（3 周）与空白组（3 周）之间运动距离的差异无统计学意义（$P>0.05$），与空白组（4、5 周）比较，模型组（4、5 周）运动距离明显缩短（$P<0.05$）；与空白组（3、4、5 周）相比较，模型组（3、4、5 周）静止时间明显延长（$P<0.05$）；与空白组（3、4、5 周）相比较，模型组（3、4、5 周）穿越中央区域次数减少（$P<0.05$）；与模型组（3 周）比较，模型组（4、5 周）运动距离下降，静止时间延长（$P<0.05$），穿越中央区域次数差异无统计学意义（$P>$

0.05）。③强迫游泳实验：与空白组（3、4、5周）比较，模型组（3、4、5周）不动时间明显延长（$P<0.05$）；模型组（3、4、5周）之间差异无统计学意义（$P>0.05$）。④新奇摄食抑制实验：与空白组（3、4、5周）比较，模型组（3周）5分钟内进食成功大鼠显著减少（$P<0.01$）；模型组（3、4、5周）之间差异无统计学意义（$P>0.05$）。与空白组（3、4周）比较，模型组（3、4周）差异无统计学意义（$P>0.05$）；与空白组（5周）比较，模型组（5周）甲基橙残留率显著上升（$P<0.05$）。

实验二：疏肝和胃汤对抑郁模型大鼠行为学的影响。

①糖水消耗实验：与空白组比较，模型组糖水偏好率明显下降（$P<0.05$）；与模型组比较，疏肝和胃汤低、中、高剂量组氟西汀组糖水偏好率升高（$P<0.05$，或$P<0.01$）；与氟西汀组比较，疏肝和胃汤各剂量组差异均无统计学意义（$P>0.05$）。②旷场试验：与空白组比较，模型组旷场实验运动总距离明显缩短，静止时间明显延长，穿越中央区域次数减少（$P<0.01$）；与模型组比较，疏肝和胃汤低、中、高剂量组氟西汀组运动总距离延长，静止时间明显缩短，穿越中央区域次数增多（$P<0.01$或$P<0.05$）；与氟西汀组比较，疏肝和胃汤各剂量组差异均无统计学意义（$P>0.05$）。③强迫游泳实验：与空白组比较，模型组不动时间明显延长（$P<0.01$）；与模型组比较，疏肝和胃汤低、中、高剂量组氟西汀组不动时间明显缩短（$P<0.05$）；与氟西汀组比较，疏肝和胃汤各剂量组差异均无统计学意义（$P>0.05$）。

实验三：疏肝和胃汤对抑郁模型大鼠血清NPY水平及下丘脑室旁核Y1受体表达的影响。

①与空白组比较，模型组血清NPY含量显著下降（$P<0.01$）；

与模型组比较，疏肝和胃汤中、高剂量组血清 NPY 含量显著升高（$P<0.05$）；各组与氟西汀组比较，差异无统计学意义（$P>0.05$）。②与空白组比较，模型组下丘脑 NPY1R mRNA 相对表达量显著下降（$P<0.01$）；与模型组比较，疏肝和胃汤高剂量组、氟西汀组下丘脑 NPY1R mRNA 相对表达量显著升高（$P<0.01$ 或 $P<0.05$）；各组与氟西汀组比较，差异无统计学意义（$P>0.05$）。③与空白组比较，模型组下丘脑室旁核 Y1 受体阳性表达区域面积减少（$P<0.01$）；与模型组比较，疏肝和胃汤低、中、高剂量组下丘脑室旁核 Y1 受体表达区域面积显著增加（$P<0.01$）；疏肝和胃汤各剂量组阳性面积均大于氟西汀组（$P<0.01$）。④与空白组比较，模型组下丘脑室旁核 Y1 受体阳性区域占总面积减少（$P<0.01$）；与模型组比较，疏肝和胃汤中、高剂量组 Y1 受体阳性区域占比增加（$P<0.01$）；疏肝和胃汤各剂量组与氟西汀组比较，差异无统计学意义（$P>0.05$）。

实验四：疏肝和胃汤对抑郁模型大鼠血清 Leptin 水平及下丘脑弓状核 OB-R 表达的影响。

①与空白组比较，模型组血清 Leptin 含量显著升高（$P<0.01$）；与模型组比较，疏肝和胃汤高剂量组血清 Leptin 含量显著下降（$P<0.05$）；各剂量中药组均高于氟西汀组（$P<0.01$）。②模型组下丘脑 OB-R mRNA 相对表达量与空白组比较，差异无统计学意义（$P>0.05$）；与模型组比较，疏肝和胃汤低剂量组下丘脑 OB-R mRNA 相对表达量降低（$P<0.05$）；疏肝和胃汤各剂量组与氟西汀组比较，差异无统计学意义（$P>0.05$）。③与空白组比较，模型组下丘脑弓状核 OB-R 阳性表达区域面积与空白组比较，差异无统计学意义（$P>0.05$）；与模型组比较，疏肝和胃汤低、高剂量组下丘脑弓状核 OB-R 阳性表达区域面积显著增加（$P<0.01$）；其中疏肝和胃汤低剂

量组阳性面积大于氟西汀组（$P<0.05$）。④模型组下丘脑弓状核OB-R 阳性区域占总面积与空白组比较，差异无统计学意义（$P>0.05$）；与模型组比较，疏肝和胃汤各剂量组 OB-R 阳性区域占比与模型组比较，差异无统计学意义（$P>0.05$）；疏肝和胃汤各剂量组与氟西汀组比较，差异无统计学意义（$P>0.05$）。

实验五：疏肝和胃汤对抑郁模型大鼠下丘脑、血清、胃组织 Ghrelin 水平及下丘脑弓状核、胃组织中 GHS-R 表达的影响。

①与空白组比较，模型组血清 Ghrelin 含量显著下降（$P<0.01$）；与模型组比较，疏肝和胃汤中、高剂量组血清 Ghrelin 含量显著升高（$P<0.01$）；其中疏肝和胃汤中、高剂量组高于氟西汀组（$P<0.01$）。与空白组比较，模型组下丘脑 Ghrelin 含量显著下降（$P<0.01$）；与模型组比较，疏肝和胃汤中、高剂量组下丘脑 Ghrelin 含量显著升高（$P<0.01$ 或 $P<0.05$）；其中疏肝和胃汤中剂量组高于氟西汀组（$P<0.01$），疏肝和胃汤高剂量组与氟西汀组比较，差异无统计学意义（$P>0.05$）。与空白组比较，模型组胃组织 Ghrelin 含量显著下降（$P<0.01$）；与模型组比较，疏肝和胃汤中、高剂量组胃组织 Ghrelin 含量显著升高（$P<0.01$）；其中疏肝和胃汤高剂量组高于氟西汀组（$P<0.01$），疏肝和胃汤中剂量组与氟西汀组比较，差异无统计学意义（$P>0.05$）。②与空白组比较，模型组下丘脑 Ghrelin mRNA 相对表达量显著下降（$P<0.01$）；与模型组比较，疏肝和胃汤中、高剂量组下丘脑 Ghrelin mRNA 相对表达量显著升高（$P<0.01$ 或 $P<0.05$）；其中疏肝和胃汤中、高剂量组高于氟西汀组（$P<0.01$）。与空白组比较，模型组胃组织 Ghrelin mRNA 相对表达量显著下降（$P<0.01$）；与模型组比较，疏肝和胃汤中、高剂量组胃组织 Ghrelin mRNA 相对表达量显著升高（$P<0.01$ 或 $P<0.05$）；其中

疏肝和胃汤高剂量组高于氟西汀组（$P<0.01$），疏肝和胃汤中剂量组与氟西汀组比较，差异无统计学意义（$P>0.05$）。③与空白组比较，模型组下丘脑 GHS-R mRNA 相对表达量显著下降（$P<0.01$）；与模型组比较，疏肝和胃汤中、高剂量组下丘脑 GHS-R mRNA 相对表达量显著升高（$P<0.01$）；其中疏肝和胃汤中、高剂量组高于氟西汀组（$P<0.01$）。与空白组比较，模型组胃组织 GHS-R mRNA 相对表达量显著下降（$P<0.01$）；与模型组比较，疏肝和胃汤低、中、高剂量组胃组织 GHS-R mRNA 相对表达量显著升高（$P<0.01$）；疏肝和胃汤各剂量组高于氟西汀组（$P<0.01$）。④与空白组比较，模型组下丘脑弓状核 GHS-R 阳性表达区域面积减少（$P<0.01$）；与模型组比较，疏肝和胃汤中、高剂量组下丘脑弓状核 GHS-R 阳性表达区域面积显著增加（$P<0.01$）；其中疏肝和胃汤中、高剂量组阳性面积大于氟西汀组（$P<0.01$，$P<0.05$）。与空白组比较，模型组下丘脑弓状核 GHS-R 阳性区域占总面积减少（$P<0.01$）；与模型组比较，疏肝和胃汤中、高剂量组 GHS-R 阳性区域占比增加（$P<0.05$）；疏肝和胃汤各剂量组与氟西汀组比较，差异无统计学意义（$P>0.05$）。⑤与空白组比较，模型组胃组织中 GHS-R 平均荧光密度下降（$P<0.01$）；与模型组比较，疏肝和胃汤低、中、高剂量组胃组织中 GHS-R 平均荧光密度上升（$P<0.01$ 或 $P<0.05$）；其中疏肝和胃汤中、高剂量组荧光密度大于氟西汀组（$P<0.05$）。

实验六：疏肝和胃汤对抑郁模型大鼠血清、胃组织、下丘脑 Orexin 水平及下丘脑室旁核、胃组织 OX1-R 表达的影响。

①与空白组比较，模型组血清 Orexin 含量显著下降（$P<0.01$）；与模型组比较，疏肝和胃汤高剂量组血清 Orexin 含量显著升高（$P<0.01$）；各中药组与氟西汀组比较，差异无统计学意义（$P>0.05$）。

与空白组比较，模型组下丘脑 Orexin 含量显著下降（$P<0.01$）；与模型组比较，疏肝和胃汤低、中、高剂量组下丘脑 Orexin 含量显著升高（$P<0.01$ 或 $P<0.05$）；各中药组与氟西汀组比较，差异无统计学意义（$P>0.05$）。与空白组比较，模型组胃组织 Orexin 含量显著下降（$P<0.01$）；与模型组比较，疏肝和胃汤低、中、高剂量组胃组织 Orexin 含量显著升高（$P<0.01$ 或 $P<0.05$）；其中疏肝和胃汤低、高剂量组高于氟西汀组（$P<0.01$），疏肝和胃汤中剂量组与氟西汀组比较，差异无统计学意义（$P>0.05$）。②与空白组比较，模型组下丘脑 Prepro-Orexin mRNA 相对表达量显著下降（$P<0.01$）；与模型组比较，疏肝和胃汤中、高剂量组下丘脑 Prepro-Orexin mRNA 相对表达量显著升高（$P<0.01$）；其中疏肝和胃汤中、高剂量组高于氟西汀组（$P<0.01$）。与空白组比较，模型组胃组织 Prepro-Orexin mRNA 相对表达量显著下降（$P<0.01$）；与模型组比较，疏肝和胃汤低、高剂量组胃组织 Prepro-Orexin mRNA 相对表达量显著升高（$P<0.01$ 或 $P<0.05$）；其中疏肝和胃汤低、高剂量组高于氟西汀组（$P<0.01$ 或 $P<0.05$）。③与空白组比较，模型组下丘脑 OX1-R mRNA 相对表达量显著下降（$P<0.01$）；与模型组比较，疏肝和胃汤低、中、高剂量组下丘脑 OX1-R mRNA 相对表达量显著升高（$P<0.01$）；其中疏肝和胃汤低、中、高剂量组高于氟西汀组（$P<0.01$）。与空白组比较，模型组胃组织 OX1-R mRNA 相对表达量显著下降（$P<0.01$）；与模型组比较，疏肝和胃汤中、高剂量组胃组织 OX1-R mRNA 相对表达量显著升高（$P<0.01$ 或 $P<0.05$）；疏肝和胃汤高剂量组高于氟西汀组（$P<0.01$）。④与空白组比较，模型组下丘脑室旁核 OX1-R 阳性表达区域面积减少（$P<0.01$）；与模型组比较，疏肝和胃汤低、中、高剂量组下丘脑室旁核 OX1-R 阳

性表达区域面积显著增加（$P<0.01$ 或 $P<0.05$）；其中疏肝和胃汤中、高剂量组阳性面积大于氟西汀组（$P<0.01$ 或 $P<0.05$）。与空白组比较，模型组下丘脑室旁核 OX1-R 阳性区域占总面积减少（$P<0.01$）；与模型组比较，疏肝和胃汤中、高剂量组 OX1-R 阳性区域占比增加（$P<0.05$）；疏肝和胃汤中、高剂量组阳性区域占比大于氟西汀组（$P<0.05$）。⑤与空白组比较，模型组胃组织中 OX1-R 平均荧光密度下降（$P<0.01$）；与模型组比较，疏肝和胃汤低、中、高剂量组胃组织中 OX1-R 平均荧光密度上升（$P<0.01$ 或 $P<0.05$）；其中疏肝和胃汤高剂量组荧光密度大于氟西汀组（$P<0.05$）。

实验七：疏肝和胃汤对抑郁模型大鼠血清、下丘脑、胃组织 CCK 及下丘脑室旁核、胃组织 CCK-AR 表达的影响。

①与空白组比较，模型组血清 CCK 含量显著升高（$P<0.01$）；与模型组比较，疏肝和胃汤低、中、高剂量组血清 CCK 含量显著下降（$P<0.01$ 或 $P<0.05$）；其中疏肝和胃汤低、中、高剂量组低于氟西汀组（$P<0.01$ 或 $P<0.05$）。与空白组比较，模型组下丘脑 CCK 含量显著升高（$P<0.01$）；与模型组比较，疏肝和胃汤中、高剂量组下丘脑 CCK 含量显著下降（$P<0.01$）；其中疏肝和胃汤中、高剂量组低于氟西汀组（$P<0.01$ 或 $P<0.05$）。与空白组比较，模型组胃组织 CCK 含量显著升高（$P<0.01$）；与模型组比较，疏肝和胃汤低、中、高剂量组胃组织 CCK 含量显著下降（$P<0.01$ 或 $P<0.05$）；各剂量中药组与氟西汀组比较，差异无统计学意义（$P>0.05$）。②与空白组比较，模型组下丘脑 CCK mRNA 相对表达量显著升高（$P<0.01$）；与模型组比较，疏肝和胃汤低、中、高剂量组下丘脑 CCK mRNA 相对表达量显著下降（$P<0.01$）；其中疏肝和胃汤低、中、高剂量组表达量低于氟西汀组（$P<0.01$ 或 $P<0.05$）。③与空白组比

较，模型组下丘脑 CCK-AR mRNA 相对表达量显著升高（$P<0.01$）；与模型组比较，疏肝和胃汤低、中、高剂量组下丘脑 CCK-AR mRNA 相对表达量显著下降（$P<0.01$）；其中疏肝和胃汤低、中、高剂量组表达量低于氟西汀组（$P<0.01$）。与空白组比较，模型组胃组织 CCK-AR mRNA 相对表达量显著升高（$P<0.01$）；与模型组比较，疏肝和胃汤中、高剂量组胃组织 CCK-AR mRNA 相对表达量显著下降（$P<0.01$）；其中疏肝和胃汤低、中、高剂量组表达量低于氟西汀组（$P<0.01$ 或 $P<0.05$）。④与空白组比较，模型组下丘脑室旁核 CCK-AR 阳性表达区域面积增加（$P<0.01$）；与模型组比较，疏肝和胃汤低、中、高剂量组下丘脑室旁核 CCK-AR 阳性表达区域面积显著减少（$P<0.01$）；疏肝和胃汤各剂量组阳性面积均小于氟西汀组（$P<0.01$）。与空白组比较，模型组下丘脑室旁核 CCK-AR 阳性区域占总面积比例升高（$P<0.01$）；与模型组比较，疏肝和胃汤低、中、高剂量组 CCK-AR 阳性区域占比下降（$P<0.05$）；疏肝和胃汤各剂量组与氟西汀组比较，差异无统计学意义（$P>0.05$）。⑤与空白组比较，模型组胃组织中 CCK-AR 平均荧光密度升高（$P<0.01$）；与模型组比较，疏肝和胃汤中、高剂量组胃组织中 CCK-AR 平均荧光密度下降（$P<0.01$ 或 $P<0.05$）；其中疏肝和胃汤高剂量组荧光密度小于氟西汀组（$P<0.01$）。

四、结论

1. Citespace 分析的抑郁症与胃排空、摄食之间的相关性和中医学肝郁犯胃具有高度相似性。抑郁症与胃排空及摄食的关联机制可能是应激刺激下丘脑分泌 CRF，通过神经-内分泌机制或奖赏环路抑制摄食及胃排空。NPY、Leptin、Ghrelin、Orexin、CCK 参与应激导致的胃排空延迟及摄食行为改变。

2. 抑郁模型大鼠摄食冲动下降及胃排空延迟可能与下丘脑、胃组织 Ghrelin、Orexin 水平下降、CCK 水平上升；血清 NPY、Ghrelin、Orexin 含量下降，Leptin、CCK 含量上升；下丘脑室旁核 Y1 受体、OX1-R 表达下降，CCK-AR 表达上升；下丘脑弓状核 GHS-R 表达下降；胃组织中 GHS-R、OX1-R 表达下降，CCK-AR 表达上升有关。

3. 疏肝和胃汤可通过升高抑郁模型血清 NPY、Ghrelin、Orexin 水平，降低 CCK、Leptin 水平；升高下丘脑及胃组织中 Ghrelin、Orexin 水平及其 mRNA 表达，降低 CCK 水平及其 mRNA 表达；升高弓状核中 GHS-R 及其 mRNA 表达；升高室旁核中 Y1 受体、OX1-R 及其 mRNA 表达，降低 CCK-AR 及其 mRNA 的表达。

4. 中医学肝郁犯胃的机制可能与应激导致血清、下丘脑、胃组织中 NPY、Leptin、Ghrelin、Orexin、CCK 水平的变化及其下丘脑、胃组织中相应受体表达的异常改变有关。

主要参考文献

［1］田金洲，洪子云，梅国强．绸缪务在未雨时——试论《伤寒论》"治未病"思想［J］.上海中医药杂志，1986（6）：3-6.

［2］田金洲，梅国强．试论《伤寒论》调整气机求"和""通"的治疗思想［J］.广西中医药，1986，9（2）：4-6，26.

［3］王阶，李培生，梅国强．浅谈《伤寒论》向内伤杂病的横向渗透［J］.河南中医，1986（4）：1-2.

［4］陆云飞，梅国强．"实则阳明，虚则太阴"小议［J］.浙江中医学院学报，1984，8（5）：47-50.

［5］刘新华．张仲景医学时间思想［D］.湖北中医学院，1985.

［6］谈运良．《伤寒论》心肾理论探讨——兼议其与"心衰"证治［D］.湖北中医学院，1987.

［7］肖相如，李培生，梅国强．谈《伤寒论》分流疗法［J］.山西中医，1987（1）：13-14.

［8］傅延龄，李培生，梅国强．略论津液在热病中的抗病机理［J］.福建中医药，1987（4）：59-60.

［9］肖相如．《伤寒论》津液输布异常的病理变化及其治疗方法［J］.中医药学刊，2003（2）：267-269.

［10］张智华．《伤寒论》柴胡类方"药对"研究［D］.湖北中医学院，2008.

［11］万晓刚．《伤寒论》血虚寒凝证实验研究［D］.湖北中医学院，1990.

［12］喻秀兰．心下痞及其辨证客观化研究［D］.湖北中医学院，1990.

［13］胡梅．胸胁苦满症象经络电图研究［D］.湖北中医学院，1994.

［14］梁文华．《伤寒论》阴证转阳的实验研究［D］.湖北中医学院，1996.

［15］程方平．温病湿热证模型制作及清热化湿方对内毒素转导信号的动态干预［D］.湖北中医学院，2006.

［16］瞿延辉．《伤寒论》太阴阳虚证和少阴阳虚证证治及其关系的实验研究［D］.湖北中医学院，1992.

［17］杨路．温阳活血利水法治疗慢性充血性心力衰竭的临床观察及实验研究［D］.湖北中医学院，1991.

［18］廖子君．强心口服液治疗慢性充血性心力衰竭临床研究［D］.湖北中医学院，1993.

［19］叶勇．化痰活血方对高脂血症大鼠降脂作用及其机理的实验研究［D］.湖北中医学院，2004.

［20］黄永艳．化痰活血方对高脂血症大鼠调脂作用的机制研究［D］.湖北中医学院，2006.

［21］闻莉．化痰活血方拆方对高脂血症大鼠脂质代谢及其调节机制的研究［D］.湖北中医学院，2007.

［22］喻秀兰．加味小陷胸汤对血管内皮细胞保护作用的研究［D］.湖北中医学院，2005.

［23］叶世龙．通腑解毒化瘀汤对实验性小白鼠急性出血坏死型胰腺炎的作用机理研究［D］.湖北中医学院，1992.

［24］刘松林. 加味四逆散对胃肠动力作用的实验研究［D］. 湖北中医学院，1998.

［25］刘松林. 疏肝和胃汤对胃动力作用及其机理的实验研究［D］. 湖北中医学院，2003.

［26］邢颖. 抑郁模型大鼠行为学和胃肠激素变化及疏肝和胃汤干预作用的实验研究［D］. 湖北中医药大学，2012.

［27］李明珠. 疏肝和胃汤对抑郁模型大鼠胃黏膜肥大细胞及感觉神经递质影响的研究［D］. 湖北中医药大学，2013.

［28］岳滢滢. 从抑郁模型大鼠脑和脊髓敏感性脑肠肽变化研究肝胃不和证的发生机制［D］. 湖北中医药大学，2014.

［29］许乐思. 基于抑郁症 PFC-NAc-VTA 神经环路研究疏肝和胃汤的抗抑郁作用机制［D］. 湖北中医药大学，2017.

［30］王梦莎. 疏肝和胃汤对抑郁模型大鼠下丘脑和胃组织NPY、Leptin 影响的研究［D］. 湖北中医药大学，2018.

［31］明浩. 基于 CiteSpace 分析和抑郁模型大鼠摄食信号变化研究肝郁犯胃的发生机制及疏肝和胃汤的影响［D］. 湖北中医药大学，2019.